TOXICOLOGIE

DANS LA MÊME COLLECTION

BIBLIOTHÈQUE DE L'ÉTUDIANT EN PHARMACIE

Publiée sous la direction du Dʳ Hugounenq
Doyen de la Faculté de Médecine et de Pharmacie de Lyon

TOXICOLOGIE

PAR

LE Dʳ FONZES-DIACON

DOCTEUR ÈS SCIENCES
AGRÉGÉ DE CHIMIE ET DE TOXICOLOGIE
PROFESSEUR DE CHIMIE MINÉRALE A LA FACULTÉ
DE PHARMACIE DE MONTPELLIER
MEMBRE CORRESPONDANT DE L'ACADÉMIE ROYALE DE MÉDECINE
DE BELGIQUE

QUATRIÈME ÉDITION REVUE ET AUGMENTÉE

A. MALOINE & FILS, ÉDITEURS
27, RUE DE L'ÉCOLE-DE-MÉDECINE, 27
PARIS 1924

INTRODUCTION

En écrivant ce traité des poisons, je n'ai eu d'autre ambition que d'essayer de présenter à l'étudiant en pharmacie, sous une forme concise et claire, les notions fondamentales d'une science qu'on ne peut apprendre dans tous ses détails que par un stage prolongé dans un laboratoire de toxicologie.

Je ne pouvais avoir la prétention, dans le cadre restreint d'un tel ouvrage, de passer en revue toutes les substances toxiques dont le nombre s'accroît tous les jours grâce aux découvertes de la chimie moderne ; j'ai dû me borner à l'étude des principaux poisons, les plus connus du vulgaire, ceux que leurs propriétés médicamenteuses ou industrielles mettent à la portée de tout le monde ; j'ai cru devoir insister surtout sur les doses auxquelles certains médicaments, très actifs, deviennent toxiques, afin de rappeler aux pharmaciens la posologie si importante de ces substances dangereuses.

Enfin, n'oubliant pas que fréquemment le pharmacien est appelé à prodiguer ses soins aux victimes d'intoxications professionnelles, accidentelles ou criminelles, j'ai rappelé rapidement les symptômes les plus caractéristiques de ces empoisonnements, en insistant surtout sur la conduite à tenir pour soulager et souvent même guérir le malade ; car, de la promptitude des secours, dépend la vie du patient et, dans les petites localités, le médecin est parfois long à venir.

On retrouvera souvent répétées les grandes lignes des méthodes générales appliquées à l'isolement des poisons ; mais c'est avec intention que je l'ai fait, car j'estime que c'est en frappant souvent sur un clou qu'on finit par l'enfoncer.

Parmi les méthodes de dosage, seules les plus précises et les plus faciles à exécuter sur une faible quantité de matière et avec le simple outillage d'un laboratoire de pharmacien ont été rapidement indiquées, la description plus complète de ces méthodes faisant l'objet de l'excellent traité de chimie analytique du professeur DENIGÈS.

Les réactions chimiques, les propriétés physiques sur lesquelles sont basées les méthodes d'isolement ou la caractérisation d'un toxique ont été mises en évidence par l'emploi de caractères typographiques spéciaux qui, en en arrêtant le regard, permettent aux idées d'arriver plus facilement jusqu'à la pensée de l'élève.

Mon seul but a été d'écrire ce livre pour les étudiants en pharmacie et les pharmaciens praticiens et j'estimerai l'avoir pleinement atteint si, par ce modeste traité de toxicologie, je parviens à faciliter leurs études et à graver dans leur mémoire quelques notions générales des plus importantes dont ils retrouveront les applications dans l'exercice de leur profession.

Dans cette deuxième édition, je n'ai pas cru devoir modifier l'esprit d'un traité de toxicologie qui s'adresse tout spécialement à l'Etudiant en pharmacie ; mais j'ai pensé qu'il convenait d'en élargir le cadre afin d'y faire entrer, ou d'y mieux développer en une mise au point précise, l'étude de quelques substances toxiques qui jouent un rôle important tant au point de vue criminel, qu'au point de vue de l'hygiène sociale.

Cette dernière question doit intéresser de plus en plus le Pharmacien dont la place se trouve toute indiquée dans les Conseils sanitaires et d'hygiène.

Nul plus que lui, en effet, ne possède les connaissances multiples qui permettent d'aborder avec fruit les problèmes sociaux et d'apporter quelque amélioration à la santé publique.

C'est là un rôle humanitaire qu'il a le temps et le devoir de remplir et, s'il n'y trouve aucun bénéfice pécuniaire, il en retirera l'estime de soi-même et une considération dont il fera bénéficier une profession trop décriée, dans laquelle on trouve pourtant, en grand nombre, des hommes de science et de dévouement.

Juillet 1911.

Une troisième édition de ce Précis, préparée pendant l'armistice, devait tenir le plus grand compte des enseignements de la guerre.

Pendant ces quatre années d'une lutte effroyable, bien des modifications ont dû être apportées au fonctionnement des armées ; des laboratoires de toxicologie ont été créés, à la tête desquels, le plus souvent, ont été placés des pharmaciens militaires ; ils ont rendu de très réels services.

Bien des problèmes leur ont été posés : examen de denrées, vérification de la pureté des eaux qu'on soupçonnait un ennemi peu scrupuleux d'avoir empoisonnées ; enfin, recherche dans les tissus ou les liquides de l'organisme de substances que quelques mauvais soldats n'hésitaient pas à employer dans le but odieux d'éviter, par une maladie simulée, un départ pour le front ; car, si la guerre nous a révélé bien des héroïsmes, elle nous a aussi dévoilé quelques-unes des faiblesses humaines.

C'est ainsi que l'étude toxicologique de l'acide picrique a été introduite dans ce.te troisième édition ; non une étude complète comme on pourra la trouver dans les importants traités de toxicologie, livres de référence et non d'enseignement, qui font une revue documentaire complète de toutes les méthodes publiées sur ce sujet ; mais une étude suffisante pour ne pas charger inutilement la mémoire de l'élève tout en permettant au praticien, par l'emploi des méthodes reconnues les meilleures, d'atteindre le but poursuivi.

Il est à prévoir en effet, qu'en temps de paix, le pharmacien sera appelé à effectuer des stages militaires plus réguliers qu'avant la guerre où nul ne croyait à leur utilité. Il sera fait appel à ses connaissances toxicologiques pour dépister les simulateurs, les mauvaises traditions se perpétuant dans les casernes.

S'il s'est bien imprégné des leçons de ce Précis, il apportera dans ces recherches un esprit de grande prudence, car, devant la subtilité du poison, la toxicologie reste encore une science bien imparfaite.

Mai 1919.

Le temps très court dans lequel s'est épuisée la troisième édition de ce Précis de Toxicologie n'a point apporté d'importantes contributions à l'art de rechercher les poisons.

Un procès retentissant est pourtant venu démontrer une fois de plus que le criminel instruit utilise toujours les derniers progrès de la Science pour masquer ses manœuvres abominables ; c'est ainsi que des cultures de bacilles pathogènes ont pu être administrées à des victimes qui ont succombé aux infections consécutives.

Dans de tels empoisonnements, le toxicologue devra

faire place au bactériologue ; mais, ici encore, le pharmacien sera qualifié pour entreprendre des recherches de cette nature sur les produits saisis par le Parquet, car l'enseignement de la bactériologie prend une importance toujours plus grande dans les études pharmaceutiques.

A cette quatrième édition, indépendamment d'une brève étude résumant l'état actuel de nos connaissances sur les rapports qui existent entre la constitution chimique des poisons et leur toxicité : Théorie de la toxicité des ions, création, atténuation ou orientation par des procédés de synthèse de la fonction toxique, je n'ajouterai donc que les données les plus récentes, les réactions les plus sensibles, les méthodes les plus précises qui peuvent permettre de résoudre les problèmes redoutables que la justice pose à la conscience de l'expert.

Les difficultés de plus en plus grandes opposées par la loi à la vente clandestine des stupéfiants, notamment de la morphine, ont incité les neurasthéniques à chercher le soulagement suprême à leurs imaginaires souffrances dans un hypnotique inoffensif, le Véronal, qui, absorbé à doses massives, provoque le dernier sommeil.

De ce fait, ce médicament élevé au rôle de poison, prend place à côté d'autres substances semblables dans ce Traité de Toxicologie.

Les médecins, les pharmaciens, les vétérinaires, les étudiants en médecine et en pharmacie trouveront dans ce livre les éléments de toxicologie indispensables à la préparation du Diplôme d'Hygiène que délivrent depuis peu la plupart des Universités.

TOXICOLOGIE

CHAPITRE PREMIER

Notions générales

Définitions. — La toxicologie est la science qui s'occupe de l'étude des poisons ou substances toxiques, *tant au point de vue de leurs effets sur l'organisme humain, qu'au point de vue de leur recherche au sein de ce même organisme.*

Je m'empresse, dès le début de ce traité, de faire remarquer que le rôle du pharmacien dans un cas d'empoisonnement devant être, avant tout, celui d'expert chimiste, il convient essentiellement d'insister sur la recherche chimique des toxiques, sur les moyens d'isoler *en nature* les poisons, *seule preuve qu'il y ait eu réellement empoisonnement* ; mais toutefois je ne négligerai pas complètement le côté physiologique de la question, car certains poisons ont des caractères physiologiques tellement nets que l'expérimentation sur les animaux permet de confirmer, de la façon la plus absolue, l'existence d'un de ces toxiques, alors même que l'analyse n'a pu en isoler que des traces.

C'est ainsi que les caractères physiologiques de la strychnine sont au moins aussi importants que ses caractères chimiques.

Je ne négligerai pas, non plus, d'indiquer la conduite à tenir par le pharmacien, lorsque la victime d'une intoxication est apportée dans son officine. Il ne faut pas oublier, en effet, que de la promptitude des secours dépend souvent la guérison du patient et le médecin est parfois long à venir.

Avant d'entreprendre l'étude des toxiques, il est nécessaire de définir : *le poison.*

Poison. — Le mot poison vient du latin *Potio* qui a donné naissance à trois mots de consonnance semblable, mais auxquels l'usage a donné des sens bien différents :

BOISSON, POTION, POISON

Issus d'une même source et rappelant la même action ; *boire* (car, à l'origine, le poison était administré sous forme d'un breuvage, comme la ciguë que le bourreau tendit à Socrate), ces trois mots ont pris des sens très différents :

La boisson est un liquide alimentaire, la potion est un liquide médicamenteux, le poison est un liquide toxique.

Et chose curieuse à remarquer, c'est là la division naturelle des diverses substances que l'homme peut, volontairement ou involontairement, ingérer.

D'une même source : *Potio*, est donc sortie l'idée de vie, de maladie, de mort.

En effet, l'aliment entretient la vie, le médicament rétablit la santé ou tend à la rétablir, le poison provoque la mort.

Aliment. — Il est certain que, sans avoir besoin de le définir très savamment et très subtilement, on se fait une idée très nette de la distance qui sépare l'aliment du médicament et du poison.

Médicament. Poison. — Mais si l'on veut différencier le médicament du poison, on se trouve bien plus embarrassé. La plupart des substances médicamenteuses actives sont des toxiques, d'où le soin qu'a pris le législateur d'imposer aux pharmaciens une *armoire aux poisons*, soigneusement fermée à clef, bien qu'en réalité l'officine du pharmacien ne renferme que des *médicaments.* Voilà donc une même substance qui, distribuée par le pharmacien sur ordonnance d'un médecin, est un *médicament* et qui deviendra un *poison* le jour où une main coupable s'en servira dans un but criminel.

Aussi, sans nous attarder à chercher une bonne définition du poison, nous dirons avec un mathématicien célèbre : « Les choses dont les définitions sont les plus difficiles sont celles qui en ont le moins besoin. Ainsi, quoiqu'on ne puisse pas définir le temps. tout le monde sait ce qu'on veut dire quand on en parle ».

Je suis donc convaincu que lorsque nous parlerons de poison ou de médicament, nous nous comprendrons toujours, bien que nous n'ayons encore défini nettement ni l'un ni l'autre de ces groupes de substances.

L'étude de la composition du corps humain nous amènera d'ailleurs à une définition rationnelle du poison.

Composition élémentaire du corps humain. — La vie, ainsi que l'a dit Claude Bernard, ne s'entretient qu'à la condition d'un échange perpétuel de matière entre le monde extérieur et l'organisme, échange incessant par lequel les substances extérieures pénètrent dans l'économie, tandis que celles qui ont rempli leur rôle dans le corps vivant sont rendues au milieu ambiant.

Le nombre des corps élémentaires qui entrent dans ce cycle vital est assez restreint. Nous y trouvons les métalloïdes suivants : *hydrogène, oxygène, soufre, chlore, iode, fluor, azote, phosphore, carbone, silicium*, auxquels il convient d'ajouter *l'arsenic*, depuis les belles recherches d'Armand Gautier.

Parmi les métaux : *potassium, sodium, calcium, magnésium, fer*. On doit y ajouter, comme y figurant en très petites quantités, le *manganèse*, le *cuivre* et le *zinc*.

Nous connaissons assez le langage de la chimie pour comprendre que ces éléments n'existent pas à l'état de liberté dans le corps, mais bien sous forme de combinaisons définies. C'est notamment à l'état de phosphate de calcium, de phosphate de magnésium qu'on y trouve le phosphore ; le soufre fait partie des sulfates et des albuminoïdes ; le chlore, à l'état d'acide chlorhydrique, figure dans le suc gastrique, etc.

Cette composition élémentaire de notre corps a permis à Claude Bernard de formuler les deux propositions physiologiques suivantes :

1º « Toutes les substances qui se trouvent dans un état physique ou chimique tel qu'elles puissent faire partie de notre sang ne sont pas, en général, des poisons.

2º « Toutes les substances qui, à raison de leur constitution physique ou chimique, ne peuvent entrer dans la composition de notre sang, ne sauraient pénétrer dans notre organisme, où elles ne doivent pas rester, sans y causer des désordres passagers ou durables ».

Ces deux propositions nous permettent, sans définir encore nettement le poison, d'en préciser un peu plus la notion. D'ailleurs, cette notion ne saurait être précisée davantage, puisque telle substance qui est poison pour un organisme est aliment pour un autre. C'est ainsi que la belladone, toxique pour l'homme, peut être impunément mangée par le lapin.

Poisons, venins, virus. — On comprend parfois, parmi les poisons, des agents toxiques portant plus particulièrement le nom de *venins* et de *virus*.

Les *venins* sont des substances toxiques secrétées normalement par les animaux (venins des serpents) ; leur nature rappelle celle des principes élaborés par les plantes, en ce qu'ils sont constitués en partie par de véritables alcaloïdes, c'est-à-dire des dérivés organiques cristallisables, azotés, basiques, pouvant se rapprocher de l'ammoniaque. Mais, à côté de ces substances alcaloïdiques cristallisables, les venins renferment des substances protéiques, incristallisables, analogues aux toxines secrétées par les microbes et beaucoup plus actives que les alcaloïdes (toxalbumines).

Enfin une substance minérale, le zinc, jouerait un rôle des plus importants dans la toxicité des venins (Delezenne).

Cette composition les classe entre les poisons végétaux et les virus dont nous allons dire quelques mots.

Les *virus* sont des liquides pathologiques, tenant en suspension des êtres organisés les *microbes*, qui secrètent des produits toxiques, les *toxines*. Leur action est jusqu'à un certain point, indépendante de la quantité de virus employée ; elle est fonction de la vie des éléments figurés qu'ils renferment.

Les virus seront d'autant plus actifs que les germes vivants s'y développeront en plus grande quantité et que ces derniers seront plus virulents, c'est-à-dire plus vivaces.

Leur ténuité est parfois si grande, qu'échappant aux plus forts grossissements, leur présence n'a pu qu'être soupçonnée (ultra-microbes).

L'expert chimiste n'a pas à s'occuper des venins, ni des virus, qui sont plus spécialement du domaine de la médecine ; il ne s'intéressera qu'à la recherche des *poisons proprements dits*, pour lesquels nous adopterons la définition de circonstance suivante :

« Le poison est une substance chimique définie qui, introduite dans l'organisme, agit, jusqu'à la dose toxique, proportionnellement à la masse et y occasionne des désordres pouvant entraîner la mort ». C'est la définition du professeur HUGOUNENQ, légèrement modifiée.

Comme les trois règnes : minéral, végétal et animal, fournissent des substances chimiques définies, il s'ensuit que nous aurons à étudier des poisons minéraux, comme le sulfate de cuivre, l'acétate de plomb, etc. ; des poisons végétaux, qui sont les plus redoutables, tels que la strychnine, la morphine ; enfin, des poisons animaux, découverts à la fin du siècle dernier, presque simultanément par l'Italien SELMI et le Français ARMAND GAUTIER : les *leucomaïnes* (1), qui se produisent dans les organes des êtres vivants pendant les états pathologiques, et les *ptomaïnes* (2), poisons organiques chimiquement définis, qui prennent naissance pendant la putréfaction des organes.

Il va sans dire que ces dernières substances, leucomaïnes et ptomaïnes, ne sont jamais utilisées dans un but criminel ; mais l'expert peut les rencontrer dans ses recherches et les confondre avec les alcaloïdes végétaux, avec lesquels elles ont de nombreux points de ressemblance, mais dont, toutefois, on peut les différencier, comme nous le verrons dans la suite.

Enfin, d'après leur *état physique*, on distinguera des poisons gazeux : hydrogène sulfuré, anhydride carbonique ; des *poisons*

---

(1) Leucomaïnes (de λευχωμα : blanc d'œuf). Le premier de ces composés a été retiré du blanc d'œuf.

(2) Ptomaïnes (du grec πτωμα : corps mort). Le premier de ces alcaloïdes a été retiré d'un cadavre.

liquides : acide cyanhydrique ; des *poisons solides :* anhydride
arsénieux, ces derniers n'étant toxiques qu'à la condition d'être
solubles dans les liquides de l'économie sans quoi l'absorption ne
pourrait avoir lieu.

Empoisonnement. — A présent que nous savons qu'il existe
des poisons, c'est-à-dire des substances chimiquement définies
qui peuvent occasionner la mort ; nous définirons l'empoisonnement : « l'introduction de ces substances toxiques dans l'organisme. »

L'article 301 du Code pénal en donne la définition suivante :

« Est qualifié d'empoisonnement, tout attentat à la vie d'une
personne par l'effet de substances qui peuvent donner la mort
plus ou moins promptement, de quelque manière que ces substances aient été employées ou administrées et quelles qu'en aient
été les suites ».

Modes d'administration du poison. — De quelque *manière que*
ces substances aient été employées ou administrées.... Il y a donc
plusieurs manières d'administrer le poison ; c'est qu'en effet le
poison peut pénétrer dans l'organisme par diverses voies :

1º *Par la voie gastro-intestinale,* soit qu'il ait été introduit par
la bouche, soit qu'il ait été introduit par l'anus ; cas assez rare
(administration d'un lavement arsénical).

2º *Par les voies respiratoires* (poisons gazeux).

3º *Par la voie endermique* ou *hypodermique.*

4º *Par les téguments externes et les muqueuses.*

5º *Par pénétration directe dans le torrent circulatoire.*

L'action du poison sur l'organisme sera-t-elle la même, quelle
que soit sa voie d'introduction ?

Pour répondre à cette question, il faut d'abord savoir dans
quelle partie de l'organisme agit le poison et nous verrons ensuite
par quelle voie il peut arriver le plus rapidement et le plus sûrement dans son *champ d'action.*

Le champ d'action des toxiques est très restreint.

Pour qu'un poison agisse, il faut qu'il puisse arriver d'abord
dans le système artériel, car de là il pénétrera dans le *système*

capillaire, qui fait suite au système artériel, et c'est alors seulement que ses effets se manifesteront.

Le *système capillaire est donc le champ d'action des poisons.*

Prenons successivement chacune des voies d'introduction que nous avons indiquées et voyons quel chemin devra parcourir le poison pour se rendre au système capillaire et quels obstacles il rencontrera sur sa route.

Absorption par la voie gastro-intestinale. — Le poison a été administré par le tube digestif ; arrivé dans l'intestin, il sera absorbé principalement par le système de la *veine porte.* (Nous négligeons, pour plus de simplicité, les chylifères, la citerne de Pecquet et le canal thoracique allant se jeter dans la veine sous-clavière gauche.)

De la *veine porte* il passera à travers le *foie,* puis, par *la veine cave inférieure,* sera porté dans le *cœur droit ;* celui-ci le lancera dans les *poumons.* Là, le sang noir veineux fixera de l'oxygène (*hématose*) et abandonnera de l'anhydride carbonique, en se transformant en sang, rouge ou artériel ; des *poumons,* il passera dans le *cœur gauche,* sera lancé par *l'aorte* dans les diverses artérioles qui vascularisent notre organisme et, enfin, arrivera dans le *système capillaire.* Là, grâce à la ténuité des parois des vaisseaux (1), ce sang rouge abandonnera aux divers éléments anatomiques qui sont baignés par le système capillaire, l'oxygène de son oxyhémoglobine ainsi que les particules nutritives qui ont été puisées dans l'intestin ; mais, en même temps, la substance toxique dont le sang est chargé agira sur ces mêmes éléments cellulaires et pourra les anéantir : l'organisme sera frappé de mort.

Nous voyons donc qu'ingéré par le tube digestif, le poison a dû traverser le *foie* et les *poumons* avant d'arriver aux *capillaires.*

Rôle du foie. — Or, le *foie jouit de la propriété de fixer dans ses tissus certains éléments étrangers sous forme de combinaisons organiques.* C'est ainsi qu'il peut arrêter au passage des doses minimes

---

(1) Les capillaires, au point de vue histologique, sont des tubes simplement limités par un endothélium ; mais, au point de vue physiologique, on peut comprendre aussi sous ce nom les dernières ramifications des artères et des veines doués de contractibilité (HÉDON).

de plomb amenées par la veine porte. Donc, alors que des doses relativement grandes d'un sel de plomb peuvent provoquer rapidement la mort en franchissant cet obstacle, il n'en sera pas de même des quantités moindres qui ne pourront arriver dans leur champ d'action, le *système capillaire*, parce que le foie, en les fixant dans ses tissus, en aura débarrassé le sang. C'est là un phénomène de *localisation*. Plus tard le poison sera déversé, en même temps que la bile, dans l'intestin et rejeté par les fèces.

Enfin, le foie peut encore modifier la nature chimique de certains alcaloïdes et en atténuer la toxicité.

Rôle des os. — L'arsenic, les sels de mercure, absorbés en quantités suffisamment grandes, peuvent arriver dans le *système capillaire* et entraîner la mort ; à doses très faibles, une partie sera fixée par le foie, une autre partie sera fixée au fur et à mesure par le tissu osseux. Le poison pourra occasionner des troubles, mais non provoquer la mort, car, soustrait à la circulation grâce à la *combinaison organique peu active que ces corps forment avec les os*, il ne peut s'accumuler. Ce qui prouve cette localisation des substances toxiques c'est que, quand on veut en débarrasser l'organisme en les rendant solubles par l'administration d'autres agents, tels que l'iodure de postassium après un traitement mercuriel anti-syphilitique, aussitôt les accidents réapparaissent, ces substances manifestant, par leurs propriétés nocives, leur passage dans le torrent circulatoire.

Voilà donc comment certaines substances toxiques peuvent être éliminées ou transformées en corps inoffensifs par l'organisme qui se défend.

Cette *défense de l'organisme* nous explique pourquoi certains poisons, très toxiques quand ils sont absorbés directement par le sang (injection sous-cutanée ou intra-veineuse), sans passer par le foie, n'exercent aucune action nuisible lorsqu'ils pénètrent dans l'économie par la voie intestinale.

C'est ainsi que le venin de la vipère, mortel quand il pénètre directement dans la circulation à la suite d'une morsure, peut être absorbé par succion de la plaie, sans aucun danger.

Rôle des poumons. — Supposons à présent que l'on ait ingéré une dissolution d'un gaz éminemment toxique, tel que *l'hydrogène sulfuré*. Pour qu'il puisse agir sur l'organisme, il importe, encore et toujours, qu'il pénètre dans le système artériel et, de là, dans le *système capillaire* ; or, pour cela, il faudra, comme nous l'avons déjà dit, qu'il soit puisé dans l'intestin par le *système veineux*, qu'il traverse le *foie*, puis qu'il arrive par la veine cave inférieure, dans le *cœur droit* qui, lui, le lancera dans les *poumons*. Or, dans les poumons se font les échanges gazeux : l'anhydride carbonique dont est chargé le sang noir s'y dégage, mais de même l'hydrogène sulfuré gazeux s'y exhalera et sera rejeté au dehors par l'expiration. C'est pour cette raison que l'absorption de l'hydrogène sulfuré en solution, *par voie stomacale*, n'est nullement dangereuse ; on cite l'exemple de MONGE qui prenait un certain plaisir à boire de l'eau saturée de ce gaz, sans en éprouver la moindre incommodité.

Par cette voie s'élimineraient donc, au moins en partie, les substances toxiques, gazeuses ou volatiles telles que l'oxyde de carbone, l'acide sulfhydrique, l'acide cyanhydrique, l'éther, le chloroforme, l'alcool.

Rôle des leucocytes. — A ces divers moyens de défense de l'organisme il faut ajouter l'action phagocytaire des leucocytes découverte par BESREDKA. Ce savant a démontré que lorsqu'on introduit, sous la peau d'un animal, de petites quantités d'un composé soluble ou insoluble de l'arsenic (de l'anhydride arsénieux, du trisulfure d'arsenic), il se produit une hyperleucocytose (1), qui débarrasse l'organisme de ces toxiques grâce à une véritable phagocytose (2). Celle-ci se traduit par la désagrégation et la transformation de *l'arsenic minéral* en *arsenic organique* bien moins toxique.

On sait, en effet, que le trisulfure d'arsenic et l'anhydride arsénieux sont des poisons violents, alors que le cacodylate de soude a des propriétés toxiques très faibles.

---

(1) *Hyperleucocytose*. — Augmentation du nombre des globules blancs.

(2) *Phagocytose*. — Absorption par les leucocytes ou globules blancs de la substance étrangère introduite dans l'économie.

Cet arsenic, ainsi modifié, s'élimine plus tard par le système rénal.

Vomissements. Diarrhée. — Enfin, pour compléter les moyens de défense de l'organisme, ajoutons que la plupart des substances toxiques ont des *propriétés émétiques* puissantes, de sorte que la majeure partie du poison peut être rejetée par les vomissements, avant que l'absorption en ait été suffisante pour entraîner la mort.

Les évacuations alvines (1), qui surviennent très rapidement après l'ingestion de certains toxiques, expulsent encore de l'organisme une partie du poison.

En résumé, les poisons absorbés par la voie gastro-intestinale peuvent, soit qu'ils aient été éliminés par les sécrétions (bile), ou l'exhalation pulmonaire, soit qu'ils aient été localisés par certains organes (foie, os), soit qu'ils aient été expulsés par les vomissements et la diarrhée, ne pas arriver ou n'arriver qu'en très petites quantités dans leur champ d'action, le *système capillaire ;* l'empoisonnement n'a pas alors de conséquence fatale.

Absorption par les voies respiratoires. — Certains poisons gazeux : l'*hydrogène sulfuré*, l'*anhydride sulfureux*, l'*oxyde de carbone*, le *chlore ;* ou volatils : *vapeurs de bichlorure de mercure, d'éther, de chloroforme*, peuvent pénétrer dans l'organisme par les voies respiratoires.

Dans ce cas, le chemin pour arriver au *système capillaire* est plus court ; en effet, des *poumons* le toxique sera lancé, avec le sang rouge qui l'entraîne, dans le *cœur gauche* par l'intermédiaire des *veines pulmonaires :* et de là, conduit par l'*artère aorte*, il arrivera rapidement au *système capilliare ;* aussi les empoisonnements par cette voie sont-ils plus rapides et plus dangereux : GEHLEN, chimiste suédois, meurt pour avoir respiré quelques bulles d'hydrogène arsénié ; les victimes de l'oxyde de carbone ne sont malheureusement que trop nombreuses. On attribue la mort de Sainte-Croix, amant de la célèbre empoisonneuse la marquise de

(1) *Evacuations alvines.* — Dérivé de *alvus*, ventre ; matières fécales.

Brinvilliers, à l'absorption par les poumons de vapeurs de bichlorure de mercure, pendant la préparation de l'un de ses fameux
poisons (voir le schéma de l'empoisonnement).

Dans l'empoisonnement par les voies respiratoires, nous n'avons
signalé que les gaz ou les vapeurs comme substances toxiques
pouvant, par cette voie, pénétrer dans l'organisme ; pourtant,
notamment dans certaines industries chimiques (préparation de la
céruse par exemple), l'air est, en quelque sorte, saturé de particules solides, infiniment ténues, poussière toxique qui, à chaque
inhalation de l'ouvrier, se précipite avec l'air inspiré, dans ses
poumons. Ici encore, si l'organisme n'avait aucun moyen de défense, les victimes seraient beaucoup plus nombreuses qu'elles ne
le sont en réalité.

Chez l'homme et les animaux supérieurs, la membrane
muqueuse des voies respiratoires est recouverte d'un épithélium
spécial à cils vibratiles doués d'un mouvement constant dirigé
toujours dans le même sens et ayant pour effet de pousser les
substances ténues, solides, qui s'engagent dans les voies respiratoires, de *l'intérieur vers l'extérieur*. Ce mouvement des cils vibratiles n'est pas soumis à la volonté ; l'animal n'en a pas conscience
et, continu pendant la vie, il persiste même quelque temps après
la mort.

Les poils tapissant les narines constituent un véritable filtre
de l'air en arrêtant les particules solides des poussières toxiques
qui sont ensuite rejetées par le mucus nasal.

Absorption par la voie endermique ou hypodermique. — On ne
signale qu'un empoisonnement suicide ayant eu lieu par la voie
endermique ; mais cette voie est quelquefois usitée pour l'administration de certains médicaments.

La *méthode endermique* consiste à détruire l'épiderme, à l'aide
par exemple d'un vésicatoire, et à faire absorber par le derme
dénudé une substance médicamenteuse telle que la morphine.
L'absorption a lieu par les réseaux veineux et lymphatiques de
la peau ; puis la substance passe dans le sang artériel et arrive aux
capillaires où elle agit.

Un étudiant en médecine s'est suicidé en se faisant une coupure
à la main et la saupoudrant de bichlorure de mercure.

Des empoisonnements professionnels s'observent parfois chez les ouvriers qui manipulent des substances toxiques avec des mains dont le derme a été mis à nu à la suite d'écorchures auxquelles ils n'attachent aucune importance.

Mais, le plus souvent, ces écorchures sont la porte d'entrée de certains microbes tels que le bacille du tétanos ; cette forme d'intoxication par les microgermes pathogènes porte plus spécialement le nom d'*infection*.

La *méthode hypodermique* consiste dans l'introduction du toxique en solution sous la peau, à l'aide d'une seringue de Pravaz ; elle a donné lieu à quelques empoisonnements-suicides. Par cette voie, les poisons pénètrent plus rapidement dans la circulation et donnent leur maximum d'effet toxique. On peut citer, dans cet ordre de cas, le suicide d'un malheureux étudiant en pharmacie qui se donna la mort en se faisant une série de piqûres de morphine représentant la dose élevée de 13 centigrammes.

Absorption par la peau et les muqueuses. — La peau, préservée par son épiderme, n'absorbe guère que les substances gazeuses et ce n'est pas là une voie d'introduction des poisons. On peut signaler pourtant des symptômes d'hydrargirisme à la suite de frictions mercurielles.

Par contre, les muqueuses, dépourvues d'épiderme et richement vascularisées par les vaisseaux sanguins et lymphatiques, absorbent avec énergie les gaz, les liquides et les dissolutions. Si ceux-ci sont toxiques, l'empoisonnement a lieu. Des malades ont succombé à la suite de lavements dans lesquels on avait introduit par erreur, une substance toxique. On cite le cas de certains maris qui auraient empoisonné leur femme en leur introduisant, avec le doigt, de l'acide arsénieux dans le vagin.

Absorption par pénétration directe dans le torrent circulatoire. — L'intoxication très rare déterminée par ce genre de pénétration du poison dans l'organisme (injections-intraveineuses) est presque aussi rapide que l'absorption par la voie respiratoire ; les poisons arrivent, en effet, presque immédiatement dans le *système capillaire* des divers organes, cœur, cerveau, moelle, etc. ; car il suffit de quelques secondes (15 à 20), pour que le sang parcoure complètement la grande et la petite circulation (fig. 1).

Des diverses voies que peut prendre le poison pour pénétrer dans l'organisme, deux sont surtout suivies dans les empoisonnements criminels ou accidentels : les *voies respiratoires et gastro-intestinale.*

Par les *voies respiratoires*, nous avons vu que seules les *substances gazeuses, volatilisées* ou *réduites en poussières* pouvaient pénétrer facilement dans l'organisme : c'est la voie ordinaire des intoxications industrielles, accidentelles, et des suicides par la vapeur de charbon, le gaz d'éclairage, etc.

Mais, bien plus souvent, c'est par la voie *gastro-intestinale* que le toxique est administré, surtout dans les empoisonnements criminels ; dans ce cas, la caractéristique du poison, substance chimique définie, est d'agir *proportionnellement* à sa masse, bien entendu jusqu'à la dose mortelle ; mais, indépendamment des dispositions physiologiques normales de l'organisme, qui lui permettent de se débarrasser de faibles doses de poison, en le *localisant* dans le foie, dans les os, en le *rejetant* avec la bile ou les vomissements, en le *transformant* par la phagocytose en un composé organique peu toxique, il existe des causes accidentelles qui font que la pénétration du poison dans le champ d'action, le *système capillaire*, est *retardée*, parfois même *empêchée* ou, dans d'autres circonstances, *activée*, au contraire.

CHAPITRE II

Mode d'action du poison.
Etude générale de l'empoisonnement

L'*état de division* d'un toxique influe favorablement sur son absorption ; c'est ainsi que l'anhydride arsénieux, administré en poudre, agira moins rapidement qu'une solution de ce même toxique ; en effet dans le premier cas, le poison ne sera absorbé qu'au fur et à mesure de sa dissolution dans les liquides organiques, dissolution forcément lente, alors que, dans le deuxième cas, il sera immédiatement absorbé et entraîné par le système de la *veine porte*, la *veine cave inférieure*, le *cœur droit*, les *poumons*, le *cœur gauche* et l'*aorte* dans le *système capillaire* où il accomplira son œuvre de mort (:voir le *Schéma de l'empoisonnement*).

Souvent, le criminel dissimule la saveur désagréable du toxique en l'administrant dans une boisson de saveur encore plus forte. L'amertume du café peut dissimuler l'amertume des alcaloïdes ; mais, ici, l'empoisonneur, qui fort heureusement n'est pas toujours un chimiste, ne s'est pas douté que le tannin que renferme le café, en se combinant à l'alcaloïde vénéneux pourra donner un corps *insoluble, inoffensif*, qui traversera simplement l'organisme et sera rejeté par les fèces, sans avoir produit de graves désordres.

Les *aliments*, qui sont ingérés en même temps que la substance toxique, peuvent en faciliter ou en retarder l'absorption.

Les *corps gras* faciliteront l'absorption du phosphore en le dissolvant et en permettant ainsi sa pénétration dans le torrent circulatoire ; par contre, ils retarderont l'absorption d'un poison, au moins aussi redoutable, l'anhydride arsénieux.

L'*état de vacuité* ou *de réplétion* de l'estomac influe également sur l'absorption des poisons.

Si l'estomac est *vide* au moment de l'ingestion du toxique, celui-ci, n'étant pas dilué dans la masse alimentaire, sera plus rapidement absorbé, arrivera en plus grande quantité dans le *système capillaire* et les accidents se manifesteront immédiatement ; dans le cas contraire, il ne sera que plus lentement absorbé et arrivera en plus petite quantité dans l'organisme qui pourra s'en débarrasser partiellement, en le *localisant* dans le foie ou en le *rejetant* par la bile.

Pourtant, le *cyanure de potassium* aura son action maximum dans le cas de réplétion de l'estomac : c'est, qu'en effet, le cyanure de potassium est toxique par l'*acide cyanhydrique* qu'il laisse dégager sous l'influence de l'acide chlorhydrique du suc gastrique ; or, le suc gastrique n'est secrété par l'estomac que lorsque celui-ci renferme des aliments.

L'*organisme affaibli* par la maladie résiste moins à l'action des poisons qu'à l'état de santé.

Certaines personnes sont plus sensibles à l'action d'un même toxique que d'autres ; cette susceptibilité particulière est désignée sous le nom d'*idiosyncrasie*, elle paraît se rattacher aux phénomènes d'*anaphylaxie médicamenteuse* qui est, en quelque sorte, une accoutumance à rebours : Une dose, même atténuée, d'une substance médicamenteuse dont l'ingestion n'avait précédemment produit aucun trouble, provoque subitement tous les symptômes d'une intoxication violente.

Enfin, l'*âge* influe également sur l'activité des poisons : c'est ainsi qu'un tout jeune enfant succombera à l'ingestion de quelques gouttes de laudanum, alors qu'un adulte pourra en absorber plusieurs grammes, sans inconvénients sérieux.

Signalons, en dernier lieu, l'*accoutumance*, qui permet à l'organisme, par absorption souvent répétée de petites doses d'un même toxique, de résister à l'action d'une dose massive qui eût été mortelle sans cette sorte d'entraînement (Mithridatisation) (1).

Dans le Tyrol, les montagnards, afin de s'entraîner à l'ascension des hautes montagnes, absorbent journellement des doses d'anhydride arsénieux qui seraient mortelles pour des individus non accoutumés.

(1) Le roi Mithridate, craignant d'être empoisonné, s'accoutumait graduellement à l'action des poisons.

Résumé. — En résumant ce que nous avons dit jusqu'ici, nous rappellerons qu'il existe des substances chimiques toxiques empruntées aux trois règnes de la nature, minéral, végétal, animal, et se présentant sous les trois états physiques, solide, liquide ou gazeux.

Nous savons que ces substances peuvent être introduites par des voies différentes dans la circulation, mais que leurs effets toxiques ne se feront sentir que si elles pénètrent, par le système artériel, jusque dans le *système capillaire* où s'effectuent les échanges entre notre organisme et le milieu extérieur.

Nous avons vu que la nature opposait parfois des *barrières infranchissables* à cette pénétration du poison, mais que si, malgré tout, celui-ci arrive dans le *système capillaire*, il agira sur les éléments anatomiques environnant, occasionnant des troubles pouvant aller jusqu'à la mort.

Et nous en arrivons à nous poser cette question : *comment le poison peut-il tuer* ?

Les substances toxiques ont des actions sur l'organisme très variées dans leur promptitude, dans leur intensité, dans l'expression symptomatique de leurs effets et dans leur mode d'action.

Toutes les substances qui tuent rapidement agissent en général sur les grands systèmes : *système sanguin, système nerveux, système musculaire ;* les substances qui tuent lentement agissent souvent sur le *système glandulaire*.

Deux substances peuvent agir sur le même système d'une façon toute différente.

Les poisons sont donc des *réactifs des éléments anatomiques* nerveux, sanguins, musculaires.

Pour expliquer leur action sur ces divers éléments, on a recours à des théories chimiques, des théories physiques, des théories vitales.

Dans les théories chimiques, on explique tous les phénomènes par l'intervention active d'un agent matériel agissant par son essence même : le poison.

Les physiciens considèrent autrement ces actions ; ils ne veulent y voir que des phénomènes physiques de mouvement, d'endosmose, de capillarité, etc., causant des dérangements dans l'équilibre des liquides, ou bien des altérations des propriétés physiques de la matière.

Dans les théories vitales, on fait intervenir des forces particulières qui régiraient les corps vivants. Les spéculations des vitalistes portent sur les dérangements survenus dans les agents qui concourent aux manifestations de ces forces, ou dans ces forces mêmes par l'action du toxique ; afin de préciser les idées, nous donnerons l'explication d'un phénomène d'intoxication par chacune de ces théories.

Théorie physique de l'empoisonnement. — On sait qu'à travers une paroi mince, une membrane de baudruche ou une muqueuse animale, il peut se faire des échanges de liquides, la vitesse de translation dans un sens ou dans l'autre dépendant de la nature de ces liquides ; ce sont là des phénomènes d'*endosmose*. Ces phénomènes endosmotiques se passent, pour notre organisme, dans les capillaires. Le liquide nutritif, constitué par le sang artériel, passe à travers la paroi des cellules pour nourrir celles-ci et, par contre, les liquides chargés des déchets contenus dans ces cellules passent en sens inverse dans les capillaires, pour être rejetés au dehors, par l'intermédiaire du système veineux.

Ces échanges continuels constituent la vie. Mais que ce mouvement endosmotique soit ralenti, la vie sera elle-même ralentie ; qu'il cesse, et la vie cessera.

Or, l'observation a démontré au physicien POISEUILLE que les sels de morphine *ralentissent l'endosmose* et c'est par ce phénomène physique que ce savant explique l'action toxique des préparations opiacées.

Par un autre ordre de phénomènes physiques, le même auteur explique l'action de l'alcool et de son contre poison populaire, l'ammoniaque.

Le sang circule dans nos vaisseaux et vient apporter dans les capillaires les éléments nécessaires à la vie. Donc, toute substance qui, ajoutée au sang, ralentira son écoulement dans les vaisseaux en augmentant sa viscosité, sera nuisible et pourra même, par une action exagérée, devenir mortelle.

Or, l'alcool est dans ces conditions ; il ralentit l'écoulement du

liquide sanguin, ce qui atténue l'intensité des échanges physiologiques : il diminue l'hématose. Le sang n'apporte plus, dans un
temps voulu, les aliments et l'oxygène nécessaires aux tissus, d'cù
résulte l'ivresse et parfois la mort.

L'ammoniaque est douée d'une propriété tout à fait différente ;
ajoutée à un liquide, notamment au sang, elle en facilite l'écoulement dans les vaisseaux. Il s'ensuit donc que ses effets doivent
détruire ceux de l'alcool et voilà pourquoi on administre des solutions faiblement ammoniacales pour combattre les effets de
l'ivresse. Et nous voyons poindre la théorie physique du contrepoison.

Ces explications sont ingénieuses, mais trop souvent en défaut,
pour qu'on puisse admettre qu'elles suffisent à expliquer tous les
phénomènes de l'intoxication.

Il paraît pourtant bien établi que les *hypnotiques*, qui ne sont
que des poisons utilisés à doses atténuées, doivent principalement
leur propriété narcotique à une *quali:é physique particulière*
commune à des corps de constitution très différente : la solubilité dans les graisses (OVERTON et MEYER).

Théorie chimique de l'empoisonnement. — Voyons un peu comment le chimiste qui, lui, n'admet que des réactions et des combinaisons, arrive à expliquer le phénomène de l'empoisonnement.

Les actions chimiques étant très diverses, il s'ensuit que lorsqu'on veut expliquer par ce mécanisme les phénomènes de l'empoisonnement, il faut grouper ces phénomènes suivant plusieurs
types.

Certaines substances organiques ont une grande tendance à se
transformer en carbonates ; il en est ainsi, notamment, pour les
tartrates)

$$C^4O^6H^4K^2 + O^5 = CO^2K^2 + 2H^2O + 3CO^2$$

Pour cela, il leur faut cinq atomes d'oxygène.

Dans l'organisme, ces corps passant dans le sang, tendront
à le *désoxygéner* et, de ce fait, pourront avoir une action toxique.

Un autre groupe de substances, plus important au point de vue
toxicologique, forme avec les tissus ou les liquides de notre organisme des composés stables. A la suite de ces combinaisons, ces

liquides et ces tissus deviendraient impropres aux manifestations des phénomènes vitaux ; l'exercice des fonctions serait, par suite, suspendu ou troublé : d'où l'intoxication.

C'est ainsi qu'agiraient les poisons métalliques : le cuivre, l'arsenic, le plomb, l'antimoine, le mercure.

Les sels de ces métaux, arrivant dans le sang, forment, soit avec ce liquide, soit avec les tissus qu'il baigne, des composés inaptes à la vie.

LIEBIG, qui a particulièrement insisté sur ce mode d'action des substances métalliques, explique leurs effets toxiques, en les comparant à une sorte de tannage ; ce serait, en somme, une coagulation des colloïdes.

La toxicité des sels de certains métaux : cuivre, plomb, mercure, paraît étroitement liée à leur *degré d'ionisation* (MAILLARD) ; c'est ainsi que si leurs atomes entrent dans un complexe dont le degré d'ionisation est fortement diminué, leur toxicité s'atténue et tend à disparaître (SABBATANI).

Cette combinaison des substances métalliques avec les substances organiques, dont nous avons parlé à propos de la localisation des toxiques dans le foie, peut être démontrée par l'expérience suivante.

Comme tous les sels solubles de fer, le lactate de fer donne avec le ferrocyanure et le ferricyanure de potassium des réactions caractéristiques ; si nous faisons, (même à froid, condition défavorable qui ne se rencontre pas dans l'organisme, puisque la température y est d'au moins 37°), si nous faisons un mélange de lactate de fer et de sérum, les mêmes réactifs ne donnent lieu à aucune des réactions si caractéristiques des sels de fer.

Donc, le lactate de fer s'est combiné aux éléments du sérum, et il importe de retenir ce fait que *cette combinaison organique ne possède plus les réactions ordinaires des sels de fer.*

C'est qu'en effet, la conception chimique du poison entraîne la conception chimique du contrepoison.

Nous avons déjà vu que de la théorie physique était née aussi une idée de neutralisation, de contrepoison ; à un phénomène physique, on opposait un phénomène physique d'un ordre inverse.

Ici le poison agissant par sa nature chimique, il vient tout naturellement à l'esprit l'idée de changer cette nature chimique, de façon à le transformer en une substance inerte.

Or, les substances toxiques agissent surtout à l'état de dissolution.

En effet, ce n'est que dissous que les poisons sont suffisamment divisés pour pouvoir passer, de l'intestin, par l'intermédiaire des villosités, dans le système de la veine porte ; une première façon de les neutraliser sera donc de les transformer en corps insolubles.

L'anhydride arsénieux, poison des plus violents, sera sans effet si on le transforme en arsénite de fer, corps insoluble dans les liquides de l'organisme.

Mais il importe de retenir que cette transformation chimique de la substance en un corps inerte ne peut s'effectuer que dans l'*estomac* et dans l'*intestin* ; car, dès que l'absorption par le sang a eu lieu, le toxique s'est combiné avec les éléments cellulaires et ces combinaisons organiques échappent aux réactifs habituels des corps que l'on poursuit à travers la circulation. Nous venons de voir, en effet, que le lactate de fer combiné au sérum n'était plus précipité par le ferrocaynure de potassium.

Théorie vitale de l'intoxication.— Certains poisons, très violents, agissent sur l'organisme sans y subir la moindre altération, sans causer la moindre lésion *apparente*.

La strychnine, la morphine, la nicotine ne font que traverser l'organisme sans que leur constitution chimique soit changée, sans laisser de traces matériellement appréciables de leur passage et, cependant, ce sont des poisons des plus énergiques.

Les partisans de la théorie vitale expliquent ces phénomènes par *un effet de contact* d'une nature telle que les fonctions des systèmes sur lesquels agit la substance seraient immédiatement troublées ou anéanties.

Il convient toutefois de faire observer qu'on ne retrouve jamais, dans les viscères et les urines, la totalité de ces poisons non altérés ; aussi est-il possible qu'une très faible partie du toxique, suffisante pour provoquer la mort, ait été transformée au contact des éléments cellulaires, sans que les produits de transformations puissent être décélés par l'analyse.

Donc, à cette question : *Comment tue le poison ?* nous pouvons répondre qu'il tue en agissant soit sur l'ensemble des systèmes nerveux, musculaire et sanguin, soit en agissant plus spécialement sur l'un d'eux. Son mode d'action peut se rapprocher des phénomènes physiques, des phénomènes chimiques, ou relève d'une catégorie de phénomènes encore inexpliqués pour nous, les phénomènes vitaux dans lesquels *les colloïdes* paraissent jouer un rôle de la plus haute importance.

Pour quelle raison certaines substances agissent-elles sur le système nerveux plutôt que sur le système musculaire ? Nous ne pouvons pas plus l'expliquer que nous n'expliquons pourquoi l'oxyde de mercure est jaune et l'oxyde de fer rouge.

C'est là une façon d'être, une individualité qui les caractérise comme poisons nerveux ou poisons musculaires; c'est tout ce que nous pouvons dire.

Nous avons essayé de répondre à cette question : *Comment tue le poison* ? Une autre question se pose maintenant à notre esprit, à laquelle il sera plus difficile et même impossible de donner une réponse pleinement satisfaisante ; pourquoi le poison tue-t-il ?

En un mot existe-t-il une relation entre la *nature* d'un corps et sa *toxicité* ?

Le phosphore blanc est un poison des plus violents et l'arsenic métalloïdique, que nous considérons comme son proche parent, est inoffensif.

Ce même phosphore, chauffé de façon à le transformer en phosphore rouge, perdra sa toxicité.

Oxydons le phosphore, il donnera naissance à des acides hypophosphoreux, phosphoreux, phosphorique, dont les sels ne sont nullement toxiques.

Oxydons l'arsenic, il se transformera en acides arsénieux et arsénique dont les sels sont des toxiques puissants.

Par conséquent, un même élément non toxique, l'oxygène, a pu changer un poison en une substance inoffensive et ce même corps, l'oxygène, a imprimé à l'arsenic inoffensif l'allure d'un poison des plus violents.

Un autre exemple, plus frappant encore, nous est donné par l'arsénite et le cacodylate de potassium ; ces deux corps sont fort solubles, bien cristallisés et bien définis.

Le premier contient 37 % d'arsenic, le deuxième en renferme 42 % et, alors que l'arsenite de potassium est un poison des plus

dangereux, le cacodylate de potassium est un corps presque inoffensif que l'on donne aujourd'hui à doses assez élevées, dans le
traitement de la phtisie.

Armand Gautier, pour expliquer la toxicité des poisons, émet
l'hypothèse suivante :

« Ce n'est donc, dit-il, ni la solubilité, ni la présence ou l'absence
d'oxygène, ni la saturation ou la non-saturation de la molécule,
ni le rapport des éléments réputés dangereux ou inoffensifs qui
impriment aux diverses substances l'activité qu'elles exercent sur
nos sens et sur nos fonctions, c'est leur structure ou plutôt le mode
suivant lequel elles se révèlent à notre sens intime ».

Or, comme à l'heure actuelle nous ne pouvons pas connaître la
structure, c'est-à-dire l'arrangement moléculaire des corps (puisque
nous ne connaissons même pas d'une façon tangible la molécule),
il nous est impossible de répondre à cette question : pourquoi le
poison tue-t-il ?... autrement que ne l'auraient fait les médecins
de Molière : parce qu'il possède une vertu toxique.

Pourtant, des travaux récents basés sur des théories modernes,
ont permis de pénétrer plus avant dans le mystère du poison.

Les acides seraient des corrosifs d'autant plus violents que leur
degré d'ionisation serait plus prononcé ; les sels de cuivre, de
mercure, de plomb, devraient leur toxicité *aux ions libres* de ces
métaux, toxicité qui s'atténuerait jusqu'à disparaître même,
quand l'ion métallique se trouve engagé dans un de ces complexes
où il perd sa liberté.

L'addition à la solution d'un de ces sels, d'un sel plus fortement
ionisable, en diminuant le nombre d'ions toxiques libres, en atténuerait également la toxicité ($HgCl^2 + NaCl$). Dans le même
ordre d'idée, la précipitation d'un ion métallique libre nécessaire
à l'équilibre biochimique du sang, par un corps l'insolubilisant
ferait de ce dernier un véritable toxique ; tel l'acide oxalique précipitant l'ion calcium du sérum sanguin.

La théorie moderne des ions jette donc quelque clarté sur la
toxicité des composés minéraux, sans nous éclairer pourtant sur
la raison pour laquelle les ions métalliques ont des degrés de
toxicité différents.

Sans connaître *la nature de la toxicité*, peut-on du moins l'atténuer ou la faire naître à volonté ?

Nous verrons plus tard combien grande est la toxicité des acides et des sels dérivant de l'arsenic, dont pourtant les propriétés thérapeutiques sont des plus précieuses ; aussi s'est-on efforcé d'en diminuer la nocivité, tout en développant leur action curative ; c'est ainsi qu'en substituant à l'hydrogène de l'acide arsénieux qui paraît directement fixé sur l'arsenic $H — AsO(OH)^2$, des radicaux simples $CH^3 — AsO(OH)(ONa)$: arrhénal, ou complexes $C^6H^4 — AzH^2 — AsO(OH)(ONa)$: atoxyl, $C^6H^4AzHCOCH^3 — AsO(OH)^2$: arsacétine et une foule d'autres, la toxicité s'en est trouvée grandement diminuée, même vis-à-vis des parasites, et l'acide arsénieux, ainsi modifié, a donné naissance à un groupe de *médicaments fonctionnels* qui relèvent l'activité de la nutrition générale.

Mais la toxicité de l'arsenic pour les parasites réapparaît si, sur cet élément formant un groupement arseno — $As = As$ — on fixe des radicaux aromatiques et c'est ainsi que les chimistes, sous l'impulsion d'Erlich, ont pu préparer l'arseno-benzol ou salvarsan, le néosalvarsan, le galyl, et bien d'autres médicaments peu toxiques mais doués d'un *parasitropisme* très marqué auquel ils doivent *les propriétés spécifiques* qui les font utiliser dans la lutte contre la syphilis.

Ainsi donc, si nous ne savons pas pourquoi *l'arsenic est toxique*, nous savons du moins qu'on peut *modifier sa toxicité* et l'orienter même de façon qu'elle puisse défendre l'organisme contre ses plus dangereux envahisseurs sans toutefois lui faire payer trop cher son intervention. Et la loi qui régit cette atténuation de la toxicité de l'arsenic, paraît être en relation directe avec la *stabilité de la molécule*, qu'on peut mesurer, en quelque sorte, par la résistance qu'elle oppose à sa réduction par l'acide hypophosphoreux (réactif de BOUGAULT), résistance qui paraît dépendre *du poids du groupement organique* fixé sur l'atome d'arsenic (CHAUFFARD et GRIGAULT).

La même loi s'appliquerait à l'atténuation de la toxicité du *mercure ;* la stabilisation d'un composé organique mercuriel, non seulement vis-à-vis des réactifs chimiques, mais encore vis-à-vis des actions cellulaires, par introduction dans sa molécule de radicaux organiques, le rendrait d'autant moins toxique que ces radicaux seraient eux-mêmes plus lourds et plus stables ; par contre, si on diminue la stabilité de la molécule, le mercure reprend sa toxicité même quand il est doublement lié (Fourneau et Villa). Et l'on retrouverait, sans doute, la même loi dans l'atténuation de la toxicité du *chlore* passant de l'état libre (Cl^2) ou naissant (ClONa), à l'état complexe de chloramine CH^3. $C^6H^4SONaAz$ Cl ou plus complexe encore de trypaflavine ($CAzH^2)^2(CH)$ $^7AzCH^3Cl$, qui reste pourtant un antiseptique puissant.

Cette même loi apparaît également dans l'étude des anesthésiques, qui ne sont que des toxiques dont la médecine utilise l'action élective sur les fibres nerveuses sensitives ; c'est ainsi que dans la série de l'eckaïne, produit synthétique dérivé de l'ecgonidine et déjà cinq fois moins toxique que la cocaïne, le pouvoir anesthésique diminue avec l'*élévation du poids moléculaire* de la chaîne aliphatique introduite dans la molécule.

Dans le même ordre d'idée, Chassevent et Garnier, étudiant la toxicité des *dérivés du benzène*, ont établi que les modifications apportées à leur nocivité par la substitution d'un ou plusieurs radicaux dépendent de trois facteurs : la *fonction* du radical substitué, la *grandeur* de son poids moléculaire, le *nombre* de substitutions.

C'est ainsi que la *fonction phénol* augmente la toxicité, alors que la *fonction acide* la diminue.

L'introduction de radicaux hydrocarburés de la série grasse atténue la toxicité proportionnellement à *leurs poids moléculaires*.

Enfin, la *répétition* des radicaux hydrocarburés diminue la toxicité de la molécule initiale dont elle augmente le poids.

Nous retrouvons donc ici la loi qui relie la diminution de la toxicité à l'élévation du poids moléculaire correspondant à une plus grande stabilité de la molécule.

Mais de nombreuses exceptions viennent en atténuer la généralité ; c'est ainsi que si *les diphénols* sont moins toxiques que les triphenols plus lourds, conformément à cette loi, ils le sont davantage que les monophénols correspondants pourtant plus légers.

Dans les composés *plurisubstitués*, la toxicité varie suivant la *position des substitutions*, mais la toxicité de ces isomères de position ne paraît obéir à aucune règle précise.

Ainsi donc, la toxicité des *éléments minéraux* nous paraît étroitement liée au degré de mobilité de leurs ions, celle-ci tendant à disparaître quand l'ion se trouve enchaîné dans un complexe beaucoup plus stable vis-à-vis des réactifs chimiques et du réactif physiologique : la cellule ; et cette même loi se retrouve dans la toxicité des *composés organiques* qui paraît s'atténuer au fur et à mesure qu'augmente leur stabilité par introduction dans leur molécule de radicaux de plus en plus lourds, mais qui n'entraînent pas leur insolubilité.

Nous pouvons donc atténuer et orienter la toxicité d'un poison ; mais pouvons-nous greffer une *fonction toxique* sur des corps inoffensifs ?

L'éthérification de la tyrosine par l'alcool méthylique transforme ce corps inactif en un poison assez violent ; la muscarine, poison redoutable de certains champignons, est l'alcéhyde correspondant à la choline non toxique, et une série de faits isolés du même ordre pourrait être relevée sans que nous puissions en dégager l'allure générale qui pourrait être érigée en loi.

Pourtant, si nous continuons à considérer les anesthésiques comme des toxiques du système nerveux périphérique utilisés à faibles doses par la thérapeutique, nous pouvons relever une règle formulée par FOURNEAU : l'éthérification de la fonction alcoolique est essentielle pour faire apparaître *la fonction anesthésique*.

Mais ici encore *le poids de la molécule* paraît jouer un rôle important et, en effet, d'après le même auteur, les dérivés des acides gras ne sont anesthésiques qu'à partir d'un certain poids moléculaire :

Les *antiseptiques*, poisons des infiniments petits, le sont également pour l'homme à des degrés divers ; or, les travaux de Fairbrother et Renshaw paraissent avoir démontré que le pouvoir antiseptique des matières colorantes organiques est lié à la présence d'un ou de plusieurs *groupes aminés* dans la molécule, condition qui est *nécessaire* si elle n'est pas toujours suffisante.

Cette action antiseptique serait d'ailleurs modifiée et même neutralisée par l'introduction de certains radicaux présentant la fonction acide.

Voici donc une nouvelle règle qui rattacherait la toxicité d'un groupe important de corps à leur constitution chimique.

L'action paralysante sur le parasympathique oculaire des *mydriatiques passifs*, dont l'atropine est le type parfait, paraît, par un phénomène du même ordre, étroitement liée à la présence du groupement fonctionnel *éther-sel d'animo-alcool* (Tif-feneau).

C'est aussi à leur groupement fonctionnel que les *essences cétoniques* devraient leur nocivité et c'est pour cette raison que la loi, dans un but de défense sociale, interdit de faire entrer dans la fabrication des liqueurs anisées, certaines plantes telles que la grande absinthe, la tanaisie, le carvi et le fenouil, ainsi que *toutes les essences possédant la fonction cétone* (décret du 27 octobre 1922). De même, la fonction phénol augmenterait la toxicité du noyau benzénique.

La *fonction toxique* des composés organiques nous apparaît donc comme étroitement liée à certaines *fonctions chimiques* que nous pouvons créer sur des noyaux déterminés sans que nous puissions encore en découvrir le pourquoi. Mais gardons-nous d'oublier, suivant le mot de Pasteur, que la science vit de solutions successives données à des pourquoi de plus en plus subtils, de plus en plus rapprochés de l'essence même des phénomènes.

Nous avons donc acquis quelques notions nouvelles sur *la nature du poison*, mais le mode suivant lequel il se révèle à notre sens intime est encore loin d'être élucidé.

Ainsi donc, malgré toutes les *barrières* que l'organisme oppose à l'invasion du poison, celui-ci peut arriver jusqu'au *système capillaire* et, là, occasionner des troubles plus ou moins profonds ou accomplir son œuvre de mort.

Si la quantité de toxique ingérée n'a pas été suffisante ou si les circonstances n'ont pas été favorables à son absorption, l'organisme, qui a résisté à son action, va chercher à se débarrasser du poison, cet hôte incommode qui gêne le bon fonctionnement de la machine humaine. Nous sommes donc amenés à étudier l'élimination naturelle des toxiques.

Élimination des toxiques. — Sous quelle forme *sont-ils rejetés ?*

En exposant les diverses théories émises pour expliquer l'action des toxiques, nous avons eu à signaler le passage de certains d'entre eux à travers l'organisme, sans altération dans leur constitution chimique (théorie vitale).

C'est ainsi que la plupart des alcaloïdes sont rejetés à l'extérieur par les urines sans que rien ait été changé dans leur structure moléculaire (1). Citons : strychnine, brucine, morphine, thébaïne, nicotine, cicutine, curarine, etc.

L'oxyde de carbone, l'acide cyanhydrique, le chloroforme, l'éther, etc., sont encore dans ce même cas.

D'autres corps, au contraire, sont modifiés pendant leur passage à travers l'organisme et sont rejetés sous une forme différente. Quelques-uns sont *réduits*, les bromates passent à l'état de bromure, les iodates à l'état d'iodures mais, le plus souvent, ils sont *oxydés* aux dépens de l'oxygène du sang.

Les sulfures, sulfites, hyposulfites se transforment en sulfates, etc., etc.

Quelquefois, le toxique change de nature, par une double décomposition qui s'effectue dans l'estomac entre les éléments du suc gastrique et lui.

Ainsi, de petites quantités d'acétate de plomb donneront naissance à du chlorure de plomb insoluble, au contact de l'acide chlorhydrique du suc gastrique, et à de l'acide acétique inoffensif.

Qu'ils aient subi ou non une modification, les toxiques seront plus ou moins lentement éliminés par l'organisme, qui tend toujours à se débarrasser des éléments étrangers.

Voies d'élimination. — Les voies d'élimination des toxiques ou des produits qui en résultent sont : les appareils de secrétion ou d'excrétion tels que le *foie* (par la bile), *les reins* (par l'urine), les diverses *glandes* de l'économie (sudoripares, salivaires), les *muqueuses*, la *peau*, et enfin, pour les substances gazeuses (l'oxyde de carbone, l'hydrogène sulfuré, l'alcool, etc.), les *poumons*.

Mais les substances éliminées par les glandes salivaires sont réabsorbées partiellement avec le bol alimentaire ; les substances éliminées par la bile passent en partie dans les fèces, mais peuvent être réabsorbées dans l'intestin, de sorte que la grande voie d'élimination est LE REIN.

Aussi a-t-on grand soin, dans toutes recherches toxicologiques, de recueillir précieusement l'urine contenue dans la vessie : on pourra dans presque tous les cas, y caractériser le toxique.

---

(1) Dans les empoisonnements, les alcaloïdes étant toujours absorbés *en excès*, ce n'est peut-être que cet excès que l'on retrouve, non modifié, dans les urines.

Durée d'élimination. — Nous avons déjà dit que les substances toxiques, étrangères à l'organisme, devaient s'éliminer dans un temps plus ou moins long.

La connaissance de la *durée d'élimination* d'un toxique est de la plus haute importance, au point de vue des conclusions d'une expertise chimico-légale. On sait, par exemple, que le foie localise l'arsenic. Donc un malade ayant été soumis à un traitement arsenical (liqueur de Fowler) pourra localiser, dans son foie, des quantités appréciables d'arsenic, et si la mort survient avant que l'élimination ait pu en être complète, au milieu de symptômes pouvant faire croire à un empoisonnement, l'expert, appelé à faire l'examen toxicologique du cadavre, pourra conclure à un empoisonnement par l'arsenic.

La question relative à la durée d'élimination des diverses substances toxiques sera traitée dans l'étude particulière de chacune de ces substances.

Nous connaissons à présent ce que l'on pourrait appeler l'évolution naturelle du poison dans l'organisme, c'est-à-dire la façon dont il peut y pénétrer, comment il agit et comment, si la mort n'a pas suivi son absorption, il peut en être éliminé par les *seules forces de la nature*.

Mais l'introduction du poison dans l'organisme étant généralement le résultat de menées criminelles ou d'un suicide, la science aura souvent à intervenir, soit pour déjouer les machinations du criminel, en s'efforçant de détruire ou d'atténuer les effets du toxique, soit, si la mort s'en est suivie, pour retrouver le poison au sein même des tissus organiques et fournir au jury la preuve irrécusable du crime.

Nous avons donc maintenant à déterminer le rôle des sciences médicales et pharmaceutiques dans un cas d'empoisonnement.

Dans la plupart des cas, la mort est précédée d'un cortège de symptômes qui frappent l'œil le moins exercé. Ces symptômes, le pharmacien doit les connaître afin de pouvoir intervenir utilement dans un cas d'urgence.

Symptômes. — Toutes les fois qu'un individu en pleine santé éprouve de *violents vomissements*, de la *diarrhée*, de la *prostration* et présente une *altération profonde de la face*, on peut soupçonner un empoisonnement.

D'ailleurs, si quelques substances tuent presque immédiatement, comme l'acide cyanhydrique, il en est d'autres qui agissent plus lentement et en provoquant de telles douleurs que la victime se plaint elle-même d'être empoisonnée. Si c'est un suicide, le malheureux avoue le plus souvent aux personnse accourues aux cris que lui arrache la souffrance, son acte de désespoir et leur indique la nature du poison qu'il a absorbé.

Que l'on se trouve en présence d'un empoisonnement reconnu ou que certains symptômes le fassent présumer, il importe de combattre le mal sans retard, d'empêcher l'absorption de la substance toxique, en l'insolubilisant ou en en changeant la nature, de façon à ce que, si le poison arrive dans le *système capillaire*, il ne puisse frapper de mort les éléments cellulaires.

En un mot, le *poison* doit être combattu par un *contrepoison*.

Contrepoisons. — Nous voici donc amené à étudier les contrepoisons.

La conception du contrepoison peut reposer sur des notions physiologiques ou sur des notions chimiques.

Contrepoisons physiologiques. — Antagonistes. — L'hydrogène sulfuré et l'oxyde de carbone sont deux poisons du sang. Si on fait respirer deux moineaux, l'un dans une atmosphère d'hydrogène sulfuré, l'autre dans une atmosphère d'oxyde de carbone, l'un et l'autre succomberont également.

Si on ouvre alors ces deux moineaux, le sang et la chair de celui qui a succombé dans l'oxyde de carbone sont *rouges* ; le sang et la chair de celui qui a respiré l'hydrogène sulfuré sont *noirs*.

Voilà donc deux poisons qui, en agissant sur le même système : le système vasculaire, produisent des phénomènes très différents.

Or, on sait que le sang veineux, c'est-à-dire le sang dépouillé d'oxygène, est noir (rouge foncé) ; on pourrait donc en conclure que l'hydrogène sulfuré tue en empêchant l'hématose du sang. D'autre part, le sang fortement chargé d'oxygène, le sang artériel, est rouge ; il semble donc que l'oxyde de carbone tue par excès d'hématose. Si on acceptait ces conclusions, qui semblent d'écouler d'un examen superficiel des phénomènes, on pourrait en déduire que l'oxyde de carbone est le contrepoison de l'hydrogène sulfuré et réciproquement.

Ce serait là une grave erreur, car si on mettait un troisième oiseau dans une cloche renfermant un mélange de ces deux gaz, il succomberait également ; il est vrai que son sang aurait conservé une couleur intermédiaire ; on aurait tout simplement neutralisé les couleurs.

A un poison qui agit comme excitant du système nerveux, la strychnine par exemple, on serait tenté d'opposer un poison qui abolit certaines propriétés nerveuses, comme le curare ; les convulsions peuvent être supprimées, mais la mort n'en sera ni moins certaine, ni moins prompte.

Nous voyons donc que, dans cette conception, on essaye de combattre *l'empoisonnement* en s'attaquant au symptôme, en opposant au poison une substance dont l'effet paraît être *physiologiquement* inverse, c'est-à-dire s'exerce sur les *mêmes organes ou les mêmes appareils* que la poison administré mais *dans une direction diamétralement opposée* ; malheureusement, en opérant ainsi, on risque d'accumuler deux effets toxiques : le remède est alors pire que le mal.

Ces *contrepoisons physiologiques* prennent le nom *d'antagonistes*.

L'atropine serait l'antagoniste de la morphine et pourtant :

1º On a observé des empoisonnements graves par la morphine dans lesquels la guérison s'est opérée sans qu'on ait eu recours à l'atropine ;

2º On cite des cas d'empoisonnement par la morphine où l'administration de l'atropine a eu pour résultat d'aggraver les accidents ;

3º Toutefois, on a vu une amélioration incontestable de l'intoxication morphinique et la guérison succéder à l'ingestion de l'atropine, alors que tous les moyens ordinaires employés étaient restés impuissants.

En résumé, les *antagonistes* ou *contrepoisons physiologiques* ne sont pas des agents bien fidèles ; leur emploi peut être dangereux, il est du domaine seul de la médecine.

Contrepoisons chimiques. — Antidotes. — Puisque nous avons considéré le poison comme ayant une nature chimique définie, il s'ensuit qu'on pourra peut-être le combattre en envisageant sa constitution chimique.

C'est ainsi que l'anhydride arsénieux, poison des plus redoutables, perdra sa toxicité si nous le combinons à l'hydrate de fer, substance elle-même inoffensive.

Si le poison est l'acide sulfurique, nous administrerons de la magnésie. La chimie nous apprend, en effet, que ces deux corps, acide et base, se neutraliseront en donnant un sel, et, chose remarquable, ce sel, le sulfate de magnésie, est un purgatif qui facilitera l'expulsion du toxique. Voilà donc un contrepoison parfait qui, non seulement détruit le poison, mais encore facilite son expulsion.

Mais, ici encore, nous n'avons examiné que superficiellement les choses, nous avons raisonné en chimistes, non en biologistes ; c'est qu'en effet la chimie de notre organisme ne ressemble guère à la chimie de nos laboratoires.

Il est certain que si le contrepoison chimique rencontre le poison dans l'estomac ou dans l'intestin, il pourra réagir sur lui comme il réagirait dans un vase à expérience ; il pourra en changer la nature, le neutraliser si c'est un acide ou une base, former avec lui une combinaison inerte, etc., *mais le contrepoison ne saurait réagir sur la partie du poison qui a été réellement absorbée, c'est-à-dire qui est passée dans le sang ; car le poison s'y est combiné aux éléments du sang ou des tissus et nous savons que ces combinaisons organiques ne se comportent plus, vis-à-vis des réactifs ordinaires, comme la substance elle-même.*

C'est ainsi, comme nous l'avons dit, que le lactate de fer, se combinant aux éléments organiques du sérum, ne précipite plus par le ferrocyanure de potassium ; de même on ne saurait poursuivre dans le sang les autres poisons métalliques, plomb, cuivre, etc., qui forment également de semblables combinaisons organiques.

On comprend donc que les traitements proposés contre l'intoxication saturnine et dans lesquels on fait jouer le rôle de contrepoison aux acides sulfurique et chlorhydrique dilués (SO^4Pb et Cl^2Pb insolubles) n'ont aucune raison d'être comme traitement physiologique parce que la combinaison espérée ne peut se faire lorsque le toxique a pénétré dans le sang.

En résumé, le contrepoison chimique, auquel on réserve le nom d'antidote (1), *ne pouvant neutraliser le poison que dans l'estomac ou dans l'intestin, ne donnera de bons résultats qu'à condition d'être administré le plus rapidement possible.*

C'est pour éviter tout retard dans son administration que la loi veut que le pharmacien possède toujours dans son officine de l'hydrate de fer gélatineux, contrepoison par excellence de ce poison si souvent employé, l'anhydride arsénieux.

C'est encore cette nécessité d'administrer le contrepoison aussi rapidement que possible qui autorise le pharmacien à devancer le médecin dans l'application de *l'antidote ;* toutefois, le médecin reste seul qualifié pour formuler les *antagonistes* qui doivent être réservés aux cas tellement graves qu'ils autorisent le nouveau risque que l'on fait courir au malade (Vibert).

Contrepoisons généraux. — Toute substance toxique possède son contrepoison spécial que nous signalerons dans l'étude de chacune d'elles ; mais, en outre, il existe des contrepoisons généraux qui s'adressent à tout un groupe de substances. Pour qu'un contrepoison puisse réellement mériter ce nom, il faut :

1° Qu'il puisse neutraliser *rapidement* le poison, en le transformant en une substance inerte ou peu active ;

2° Qu'il puisse être administré *à fortes doses* sans inconvénient. Nous allons passer rapidement en revue ces contrepoisons.

1° *L'albumine* est un bon contrepoison des substances métalliques avec lesquelles elle forme, dans l'estomac ou l'intestin, des *combinaisons insolubles* qui résistent suffisamment à l'action des sucs digestifs et seront éliminées par les fèces.

L'albumine s'administre sous forme d'eau albumineuse obtenue en battant quatre blancs d'œuf avec un litre d'eau. Il faut avoir soin, après chaque ingestion, de faire vomir le malade ; *car un excès d'albumine peut parfois redissoudre la combinaison formée.*

C'est ainsi que les sels d'aluminium sont précipités par l'albumine sans que l'excès d'albumine redissolve le précipité ; par contre, les sels de mercure donnent bien une combinaison insoluble avec l'albumine, mais un excès de cette dernière redissout le précipité.

2° *L'eau de savon* précipite un certain nombre de dissolutions

(1) ἀντι : contre, δοτος : donné.

métalliques (sels des métaux proprement dits) ; il se forme un savon métallique insoluble :

$$\text{Stéarate de K} + SO^4Cu = \text{Stéarate de cuivre} + SO^1K^2$$
$$\text{(Savon)} \qquad\qquad \text{(Insoluble)}$$

L'ingestion d'eau de savon (eau 2 litres, savon 15 grammes) doit encore être suivie de vomissements qui expulsent le corps insoluble formé dans l'estomac. Nous verrons d'ailleurs que la plupart des sels métalliques, absorbés à doses toxiques, provoquent par eux-mêmes des vomissements qu'il sera facile d'entretenir avec un peu d'eau tiède.

3° *L'eau salée* à 50/1000 peut encore être administrée : elle provoque la diarrhée et entraîne l'élimination par flux intestinal.

4° Le *protosulfure de fer*, substance inerte par elle-même, est un excellent contrepoison des sels métalliques. En effet, le sulfure de fer, dans un milieu faiblement acide comme le suc gastrique, fait la double décomposition avec tous les métaux dont les sulfures sont insolubles.

$$SFe + (NO^3)^2Pb = SPb + (NO^3)^2Fe$$
$$SFe + 2\,NO^3Ag = SAg^2 + (NO^3)^2Fe$$
$$SFe + SO^4Cu = SCu + SO^4Fe$$
$$SFe + HgCl^2 = SHg + FeCl^2$$
$$\text{Insoluble} \quad \text{Toxiques} \quad \text{Insolubles} \quad \text{Non toxiques}$$

5° La *magnésie calcinée* est un bon contrepoison des *acides* qu'elle neutralise en formant une combinaison non toxique et purgative qui en facilite l'élimination.

Il faut avoir soin d'employer la *magnésie calcinée* et non *l'hydrocarbonate de magnésie*, car le dégagement d'anhydride carbonique s'effectuant brusquement dans l'estomac, corrodé en certains points, pourrait, par sa forte pression, entraîner une perforation de cet organe, occasionnant la mort (péritonite).

6° Le *café* est un bon contrepoison des *substances alcaloïdiques*, car le tannin qu'il renferme donne avec celles-ci des combinaisons insolubles : *tannates d'alcaloïdes*. Le tannin lui-même pourra donc être administré.

L'essence de sassafras serait encore un bon contrepoison des alcaloïdes ; mais on ne l'a pas facilement sous la main.

7º Le *permanganate de potassium* paraît être, grâce à son pouvoir oxydant, un antidote général des poisons organiques qu'il détruira à condition de les atteindre ; à cet effet, il pourra être administré par voie buccale ou, mieux, en injections hypodermiques.

C'est ainsi que l'empoisonnement par le *venin des vipères* sera efficacement combattu par une injection de 1 cc. d'une solution au centième de permanganate faite le plus rapidement possible au point même de la morsure.

8º Enfin, on a proposé un contrepoison général qui s'adresserait aux substances métalliques et alcaloïdiques. Ce contrepoison, s'il remplit bien son rôle, est précieux ; car dans la plupart des cas il est impossible de connaître la nature du toxique absorbé par le malade.

En voici la formule :

a) D'une part, on dilue dans un litre 100 grammes d'une solution de sulfate de fer de densité égale à 1,45.

b) d'autre part, on broie dans un mortier :

Magnésie calcinée.	80 grammes
Charbon animal.	40 grammes
Eau.	200 c. c.

Au moment du besoin, on mêle ces deux dissolutions.

La *magnésie* peut neutraliser les acides et notamment l'anhydride arsénieux, en donnant des combinaisons inoffensives.

Le *Charbon animal* fixe certains alcaloïdes, notamment la strychnine, et absorbe les gaz qui auraient pu se former dans l'estomac ; enfin *l'hydrate ferreux*, résultant de l'action partielle de la magnésie sur le sulfate ferreux, réagit sur les sels métalliques, en en précipitant un oxyde ou un hydrate insoluble, et formant un sel de fer inoffensif :

$$FeO^2H^2 + HgCl^2 = HgO + FeCl^2 + H^2O$$

Toxique Insoluble

9º Dans le cas d'un empoisonnement par les gaz délétères, nous n'oublierons pas que *l'oxygène pur* (1) ou, à défaut, l'air

(1) L'oxygène pur, en bombe, doit exister aujourd'hui dans toutes les pharmacies.

introduit largement dans les poumons par la respiration artificielle est le meilleur des contrepoisons.

Il faudra donc chasser les curieux et ouvrir les fenêtres en évitant, toutefois, de laisser refroidir la victime.

L'air, arrivant dans les poumons au contact du sang qui s'est chargé du gaz toxique, déplace celui-ci par une simple substitution tenant au rapport des masses et rend possible l'hématose.

Conduite à tenir dans un cas d'empoisonnement. — Nous avons déjà insisté sur ce point, à savoir que la façon la plus sûre d'employer un contrepoison c'était de l'administrer le plus rapidement possible.

Or, dans un cas d'empoisonnement, suicide, crime ou accident, on apportera la victime dans l'officine ou on viendra demander des secours que le pharmacien ne pourra refuser.

Ici, ce n'est plus le pharmacien sortant de ses attributions pour faire de la médecine illégale, c'est un homme prodiguant des secours urgents à un autre homme. Le pharmacien accomplit une action qui, dans aucun cas, ne saurait se retourner contre lui.

J'ai déjà dit qu'on reconnaît l'empoisonnement probable aux symptômes suivants :

Un individu, en pleine santé, éprouve des *vomissements violents*, de la *diarrhée*, de la *prostation*, et présente une *altération profonde de la face* : on peut soupçonner un empoisonnement. Si rien ne met sur la trace du contrepoison spécial à administrer, on suivra les conseils que donne ORFILA.

Si le poison vient d'être ingéré, il faut en neutraliser les effets :

1º En l'expulsant au dehors.

2º En administrant un contrepoison général, ou spécial, si on connaît la nature du poison.

Si le poison a été absorbé par l'organisme, il faut combattre les accidents qui se présentent.

1º Le meilleur moyen d'expulser un poison, c'est de forcer le malade à *vomir* en le gorgeant *d'eau tiède*, seule ou mêlée à de l'huile ; on peut favoriser les vomissements par la titillation de la luette à l'aide d'une plume huilée, ou par l'administration d'un vomitif tel que l'ipécacuanha à la dose de 1 gr. 50 à 2 grammes, ou l'émétique à la dose de 0 gr. 10 à 0 gr. 15. *Ne jamais donner d'émétique aux enfants*. L'administration d'un vomitif ne vaut pas l'ingestion d'eau tiède, car les vomissements arrivent moins rapidement et, de plus, le vomitif, en excitant les muqueuses stomacale et intestinale, favorise l'absorption du toxique.

Parfois, la contraction des muscles rend impossible l'introduction des boissons, ou bien le trismus des mâchoires ne permet pas l'expulsion des matières ; il faudrait avoir recours, dans le premier cas, à la sonde œsophagienne qu'on introduirait par le nez (c'est l'affaire du médecin) et, dans le deuxième cas, à la pompe dite gastrique qui permettrait d'aspirer l'eau préalablement introduite en quantité dans l'estomac et saturée de poison (lavage de l'estomac).

2° Après les premiers vomissements, on administrera le contre-poison.

L'empoisonnement étant le plus souvent le résultat de manœuvres criminelles, le pharmacien devra conserver les vomissements dans des récipients neufs en prenant les précautions que nous indiquerons plus tard.

Mais si, malgré les soins prodigués, la victime succombe, le pharmacien sera appelé à jouer un rôle plus conforme à ses connaissances ; il sera chargé par la justice de rechercher le poison au milieu des déjections ou des tissus du cadavre ; car, quoi qu'en aient dit quelques auteurs, les symptômes observés, même par d'habiles cliniciens, ne suffisent jamais à prouver un empoisonnement par une substance déterminée, certaines maladies présentant des symptômes presque identiques à ceux de certaines intoxications. Il faut, de toute nécessité, que le poison ait été *isolé en nature* et caractérisé par des réactions précises, pour qu'on puisse affirmer sa présence.

CHAPITRE III

Généralités sur les expertises toxicologiques. Classification des poisons

Rôle du pharmacien-expert dans une expertise médico-légale. — La loi confie dans certains pays, aux seuls pharmaciens, toutes les analyses toxicologiques ; en France, le Parquet choisit un expert-chimiste quelconque pourvu qu'il ait sa confiance, mais c'est assez souvent à un pharmacien qu'est dévolu le soin délicat d'éclairer la justice.

But de ces analyses. — Les autorités judiciaires ou médicales provoquent les recherches toxicologiques toutes les fois que la mort est survenue à la suite de symptômes qui légitiment la suspicion d'un empoisonnement criminel, volontaire ou accidentel. La procédure, dans les détails de laquelle nous n'avons pas à entrer ici, varie un peu suivant les pays, mais la remise des substances à examiner se fait d'ordinaire directement des autorités requérantes à l'expert.

Parfois, les organes à examiner ont été prélevés sur le cadavre quelques heures après la mort, mais, bien plus souvent, le corps est exhumé, la putréfaction a commencé et parfois même a déjà achevé son œuvre ; aussi une question se pose, avant toute autre, à l'expert :

La putréfaction n'altère-t-elle pas les toxiques ?

Pour les substances métalliques, nous pouvons répondre non ;

mais il est certain que les toxiques volatils ne pourront plus être
retrouvés au bout d'un certain temps.

Les alcaloïdes résistent assez bien et, au sujet de chacun d'eux,
nous dirons ce qu'on sait de précis sur ce point ; mais si la *putréfaction* respecte en général les toxiques, elle a un grave inconvénient sur lequel il convient d'insister : c'est *qu'elle crée des alcaloïdes animaux se rapprochant beaucoup des alcaloïdes végétaux :
les ptomaïnes.* C'est là une cause d'erreur dont on doit toujours
se·méfier ; quand il s'agit de l'honneur et de la vie d'un accusé,
un expert ne saurait être trop circonspect.

Nous avons dit que, le plus souvent, les matières à examiner
étaient remises directement à l'expert par le Parquet, après
autopsie faite par un médecin.

Si cette autopsie a été confiée à un médecin-légiste, elle aura
été faite suivant les règles de la toxicologie et le chimiste n'aura
plus qu'à procéder à l'analyse. Mais il n'en est pas toujours ainsi.
Les divers organes peuvent se trouver mêlés dans un même flacon ;
pour en assurer la conservation, on y a ajouté des substances
antiseptiques ou de l'alcool, et cette addition, qui a le seul avantage d'éviter une odeur désagréable (les mauvaises odeurs n'existent pas pour un chimiste), peut rendre l'analyse parfois impossible.
Vous devez donc reconnaître, dans le cas où vous seriez appelé à
assister à une autopsie, le cas se présente assez souvent, les conditions dans lesquelles le prélèvement des organes doit s'effectuer.

Nous ne pouvons mieux faire que de résumer ici les conclusions
développées par Lacassagne et Chapuis dans leur mémoire
publié en 1882 sur les règles à adopter dans les expertises d'empoisonnement :

« 1º Appelé dans une affaire de ce genre, l'expert doit se munir
de plusieurs vases en verre neufs et parfaitement nettoyés à
l'acide chlorhydrique d'abord, puis à l'alcool, enfin à l'eau distillée.
Il y joindra de la cire à cacheter, un cachet, de bons bouchons de
liège neufs et du papier parchemin. »

« 2º Dans une visite domiciliaire, qui peut lui être confiée,
l'expert devra porter son attention sur les objets de nature à venir
en aide à ses recherches. Il mettra de côté avec le plus grand soin

les médicaments, poudres suspectes, aliments, etc..., ayant servi à la victime. »

« 3º Si l'autopsie suit presque immédiatement la mort, il devra se renseigner sur la présence ou l'absence des vomissements. Il les mettra de côté, si possible, ainsi que les draps et les vêtements qui auraient pu être souillés. Si les vomissements ont été répandus sur le plancher, il devra alors racler, avec précaution, les parties souillées, ou mieux enlever les planches ou lames du parquet sur lesquelles ils se sont répandus. Il n'oubliera pas, non plus, de prendre dans un endroit éloigné du premier et non contaminé (emplacement du lit) des raclures, planches ou lames du parquet qu'il conservera à part et séparées des premières. »

« 4º A l'ouverture du cadavre, le tube digestif ne devra jamais être ouvert dans la cavité abdominale, mais en dehors. »

« 5º L'estomac sera séparé de l'œsophage et de l'intestin grêle par une ligature double : au cardia (base de l'œsophage) et au pylore (commencement de l'intestin grêle). L'intestin grêle et le gros intestin réunis seront, comme l'estomac, après examen spécial, introduits avec leur contenu, dans deux vases distincts. L'œsophage sera examiné avec la bouche et le pharynx. »

« 6º Dans un troisième vase, on introduira le foie et le sang ; cependant, dans un cas d'empoisonnement supposé par l'oxyde de carbone et là où l'étude spectroscopique du sang peut avoir une importance capitale, il serait non seulement utile, mais encore nécessaire, de mettre dans un petit flacon de verre la plus grande quantité du sang du cœur ou des vaisseaux. »

« 7º Dans un quatrième vase, il placera un poumon ou portion du poumon. »

« 8º Dans un cinquième vase, on introduira des muscles, environ 500 grammes ; l'expert devra les prendre de préférence dans les cuisses, dans la poitrine et un peu dans le diaphragme. »

« 9º Dans un sixième vase, il placera les reins, la vessie et son contenu. Pour plus de précaution, il sera bon de faire une ligature au col de la vessie pour éviter toute déperdition de liquide. (C'est, en effet, par les urines que s'éliminent la majeure partie des toxiques). »

« 10° Enfin, dans un septième vase, il introduira le cerveau et la moelle. »

« 11° Si l'autopsie est faite après une inhumation plus ou mions prolongée, l'expert devra, en outre, s'occuper du mode de sépulture, de l'état de la fosse et du sol. Il devra décrire le cercueil et les conditions d'intégrité ou de destruction dans lesquels il se trouve. Si l'inhumation est récente et le cercueil intact, il n'y a qu'à enlever le corps et le déposer sur la table où doit se faire l'autopsie. Si, au contraire, après un long séjour en terre, les ais de la bière sont disjoints, le bois, les vêtements, le linceul en partie détruits, il importe avant d'examiner le cadavre de recueillir quelques-uns des débris qui sont en contact avec lui, ainsi qu'une certaine quantité de la terre dont il est entouré et qui adhère parfois à sa surface. Bien plus, l'expert n'oubliera jamais de prendre de la terre à différentes hauteurs de la fosse pour servir plus tard de terme de comparaison. »

« 12° Il peut arriver, dans certaines exhumations, comme celles qui se font dans les terrains argileux, compacts, imperméables à l'eau et à l'air, dans les cercueils hermétiquement fermés, que la putréfaction ne soit pas effectuée et que l'on trouve à l'exhumation, non plus une fermentation putride en activité ou un squelette, mais une masse savonneuse qui adhère parfois de partout aux parois de la bière (gras de cadavre). Dans ces conditions, il est presque impossible de sortir le cadavre de son enveloppe et aussi fort difficile de distinguer les organes. »

« L'expert devra donc, bien que la chose soit pénible et incommode, recueillir, dans le cercueil même, les organes encore visibles, quelque peu de la masse savonneuse, les débris de linceul ou de vêtements et enfin de la terre qui peut souiller les parties périphériques. »

« 13° Toutes ces substances recueillies, terre, portions de vêtements ou de linceul, débris de cercueil, planches, etc., seront également placées dans des vases de terre ou soigneusement empaquetés, ficelés et cachetés. »

« 14° Tous ces vases ficelés, cachetés, porteront des numéros d'ordre avec la signature des personnes présentes. »

« 15° La fermeture des récipients devra se faire de la manière suivante : un bouchon de liège, recouvert d'un papier parchemin retenu au moyen d'une ficelle au col du flacon et un simple cachet fixant la ficelle et le papier certifiant le contenu. Dans aucun cas, on ne devra recouvrir les bouchons de substances étrangères, cires, etc... (les cires étant souvent colorées en rouge par du minium), ni les enduire de goudron.

« 16° Jamais l'expert ne devra employer les désinfectants, chlorure de chaux, eau chlorée, sulfate ferreux, phénol, etc... Il en est de même de l'alcool, qui doit être proscrit, car sa présence, tout en empêchant la constatation de ce toxique, peut rendre la recherche de certains poisons beaucoup plus difficile, notamment celle du phosphore.

« Toutefois, si l'examen histologique des organes ne peut être fait immédiatement, il est bon de conserver une petite partie des organes à cette seule fin dans de l'alcool fort ou dans l'acide chromique au deux ou trois millièmes. »

Si, ce qui est le cas le plus fréquent, l'expert n'a pu assister ni à l'exhumation, ni à l'autopsie ; si le médecin chargé d'opérer ne lui a donné aucun renseignement sur la conduite à suivre, il devra se contenter des pièces remises et les examiner consciencieusement.

Examen spécial de chacune des pièces. — Les pièces arrivent au laboratoire sous scellés ; l'expert devra s'assurer de l'intégrité de ces scellés. Il cote et numérote ensuite sur un registre spécial toutes les pièces qui lui seront remises, en faisant mention de leur forme, de leur volume, de leur nature, sans oublier de transcrire intégralement les marques des scellés et les inscriptions des étiquettes ; enfin, il rompt les scellés et examine soigneusement chacune des pièces suspectes sur une glace de verre dépoli, si possible, et au grand jour.

L'expert ne négligera aucun des indices qui peuvent le mettre sur la voie. L'intestin ouvert, son contenu (versé dans des cuvettes de verre, toutes neuves et très propres) et sa paroi doivent être soumis à un examen minutieux à la loupe. En effet, on peut y retrouver, dans les replis de la muqueuse, des parcelles du poison telles que : fragments d'anhydride arsénieux cristallisé, d'élytres de cantharides, graines de solanées vireuses, petits fragments de bois provenant de raclures d'allumettes phosphorées, etc. Ces particules suspectes seront recueillies à l'aide d'aiguilles ou de pinces ; on les déposera sur des verres de montre recouverts d'une cloche, pour les examiner ensuite à loisir. Le même examen minutieux doit porter sur l'estomac et son contenu.

Cette opération terminée, l'expert devra passer aux recherches chimiques.

Méthodes. — Quelle méthode analytique suivra-t-il?

Il est certain que la meilleure méthode serait celle qui permettrait d'isoler du même coup le plus grand nombre de substances toxiques, sans altérer les matières soumises à l'analyse, de manière qu'on puisse y retrouver encore successivement tous les autres poisons. Malheureusement une méthode qui procéderait de ce principe serait fort longue et tellement compliquée que souvent elle ne permettrait pas de distinguer les faibles traces de substances qui ont suffi à occasionner la mort.

Lorsque la justice se borne à demander si un corps toxique, de nature déterminée, n'existe pas dans le cadavre, l'expert sera fondé à consacrer une plus grande quantité de matières suspectes à la recherche de ce poison ; mais il ne devra jamais se contenter d'une réponse simplement négative ; son devoir est d'éclairer la justice par tous les moyens qu'il a à sa disposition, et il doit même dans ce cas déclarer, en outre, qu'il n'a trouvé aucune autre substance toxique. D'ailleurs, ici, le chimiste est aidé dans ses recherches par l'emploi des réactifs généraux des groupes de toxiques.

C'est ainsi qu'une liqueur, obtenue en traitant d'une façon spéciale que nous indiquerons plus tard les matières organiques, ne renfermera aucun des métaux des deux premiers groupes, si elle ne précipite pas par l'hydrogène sulfuré en liqueur acide, c'est-à-dire : ni mercure, ni plomb, ni cuivre, ni arsenic, ni antimoine, qui sont les métaux toxiques par excellence de ces groupes.

De même, au moyen de réactifs généraux, on pourra constater l'absence ou la présence d'un alcaloïde.

Essais préliminaires. — Les essais préliminaires qui permettent de penser que l'on a affaire à un poison appartenant à un certain groupe sont les suivants :

1º *La réaction des matières suspectes.* — Le plus souvent les substances organiques seront alcalines, réaction due à la présence de l'ammoniaque ou des sels ammoniacaux qui ont pris naissance pendant la putréfaction.

On chasse l'ammoniaque libre par une ébullition prolongée et on vérifie si l'alcalinité persiste après cette opération. Si oui, on recherchera les alcalis (potasse ou soude).

Si, au contraire, les matières sont très acides, il y aura lieu de soupçonner un empoisonnement par ces corps. Cette acidité ne pourra s'observer que peu de temps après la mort, avant que la putréfaction ammoniacale ait eu lieu.

2º *La saveur.* — Quand l'analyse devra porter sur un médicament, sur un aliment, sur une boisson, on pourra essayer la dégustation, avec la plus grande précaution, cela va sans dire : la saveur styptique des métaux mettra sur la voie de leur recherche, l'amertume forte et persistante de la strychnine pourra faire soupçonner sa présence.

3º *L'odeur.* — Souvent, lorsqu'on chauffe légèrement des matières suspectes, une odeur s'exhale et peut mettre sur la voie de certains poisons, tels que le chlore ou les chlorures décolorants, le laudanum, l'acide cyanhydrique, le phosphoré, l'ammoniaque, etc.

4º *Les lames métalliques.* — On délaie un peu des matières suspectes dans un petit volume d'eau acidulée, on triture et on jette sur une toile. La liqueur qui passe plus ou moins trouble est divisée en quatre portions ; dans chacune d'elles on introduit une lame métallique :

1º Une lame de zinc ; 2º une lame de fer ; 3º une lame de cuivre ; 4º une lame de zinc et une lame de platine.

On pourra, de cette manière, voir presque aussitôt si on a affaire à un poison métallique :

1º La lame de zinc noircit : présence à peu près certaine d'un métal.
2º La lame de fer rougit : présence de cuivre.

3° La lame de cuivre blanchit : présence de mercure.
4° la lame de platine noircit : présence d'antimoine.

5° *Réactions sur certains papiers sensibilisés.* — On introduit une petite partie de la substance incriminée dans un petit ballon fermé par un bouchon à la partie inférieure duquel pendent deux bandelettes de papier à filtrer, l'une imprégnée d'une solution de nitrate d'argent, l'autre imprégnée d'une solution d'acétate de plomb. On chauffe à 40° environ ; si, au bout de quelque temps, les deux bandelettes noircissent : pas d'indications. Si l'une d'elles noircit seule, celle au nitrate d'argent, on est en droit de rechercher immédiatement le phosphore.

6° *La distillation.* — On peut distiller une petite portion des matières suspectes dans une cornue tubulée, avec un peu d'acide tartrique ; on continue la distillation jusqu'à carbonisation de la matière et on a soin de fracitonner les produits distillés. Dans les premières parties, on pourra caractériser l'acide cyanhydrique, le phosphore (qui a pu s'oxyder et se transformer en acide hypophosphoreux) et l'acide chlorhydrique.

Dans la deuxième partie, on recherchera l'anhydride sulfureux provenant de la décomposition de l'acide sulfurique par les matières organiques charbonnées.

7° *L'examen spectroscopique du sang.* — Cet examen dont nous parlerons longuement à propos de l'intoxication par l'oxyde de carbone, est très rapide et peut, dans quelques cas, permettre de constater immédiatement la présence de certains poisons du sang, tels que : l'hydrogène sulfuré, l'oxyde de carbone, l'acide cyanhydrique. Enfin, il faut toujours porter les matières suspectes, et surtout le contenu de l'intestin, dans une pièce obscure pour s'assurer s'il n'y a pas de phosphore libre (phosphorescence).

Toutes ces manipulations préliminaires ont pu ne donner aucune indication ; mais, parfois, elles peuvent mettre sur la voie et simplifier les recherches.

Si l'on a acquis, dans ces divers essais préliminaires, une forte présomption de la présence de tel ou tel poison dans les matières suspectes, on dirige l'investigation vers la recherche spéciale de ce toxique sur une partie de la substance seulement. Sinon, l'expert n'a d'autres indications que celles que le médecin a relevées : tableau symptomatique, s'il a été appelé pendant la vie, ou signe d'autopsie s'il n'a examiné qu'un cadavre.

Il arrive même assez souvent que ces indices font complètement défaut. C'est le cas le plus compliqué du problème et l'expert doit alors diviser la matière en plusieurs portions.

L'une est destinée à la recherche des poisons métalliques et des alcalis fixes (on ne recherche ces derniers que si les essais préliminaires en ont montré la nécessité).

On emploie, d'après DRAGENDORFF, pour cette recherche :

1/4 des intestins et de leur contenu ;
1/3 du foie (nous savons que c'est l'organe de localisation des métaux), de la rate, du pancréas, du cerveau, du poumon, des reins, des muscles, du sang, des urines.

Une deuxième partie sert à la recherche des acides lorsque les essais préliminaires en ont fait supposer la présence, on y consacre :

1/5 de l'estomac et de son contenu ;
1/8 de l'intestin ;
1/5 du foie, de la rate, du sang, des urines.

Une troisième partie est réservée à la recherche des corps volatils (phosphore, acide cyanhydrique, chloroforme, etc.); on y consacre :

1/2 de l'estomac ;
1/4 de l'intestin ;
1/5 du foie, de la rate, du sang, des urines.

Une quatrième partie servira à la recherche des alcaloïdes végétaux (nicotine, strychnine, etc...), on y consacre :

1/5 de l'estomac ;
1/4 de l'intestin de son contenu, des fèces ;
1/5 du foie, de la rate, du cerveau, des muscles, du sang, des urines.

Une cinquième partie doit être réservée, en vue d'une contre-expertise.

Enfin l'expert devra s'assurer de la *pureté absolue* de ses réactifs et, malgré cette précaution, il fera bien de traiter un morceau de foie d'un animal tué à la boucherie par tous les réactifs qu'il emploiera. Il se sert de la même quantité de réactif dans l'essai définitif et acquiert ainsi, par comparaison, une certitude absolue.

Nous développerons les méthodes analytiques qui permettent de caractériser chacun des toxiques entrant dans les divers groupes, au fur et à mesure que nous étudierons ces groupes.

L'expert a trouvé une substance toxique ; doit-il conclure. à un empoisonnement ?

Poisons normaux. — D'après certains toxicologistes, le corps humain renfermerait des traces de cuivre et de quelques autres métaux à sels toxiques. ARMAND GAUTIER a démontré, en outre, la présence normale de l'arsenic dans certains organes humains ; celui-ci existerait même, d'après G. BERTRAND, dans toutes les cellules vivantes.

Mais, comme les poisons métalliques n'entraînent la mort qu'à doses assez fortes, que, d'autre part, la putréfaction n'a aucune action sur eux, il s'ensuit que la quantité trouvée par l'expert dans un cas d'empoisonnement sera tellement hors de proportion avec celle que l'on reconnaît comme pouvant exister normalement dans le corps humain, que le doute ne sera guère permis.

En conséquence, l'expert devra fournir à la justice des *résultats quantitatifs*, toutes les fois qu'il se trouvera en présence d'un de ces poisons dits *normaux*.

Poisons provenant de la médication. — L'expert ne devra pas oublier que la plupart des substances médicamenteuses rentrent dans la catégorie des poisons. Or, nous avons déjà dit que certains organes tels que le foie, les os, etc..., ont la propriété de retenir les poisons sous forme de combinaisons organiques qui ne s'éliminent qu'à la longue. C'est ainsi que l'anhydride arsénieux, ce

poison si fréquemment employé par les criminels, peut avoir été
absorbé pendant la vie sous forme de liqueur de FOWLER (arsénite
de potasse), de liqueur de PEARSON (arséniate de soude), de solution d'arsénite de soude, de granules d'arséniate de strychnine,
d'hectine, de Salvarsan (606), de cacodylate de sodium, etc. Nous
savons également que, dans la médication arsenicale, on augmente
progressivement les doses et que, par une sorte d'accoutumance,
on peut faire absorber au malade des doses qui seraient toxiques
au début d'un traitement. Aussi l'expert devra-t-il s'attacher
aux *commémoratifs* (1) et à la détermination de la quantité de
poison actuellement dans l'organisme, ainsi qu'à la recherche du
toxique dans chaque viscère séparément.

Il s'efforcera de préciser, s'il y a eu un traitement arsenical, à
quelle époque il a commencé, à quel moment il a cessé, quelle
était la dose ingérée chaque fois. Il devra également s'assurer que
le toxique isolé n'existait pas, comme impureté, dans les médicaments administrés : le sous-nitrate de bismuth renferme parfois
de l'arsenic. Il faut d'ailleurs ajouter que les criminels qui
emploient de tels poisons ont généralement la main lourde et, ici
encore, la quantité du toxique que l'on retrouve est tellement
grande qu'elle entraîne une conviction d'empoisonnement.

Dans le même ordre d'idées, il faut se renseigner sur la profession de la victime, afin de déterminer si la présence du poison
ne serait pas due à une intoxication professionnelle ; dans ce
dernier cas, le toxique, absorbé très lentement, se trouve fixé
dans les organes foie, os, etc..., et il n'en existe pour ainsi dire pas
dans l'estomac et l'intestin.

Introduction du poison après la mort. — Si on a eu soin d'effectuer les recherches sur les organes séparés, c'est-à-dire sur le
contenu de chacun des bocaux pris à part, on pourra se rendre
compte si le poison n'aurait pas été introduit dans le cadavre
après la mort pour faire tomber un soupçon d'empoisonnement

----

(1) Tout ce qui se rapporte au passé de la victime : *anamnestiques*.

sur une personne de l'entourage du malade. C'est là un raffinement de lâcheté, mais dont la science possède quelques exemples.

C'est ainsi, qu'après la mort, on a pu introduire de l'arsenic dans le rectum d'un homme qui avait succombé à la suite d'une maladie.

Mais, dans ce cas, d'ailleurs fort rare, on ne trouvera l'arsenic que dans l'intestin seulement, que l'on a eu soin de recueillir à part et non dans les autres parties du cadavre (notamment dans les urines), ce qui mettra sur la voie de la vérité.

Enfin, une objection plus grave que peut faire la défense, c'est que le poison a pu être entraîné, des terrains environnants, par l'eau de pluie qui en a imprégné le cadavre. Cette objection se produira à propos de l'arsenic, quand le terrain sera reconnu arsénifère et quand la bière aura été détruite de façon à ce que la terre ait pu se mélanger aux produits de la décomposition cadavérique ; mais l'expert n'oubliera pas que l'arsenic des terres est sous forme d'arsénite métallique, tel que l'arsenite de chaux qui est insoluble et ne peut passer du terrain dans les tissus organiques. Il poursuivra donc ses recherches sur les seules parties du cadavre qui n'auront pas été souillées par la terre.

En résumé, l'existence du poison ne doit faire conclure à un crime que lorsque les *commémoratifs* ne peuvent faire attribuer sa présence à une médication suivie peu de temps avant la mort et, surtout, lorsque les *quantités* trouvées sont hors de toutes proportions avec celles que les diverses conditions de la vie auraient pu introduire accidentellement dans l'organisme. Dans tous les cas, il faudra, en outre, que la *symptomatologie* bien connue du toxique isolé réponde aux symptômes qui ont pu être observés par les médecins.

Résultats négatifs. — Donc, en présence de minimes quantités de poison, l'expert ne peut pas toujours affirmer qu'il y ait eu un empoisonnement.

Pourra-t-il du moins, lorsqu'après d'habiles et minutieuses recherches, il n'aura trouvé aucune trace de corps toxique, affirmer qu'il n'y a pas eu empoisonnement ?

Ce serait là une faute lourde, car nos moyens d'investigation sont très borr és en ce qui concerne un certain nombre de composés toxiques ; il en est d'autres qui sont décomposés et éliminés avec une telle rapidité qu'on ne réussit plus à les retrouver au bout d'un temps très court, à plus forte raison à la suite d'une exhumation tardive. L'expert conclura donc à l'absence *du poison*, sans pouvoir affirmer qu'il n'y a pas eu empoisonnement.

Expérimentation physiologique. — Parfois, alors que les recherches chimiques n'ont pu permettre d'isoler un poison dont les symptômes qui ont procédé la mort font soupçonner la présence, on peut avoir recours, mais avec la plus grande réserve, à *l'expérimentation physiologique sur les animaux*. Ces expériences, pratiquées à l'aide de la substance extraite du cadavre, n'ont de valeur que lorsque les symptômes observés correspondent exactement à ceux que provoquent des substances toxiques bien connues. Les grenouilles servent de sujets d'essai ou de contrôle, à cause de la facilité de se les procurer. A cet avantage, d'autres viennent se joindre : leur petit volume, leur docilité, leur sensibilité extrême aux agents toxiques et la faculté que l'on a, sans déterminer immédiatement la mort, de pratiquer sur elles diverses vivisections en mettant à nu les organes internes. Mais il faut se rappeler que certains animaux peuvent absorber sans danger des substa ces toxiques pour l'homme : c'est ainsi que le lapin peut se nourrir impunément de feuilles de belladone et de tabac.

En résumant tout ce que nous avons appris jusqu'ici, nous savons :

> — *Qu'il existe des poisons de nature chimique bien définie.*
>
> — *Qu'ils peuvent être introduits par diverses voies dans l'organisme.*
>
> — *Qu'ils accomplissent leur action nocive dans le système capillaire.*
>
> — *Qu'ils s'éliminent, s'il n'y a pas eu mort, par les sécrétions et excrétions.*

> *— Que la thérapeutique peut intervenir pour com-*
> *battre le poison par un contrepoison.*
> *Que le contrepoison ne pourra neutraliser que*
> *la partie du toxique non réellement abrobée,*
> *c'est-à-dire se trouvant encore dans l'estomac*
> *et l'intestin.*
> *Qu'en cas de mort, on peut généralement retrouver*
> *le toxique*
> *— Qu'il faut, ce dernier étant isolé, ne conclure*
> *à un empoisonnement qu'après un examen*
> *attentif des commémoratifs et qu'après un*
> *dosage du toxique.*
> *— Que, n'ayant pas trouvé de toxique, il faut*
> *conclure à l'absence du poison et non de*
> *l'empoisonnement.*

Il ne nous resterait à présent qu'à étudier en particulier chacune des substances toxiques ; mais dans quel ordre allons-nous entreprendre cette étude, quelle classification suivrons-nous ? Et nous voilà amenés à traiter une dernière question générale : la classification des toxiques.

Classification des toxiques. — De tout temps, les toxicologistes ont eu la préoccupation de classer rationnellement les poisons ; aussi voyons-nous, depuis l'origine de cette science, chaque auteur préconiser une classification nouvelle.

Je n'en citerai que deux :

1º La classification rationnelle physiologique de RABUTEAU, qui groupe les poisons d'après les phénomènes physiologiques qui accompagnent leur absorption.

2º La classification chimique que je compte suivre dans cet ouvrage.

Classification de Rabuteau. — Il faut connaître cette classification, bien qu'elle soit surtout utile aux médecins. En effet, elle nous apprend sur quels organes agissent principalement les poisons et nous indique, par conséquent, dans quelle partie de l'organisme il faut, de préférence, les rechercher.

RABUTEAU *s'exprime ainsi* :

« 1° Il est un certain nombre de poisons qui portent primitive-ment leur action sur le sang : ce sont surtout les poisons gazeux ou volatils tels que l'oxyde de carbone, l'acide cyanhydrique, l'hydrogène sulfuré, le sulfhydrate d'ammoniaque, l'hydrogène phosphoré. Tous ces composés se fixent sur l'hémoglobine et lui font éprouver des modifications remarquables que l'analyse spectrale a permis d'étudier.

« Il en est d'autres qui modifient à la fois les globules et le plasma ; tels sont les sels solubles d'argent introduits dans le courant circulatoire. Nous aurons donc une première classe de poisons, les *hématiques*, qu'on peut diviser en : *poisons globulaires* agissant spé ialement sur les globules rouges, et en : *poisons plasmiques* agissant sur les globules, et surtout sur le plasma.

« Les poisons hématiques sont ceux dont l'effet est le plus rapide. Ils tuent souvent d'une manière instantanée, aussitôt que l'absorption s'en est effectuée par les voies respiratoires (nous savons en effet que, par cette voie, ils arrivent très rapidement dans le *système capillaire*).

« Les autres substances tuent moins vite, leur absorption étant plus lente, leur action ne se portant que sur certains éléments anatomiques ; toutefois elles peuvent amener la mort en quelques minutes.

« 2° Il est un autre groupe de poisons qui agissent sur le système nerveux. Ils forment la classe des *neurotiques que nous diviserons en trois ordres.*

« α) En effet, parmi ces agents toxiques, certains, tels que le curare, paralysent le système nerveux moteur : ce sont les *paralyso-moteurs*.

« β) D'autres, tels que les alcaloïdes des strychnées, portent leur action sur la moelle épinière dont ils exagèrent au plus haut degré le pouvoir réflexe ; ce sont les *spinaux* ou *excitateurs réflexes*.

« γ) Enfin, il en est qui agissent sur les éléments anatomiques du cerveau et de la moelle : tels sont les anesthésiques, le chloro-forme, les opiacés : ce sont les *cérébro-spinaux*.

« 3º Les alcaloïdes des solanées vireuses (l'atropine, la nicotine) produisent sur la circulation générale, notamment sur la circulation périphérique, des effets qui ont conduit à les ranger parmi les *poisons vasculaires*. De même, la digitale, le tartre stibié exerçant sur le cœur une action prononcée ont été rangés parmi les *poisons cardiaques*. Mais nous verrons que l'action sur les vaisseaux et sur le cœur est la résultante des effets exercés par ces substances sur le système nerveux et sur les fibres musculaires. Or, ce sont les effets primitifs qu'il faut considérer.

« Nous rejetterons donc la division des poisons musculaires et cardiaques, *attendu qu'il n'y a pas de poison des organes, mais seulement des éléments anatomiques qui les composent*. Les poisons agissant à la fois sur le système nerveux et sur le système vasculaire formeront une troisième classe, celle des *névro-vasculaires*.

« 4º Les sels métalliques, en général, produisent une prostration considérable, due à une paralysie des fibres musculaires. Injectés dans le sang, ils arrêtent instantanément le cœur quand la dose est assez forte ; tels sont les sels de potassium, de plomb, de cuivre. Les poisons métalliques formeront la classe des *musculaires*, dans laquelle vient se ranger la vératrine.

« 5º Enfin, il existe des substances qui corrodent et détruisent tous les tissus ; tels sont : l'acide sulfurique, l'acide azotique, l'acide chlorhydrique, la potasse, la soude, toutes les fois que ces substances sont dans un état suffisant de concentration (1). Ces mêmes substances peuvent aussi réagir sur les éléments cellulaires éloignés, mais l'action corrosive est celle qui domine la scène. Ces poisons composent la classe des *irritants* ou *corrosifs*. »

Les poisons les plus usités se répartissent de la façon suivante dans ces cinq classes :

____

(1) La toxicité est donc ici surtout fonction de la concentration plutôt que de la nature chimique.

1re Classe — Hématiques.

- *a.* Poisons globulaires
  - Oxyde de carbone.
  - Acide cyanhydrique.
  - Hydrogène sulfuré. — Sulfhydrate d'ammoniaque.
  - Phosphore.
  - Arsénicaux.
  - Alcools.
- *b.* Poisons plasmiques
  - Nitrites et vapeurs nitreuses.
  - Sels d'argent injectés dans les veines.
  - Sels métalliques à doses faibles et continues.

2e Classe — Neurotiques.

- *a.* Paralyso-moteurs
  - Curare.
  - Fève de Calabar.
  - Aconitine.
  - Cicutine.
- *b.* Spino-excitateurs réflexes
  - Strychnine.
  - Cantharides.
- *c.* Cérébro-spinaux
  - Chloroforme.
  - Ether.
  - Opium.

3e Classe — Névro-musculaires. . . .

- Solanées vireuses.
- Digitale.
- Antimoniaux.
- Anhydride carbonique.

4e Classe — Musculaires. . . . . . .

- Vératrine.
- Sels de potassium.
- Sels de baryum.
- Cuivre et ses sels.
- Zinc.
- Etain. — Mercure. — Plomb.

5e Classe — Irritants ou corrosifs. .

- Acide sulfurique.
- Acide azotique.
- Acide chlorhydrique.
- Acide fluorhydrique.
- Acide oxalique.
- Potasse. — Soude. — Ammoniaque.
- Sulfures alcalins.
- Brome.
- Chlore, etc.

Comme toutes les classifications, celle-ci, quoique fort bonne, n'est pas parfaite ; nous voyons, par exemple, que les métaux se trouvent dans les hématiques et dans les musculaires. *C'est qu'en effet les agents toxiques agissent plus fortement sur certains éléments cellulaires que sur d'autres, mais ne réagissent pas d'une façon exclusive sur une seule série de cellules.*

De plus, cette classification a l'inconvénient de rapprocher des éléments chimiquement dissemblables : c'est ainsi que, dans les poisons musculaires, nous trouvons la vératrine à côté des sels métalliques.

Enfin, cette classification éloigne complètement des corps que l'analyse rapproche ; or, comme nous avons déjà eu l'occasion de le dire, le rôle du pharmacien dans un empoisonnement doit être, avant tout, celui d'expert chimiste. Aussi, adopterons-nous la classification suivante, moins médicale, basée simplement sur la nature chimique et les caractères analytiques des agents toxiques,

Classification

Composés minéraux.

Poisons métalliques et leurs dérivés . . . *(dans l'ordre analytique).*
- Mercure. — Plomb. — Cuivre.
- Bismuth. — Cadmium. — Argent.
- Arsenic. — Antimoine.
- Fer. — Chrome. — Aluminium (1), etc.
- Zinc.
- Baryum.
- Potassium. — Sodium.
- Ammonium.

Poisons métalloïdiques.....
- Chlore. — Brome. — Iode.
- Phosphore.

Acides ....
- Acide sulfurique.
- Acide oxalique (2).
- Acide chlorhydrique.
- Acide cyanhydrique.
- Acide sulfhydrique.
- Acide azotique.

(1) On ne cite aucun cas d'empoisonnement par ce corps.
(2) Acide organique, mais que nous plaçons là au point de vue analytique.

Composés organiques	Corps gazeux. . .	Oxyde de carbone. Anhydride carbonique. Gaz d'éclairage. *Acétylène.*
	Alcools	Alcool éthylique. Alcool amylique.
	Ethers.	Ether. Chloroforme. Chloral.
	Dérivés substitués de la benzine . .	Nitrobenzine.
	Phénols	Phénol. Créosote.
	Acides organiques.	Acide picrique. Acide salicylique.
	Alcalis organiques.	Aniline (industrie). Alcaloïdes (végétaux). Ptomaïnes (animaux). Leucomaïnes (animaux).
	Glucosides	Digitaline.
	Produits non classés . .	Cantharidine. Picrotoxine. Santonine.

CHAPITRE IV

Destruction des matières organiques

Le traité d'analyse qualitative de DENIGÈS donne des méthodes qui permettent de caractériser la *nature d'un métal* dans ses *combinaisons salines ;* le problème se complique davantage quand on cherche à séparer les divers sels qui constituent un mélange ; mais en suivant minutieusement les méthodes analytiques, on y arrive d'une façon certaine.

D'ailleurs, les empoisonnements qui résultent de l'ingestion de substances métalliques ne donnent lieu, en général, qu'à la recherche d'un seul toxique ; mais presque toujours le sel absorbé est un sel. du commerce, qui renferme, sous forme d'impuretés et en quatités appréciables, des sels étrangers et la caractérisation d'un de ces sels pourrait amener à des conclusions erronées, si l'analyse n'était pas scrupuleusement conduite.

Pour n'en citer qu'un exemple, certaines couleurs minérales toxiques, telles que le vert de Scheele (arsénite de Cu) sont souvent falsifiées. La substance ajoutée doit être lourde et peu colorée pour pouvoir notablement en augmenter le poids, sans trop en changer ou en atténuer la couleur.

A cet effet, on emploie le sulfate de baryum et un expert retirant ce composé insoluble, en poudre blanche, du tube digestif d'un cadavre, pourrait conclure à un empoiso. nement par les sels de baryum, alors que la mort sera due, en réalité, à l'absorption de l'arsenic.

Il semble donc que la recherche d'un toxique à base métallique ne doive pas présenter plus de difficultés qu'une a alyse ordinaire et, même, soit restreinte à un petit nombre de métaux, tous ne donnant pas des sels réellement toxiques.

Mais, nous ne devons pas perdre de vue que, amenés dans nos tissus par la circulation, *les sels métalliques y contractent des combinaisons organiques* qui n'obéissent plus aux réactions générales des sels du métal absorbé.

Rappelons que le lactate de fer se combine aux albuminoïdes du sérum en donnant un corps qui ne précipite plus par le ferrocyanure de potassium ; qu'un sel de cuivre additionné d'une substance organique, l'acide tartrique, ne précipite plus par la potasse.

Pour bien montrer à quel point la présence de la matière organique peut compliquer les recherches de chimie légale, ORFILA avait coutume de dire : « Si j'avais à faire en une ligne une leçon de toxicologie, je dirais aux experts ces seuls mots : *Méfiez-vous de la ma ière organique.* »

Il s'ensuit donc que si on veut caractériser directement un toxique métallique dans la liqueur provenant de la macération des matières organiques, on risque de commettre des erreurs grossières et même de laisser passer inaperçu le poison.

Comment vaincre cette difficulté ? *En se débarrassant des matières organiques.* Les données de l'analyse qualitative nous ont appris que l'on pouvait calciner les sels métalliques, non volatils, sans détruire le métal qui reste dans les cendres, soit sous forme du sel primitif, soit sous forme d'oxyde.

Si donc l'on détruit la substance organique en la desséchant d'abord, puis en la calcinant dans un creuset, on pourra, en reprenant les cendres par de l'eau acidulée, obtenir une solution dans laquelle on caractérisera le métal sans difficulté.

Ce procédé ne peut donner de bons résultats qu'avec des métaux non volatils. Les sels de mercure, très volatils, ne pourraient être retrouvés dans le résidu ; l'arsenic et l'antimoine seraient également volatilisés ; toutefois, on retrouvera le plomb, le cuivre, le zinc, etc.

Aussi a-t-on eu bientôt recours à des procédés moins brutaux, basés sur la destruction des matières organiques par des réactifs chimiques ne permettant pas le départ des substances métalliques.

Ici encore, les méthodes ne manquent pas ; je n'indiquerai que les plus usitées ; à l'heure actuelle, elles peuvent rentrer dans deux groupes : 1° *Destruction par les acides sulfurique et nitrique* ; 2o *Destruction par le chlore.*

PREMIER GROUPE

a). **Procédé de Flandin et Danger.** — Pour détruire les substances organiques, ces chimistes ont recours à l'emploi de l'acide sulfurique. Cet acide, *déshydratant énergique*, est versé dans une capsule sur les matières organiques, dans la proportion du quart de leur poids. On chauffe ; il se produit une pâte noire que l'on dessèche avec précaution. On obtient ainsi un charbon friable pouvant renfermer le métal à l'état de liberté, le charbon étant un réducteur ; on mouille la masse avec de l'acide azotique pour *oxyder* ce métal et on chauffe jusqu'à disparition des produits nitreux.

On broie alors la masse avec de l'eau ; *tous les azotates métalliques étant solubles*, il ne reste plus qu'à procéder à l'analyse de cette dissolution.

Cette méthode présente quelques inconvénients ; c'est ainsi que l'acide sulfurique, agissant sur les chlorures de l'organisme, mettra en liberté de l'acide chlorhydrique et celui-ci, dans un cas d'intoxication par l'arsenic, pourra réagir sur l'anhydride arsénieux pour donner du chlorure d'arsenic volatil qui échappera ainsi aux recherches :

$$As^2O^3 + 6HCl = 2AsCl^3 + 3H^2O$$

De plus, *le carbone retient très énergiquement le plomb et quelques autres métaux* qui peuvent ne pas être transformés en azotates et, par conséquent, ne passeront pas dans la dissolution.

b) **Procédé de Pouchet.** — La matière organique, placée dans une vaste capsule, est additionnée de 20 % de son poids de bisulfate de potasse et de son propre poids d'acide azotique. On chauffe doucement. L'addition de bisulfate de potasse a pour but de prévenir l'inflammation spontanée du mélange au moment de la décomposition brusque des produits nitrés, sous l'influence de la chaleur. On obtient une masse charbonneuse qu'on humecte d'acide azotique et que l'on dessèche à nouveau.

Les dérivés arsenicaux et antimoniaux sont transformés en acide arsénique soluble dans l'eau et en acide antimonique insoluble.

On écrase alors la masse charbonneuse et on la fait bouillir avec de l'eau fortement aiguisée d'acide chlorhydrique parfaitement pur.

L'acide arsénique se dissout, l'acide antimonique passe à l'état de chlorure d'antimoine soluble en liqueur chlorhydrique ; dans cette liqueur, on pourra caractériser l'arsenic et l'antimoine.

Quant aux autres métaux, ils restent en totalité fixés au charbon, par suite d'un phénomène particulier d'absorption qui peut être comparé à l'affinité d'un tissu pour une matière colorante. Pour les faire entrer en dissolution, il faut faire bouillir ce charbon avec de l'acide sulfurique concentré et du bisulfate de potasse. Le charbon est oxydé par l'acide sulfurique avec dégagement d'anhydride sulfureux :

$$C + 2SO^4H^2 = CO^2 + 2SO^2 + 2H^2O$$

La liqueur devient claire, les métaux passent à l'état de sulfates et, pour les mettre en évidence, on soumet, sans filtration préalable qui éliminerait la majeure partie du sulfate de plomb peu soluble en milieu sulfurique, la liqueur à l'électrolyse.

La lame de platine constituant l'électrode négative se recouvre, si la dissolution renferme un métal, d'un enduit gris noirâtre qu'on pourra dissoudre dans l'acide azotique.

Dans cette dernière dissolution, on caractérisera le métal par ses réactions chimiques, en suivant la méthode analytique.

c) **Procédé de A. Gautier.** — Ce savant a modifié d'une façon très heureuse la méthode de FLANDIN et DANGER et lui a donné une sensibil té telle qu'il a pu arriver à démontrer la présence de traces d'arsenic, à l'état normal, dans certains tissus de l'homme sain, malgré les affirmations contraires des toxicologistes qui avaient, avant l i, étudié cette question.

Au lieu de détruire tout d'abord la matière organique par l'acide sulfurique, ce qui met en liberté l'acide chlorhydrique des chlorures, laquel peut réagir sur l'anhydride arsénieux en donnant du chlorure d'arsenic volatil, irrémédiablement perdu pour l'analyse :.

$$As^2O^3 + 6HCl = 3H^2O + 2AsCl^3$$

GAUTIER commence cette destruction par *l'acide azotique*, n'ajoutant qu'ensuite l'acide sulfurique. Dans ces conditions, l'acide chlorhydrique des chlorures est chassé, dès le début, à l'état de *chlorures de nitrite* et *de nitrosyle volatils* :

$$AzO^3H + HCl = H^2O + AzO^2Cl$$

L'arsenic, dans un milieu aussi fortement oxydant, passe à l'état d'acide arsénique, non volatil, qu'on retrouvera à la fin de l'opération.

Le mode opératoire, préconisé par l'auteur, est le suivant : sur 100 grammes de tissus frais on verse 30 à 60 grammes d'acide azotique pur. On ajoute 1 gramme d'acide sulfurique, on chauffe dans une capsule de porcelaine jusqu'à liquéfaction et épaississement, on retire du feu et on ajoute 8 à 10 grammes d'acide sulfurique pur.

On chauffe de nouveau assez fortement, puis on retire du feu et on verse sur la matière, par petites quantités, de l'acide azotique ; on recommence à chauffer jusqu'au point où l'acide sulfurique émet d'épaisses vapeurs blanches; il ne doit plus rester dans la capsule qu'un liquide brun.

Dans certains cas, les additions d'acide azotique doivent être répétées plusieurs fois : enfin, on chasse l'excès de cet acide, on ajoute encore un peu d'acide sulfurique et l'on verse cette liqueur dans 600 à 700 c. c. d'eau distillée, on y joint les eaux de lavage de la capsule. Cette liqueur renferme les divers toxiques minéraux, que l'on pourra y rechercher par les méthodes de l'analyse qualitative.

d) **Procédé de Villiers.** — VILLIERS a basé sur l'observation suivante un nouveau procédé de destruction des matières organiques : « *Lorsqu'un corps oxydable se trouve dans des conditions telles que l'oxydation ne commence pas encore ou ne se produise que très lentement, l'addition d'une trace d'un sel de manganèse, dans un grand nombre de cas, détermine ou accélère très notablement la réaction.*

Le mode opératoire est le suivant : « Dans un ballon dont le bouchon est traversé par un tube à entonnoir qui se prolonge jusque près du fond, et par un tube aboutissant dans un vase contenant de l'eau, on introduit les matières avec de l'acide chlorhydrique pur étendu de deux à trois volumes d'eau. On y ajoute, par le tube à entonnoir, quelques gouttes d'une dissolution d'un sel de manganèse SO_4Mn à 10 p. 100 et un peu d'acide azotique que l'on remplace ensuite par petites portions, à mesure qu'il est détruit par l'oxydation des matières. On chauffe le mélange à une température modérée que l'on règle d'après la vitesse du dégagement gazeux. Il est bon de mettre dans le ballon quelques débris de charbon des cornues. Les gaz produits sont de l'acide carbonique et de l'azote presque purs et l'opération se conduit ainsi d'une façon très régulière et sans dégagement de produits odorants.

Les résultats auxquels on arrive sont à peu près du même ordre que ceux obtenus par le procédé au chlorate de potassium et à l'acide chlorhydrique ; mais l'opération est plus facile à conduire et plus complète.

L'avantage de cette méthode, basée comme les précédentes sur l'action oxydante de l'acide azotique, est donc de ne pas dégager de vapeurs rutilantes, mais seulement de l'azote et du gaz carbonique et de s'effectuer dans un milieu suffisamment riche en eau pour qu'il ne se forme pas de chlorure d'arsenic volatil, malgré la présence d'acide chlorhydrique :

$$2AsCl^3 + 3\ H^2O = As^2O^2 + 6HCl$$

Si, toutefois, il s'en formait des traces, le flacon laveur qui fait suite à l'appareil le retiendrait.

e) **Procédé de Villiers-Denigès.** — Tout récemment, Denigès a publié une modification du procédé Villiers. Il a recours également à l'action oxydante de l'acide azotique, rendùe plus énergique par la présence d'un sel de manganèse ; il chauffe les matières organiques (200 grammes) en présence de permanganate de potassium (5 c. c. d'une solution à 2 %) et d'acide azotique à 40° Baumé (200 c. c.) ; il termine la destruction des matières organiques et notamment des graisses, par l'addition d'acide sulfurique pur et d'acide azotique. (Voir Précis de Chimie Analytique, p. 380-1913).

On obtient, de la sorte, une liqueur à peu près incolore que l'on dilue au 1/10 et qui contient intégralement la totalité des substances toxiques minérales (arsenic, antimoine, mercure, etc.).

Cette méthode offre les mêmes avantages que celle de Gautier dont elle ne diffère que par l'addition de permanganate qui, par sa présence, facilite, comme l'avait indiqué Villiers, l'action oxydante de l'acide azotique [1].

En résumé, dans ce premier groupe de procédés de destruction de la matière organique, *l'acide azotique*, seul ou en présence d'un catalyseur, joue son rôle d'*oxydant* énergique :

$$N2AzO^3H = Az^2O^4,\ Az^2O^3,\ Az^2O^2,\ Az^2O,\ Az + H^2O + O\ (^{1,2,3,4,5})$$

(1) Breteau remplace l'acide azotique par un courant de vapeurs nitreuses (B. S. C. p. 615, 1911).

Il brûle partiellement la matière organique, à une température peu élevée ; cette combustion est complétée par l'addition d'acide sulfurique qui est également, à température plus élevée, un oxydant énergique.

$$SO^4H^2 = H^2O + SO^2 + O$$

Donc, par ces procédés, la matière organique est complètement détruite, seule la matière minérale reste dans le résidu.

DEUXIÈME GROUPE

Le second groupe de procédés de destruction de la matière organique repose sur la décomposition de celle-ci par le chlore naissant.

Ces procédés diffèrent des précédents en ce que *la destruction de la matière organique n'est pas toujours complète, mais la désagrégation en est toutefois suffisante pour que les toxiques minéraux puissent passer dans la liqueur qui en résulte en présentant à nouveau leurs réactions caractéristiques.*

Ils sont moins usités que les premiers.

a) **Procédé de Frésénius et Babo.** — Ce procédé est dû à DUFLOS et MILLON, il a été modifié par les deux auteurs dont il porte le nom.

La matière organique est détruite par le chlore que l'on produit, au moment même, en faisant réagir l'acide chlorhydrique sur le chlorate de potassium :

$$ClO^3K + 6\ HCl = ClK + 3\ H^2O + Cl^6$$

Les substances, soigneusement divisées à l'aide de pinces et de ciseaux, sont délayées dans une capsule, ou mieux dans un ballon, qui ne devra être rempli qu'à moitié avec un tiers de leur volume d'acide chlorhydrique pur de densité 1,12, de façon à obtenir une bouillie claire ; on additionne d'un peu d'eau, si c'est nécessaire.

On chauffe le ballon au bain-marie en y projetant, de temps à autre, une pincée, environ 2 grammes, de chlorate de potassium chaque fois que le mélange prend une teinte foncée.

L'addition de chaque nouvelle portion de chlorate de potassium provoque la formation de gaz ; il faut donc avoir soin que le liquide ne mousse pas et ne déborde pas du ballon. Si on avait ajouté, dans un but de conservation, de l'*alcool* aux matières organiques, il serait bon de le chasser avant l'attaque par le chlore, car sans cela, il pourrait se produire des *soubresauts* dangereux.

Il ne faut pas perdre de vue que si on avait à rechercher l'étain ou l'antimoine, ceux-ci pourraient se vaporiser sous forme de chlorure stanneux ou de chlorure d'antimoine : il serait préférable, alors, d'opérer dans un appareil distillatoire pour condenser les vapeurs qui s'échappent.

L'opération peut être regardée comme terminée lorsque, après la dernière addition de chlorate de potassium, le liquide jaune, chauffé pendant quinze ou trente minutes, né fonce plus sensiblement.

Il reste alors à chasser le chlore en excès, soit par évaporation à l'air libre, soit par un courant d'anhydride carbonique, ce qui vaut mieux.

Le liquide est filtré *chaud* et les lavages du filtre se font avec de l'eau distillée bouillante. On ne doit jamais jeter, sans l'analyser, le résidu laissé sur le filtre.

Le chlore naissant ne détruit pas complètement les matières organiques, mais la décomposition est suffisante pour que la substance métallique puisse passer en dissolution.

Le tissu cellulaire, la graisse, ne sont jamais complètement détruits et, par refroidissement, forment parfois un gâteau que l'on peut isoler par la filtration ; la proportion de toxique qui peut être retenue par ces substances est insignifiante ainsi que s'en est assuré expérimentalement DRAGENDORFF.

Il est intéressant de savoir sous quel état on retrouvera les principaux toxiques métalliques dans la dissolution ou le distillatum résultant du traitement des matières organiques par ce procédé.

L'arsenic. — Ce corps, généralement ingéré sous forme d'anhydride arsénieux, sera passé à l'état d'acide arsénique :

$$As^2O^3 + 4\ Cl + 5\ H^2O = As^2O^5, 3\ H^2O + 4\ HCl$$

L'arsenic ne passe donc pas à l'état de chlorure d'arsenic volatil, comme on pourrait le craindre si on ne se rappelait pas que le chlore naissant est un énergique oxydant indirect.

L'antimoine. — L'antimoine sera également oxydé, mais comme il joue plus volontiers le rôle d'oxyde basique que l'anhydride arsénieux, il se transformera en chlorure d'antimoine volatil qu'on retrouvera dans le distillatum.

L'étain. — Se trouvera aussi dans le distillatum, sous forme de chlorure stanneux.

Le mercure. — Se transformera en chlorure mercurique que l'on retrouvera dans la dissolution chlorhydrique.

Le plomb. — Passera lui aussi à l'état de chlorure : $PbCl^2$.

Or, le chlorure de plomb est à peu près insoluble. Mais n'oublions pas que s'il est insoluble dans l'eau à froid, il est suffisamment soluble dans l'acide chlorhydrique chaud et l'eau bouillante pour qu'il se retrouve dans la dissolution qui a été filtrée chaude et à laquelle on a ajouté les eaux de lavage du filtre qui étaient bouillantes.

Le cuivre, le bismuth. — Sont à l'état de chlorure. Ce dernier $BiCl^3$, n'est soluble que dans les solutions fortement chlorhydriques, l'addition d'eau peut donner lieu à la formation d'un précipité blanc.

L'argent. — Seul, l'argent, que l'on a bien rarement l'occasion de rencontrer dans un empoisonnement, restera sur le filtre sous forme de chlorure d'argent insoluble dans l'eau et peu soluble en solution chlorhydrique.

Mais on pourra le dissoudre, sur le filtre même, par l'ammoniaque et le caractériser dans cette dissolution.

b) **Dispositif d'Ogier.** — Lorsqu'on projette le chlorate de potassium dans la capsule contenant les matières organiques et l'acide chlorhydrique, le dégagement de chlore se fait surtout à la

surface de la liqueur ; aussi faut-il employer de grandes quantités
de chlorate de potassium et d'acide chlorhydrique.

OGIER a proposé le mode opératoire suivant :

Les viscères sont broyés avec un excès de chlorate de potassium,
environ un huitième du poids des matières et de l'eau, de façon à
faire une bouillie claire, on introduit le tout dans un vaste ballon
sur lequel s'ajuste un bouchon de verre portant trois tubulures
(le liège serait trop vite détruit).

On fait arriver, par l'une d'elles, du gaz acide chlorhydrique
pur ; l'acide chlorhydrique se dissout et quand la liqueur est suffisamment concentrée la décomposition du chlorate de potassium a
lieu. Le chlore se dégage *au sein même des tissus* et la destruction
s'effectue bien et rapidement (fig. 2.).

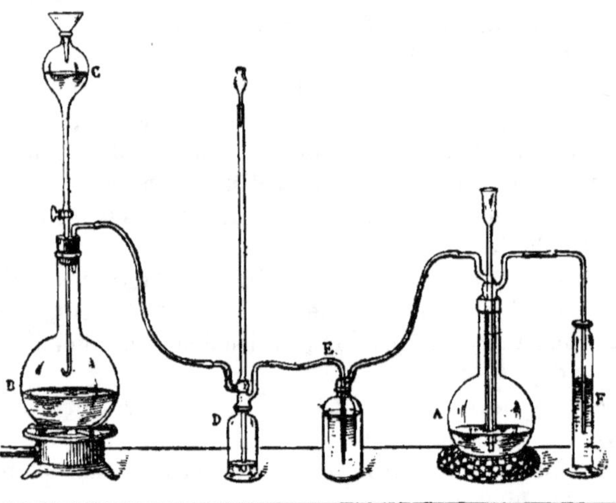

Fig. 2. — Appareil d'Ogier

Lorsque l'opération est bien conduite il n'y a pas de dégagement
de chlore, l'atmosphère du ballon reste incolore, il ne se dégage que
de l'anhydride carbonique. Il est entendu qu'on ne peut appliquer
cette méthode à des substances renfermant de l'*alcool*, avant
d'avoir chassé celui-ci ; sans cela, on risquerait d'avoir de véritables explosions.

c) **Procédé Schlagdenhaufen et Pagel.** — Ces auteurs procèdent à la destruction des matières organiques par le chlorure de chromyle obtenu en additionnant les matières de chlorure de sodium, de dichromate de sodium et d'acide sulfurique.

Le chlorure de chromyle, CrO^2Cl^2, peut agir par son chlore et son oxygène :

$$2\ CrO^2Cl^2 = Cr^2O^3 + Cl^4 + O.$$

En résumé, quand les essais préliminaires auront donné lieu à penser que la substance toxique est de nature métallique, il faudra faire passer cette substance en dissolution en détruisant totalement, ou partiellement mais d'une façon suffisante, la matière organique qui gêne les réactions.

Bien que tous les métaux ne donnent pas de sels que l'on puisse considérer comme réellement toxiques, il est bon de faire une analyse complète de la liqueur si l'on ne veut courir le risque de se tromper grossièrement.

Les méthodes générales permettant d'isoler les divers métaux qui se trouvent dans un mélange de sels sont déjà connues **(1)** ; il convient de rappeler simplement que l'on peut diviser les métaux en plusieurs groupes :

1º Métaux précipitables par l'hydrogène sulfuré en solutions nettement, mais faiblement acides et dont les sulfures sont insolubles dans le sulfure ammonique : mercure, argent, plomb, cuivre, cadmium, or ;

2º Métaux précipitables par l'hydrogène sulfuré en solution acide, mais dont les sulfures sont solubles dans le polysulfure ammoniacal : arsenic, étain, antimoine ;

3º Métaux non précipitables par l'hydrogène sulfuré en solution acide, mais précipitables par le polysulfure ammoniacal en solution neutre ou légèrement alcaline ; fer, chrome, aluminium, zinc, nickel, cobalt, manganèse ;

4º Métaux qui ne précipitent ni par l'hydrogène sulfuré, ni par le polysulfure ammoniacal en solution acide ou neutre,

(1) Voir le *Traité d'analyses* de Denigès.

mais précipitent par le carbonate d'ammoniaque : baryum, strontium, calcium ;

5° Métaux ne précipitant par aucun des réactifs généraux : sodium, potassium, ammonium.

Il ne nous reste plus à présent qu'à étudier chacun des métaux toxiques de ces divers groupes. Nous rappellerons que pour conclure à un empoissonnement, il ne suffit pas de caractériser une de ces substances dans les viscères d'un cadavre, il faut encore procéder au dosage qui, seul, pourra permettre de se rendre compte si la quantité de toxique ingéré, dont on ne retrouve pourtant qu'une faible partie (les vomissements, les selles, les urines, etc., en ayant souvent entraîné au dehors la plus grande quantité), a pu suffire pour déterminer la mort ; question qui est, en général, posée à l'expert.

Parmi les réactions caractéristiques d'un élément métallique, nous n'indiquerons que les plus sensibles, les seules qui doivent toujours être effectuées, car souvent l'analyse devra porter sur une faible quantité de substance.

De même, pour les procédés d'analyse quantitative, nous ne signalerons que ceux qui sont reconnus comme donnant les meilleurs résultats. Les autres méthodes sont développées dans le traité d'analyse, qualitative et quantitative de DENIGÈS.

CHAPITRE V

Toxiques minéraux

PREMIER GROUPE

Dans le groupe des métaux dont les sels précipitent par l'hydrogène sulfuré en solution acide et dont les sulfures sont insolubles dans le sulfure ammonique, nous n'étudierons que le mercure, le plomb, le cuivre et leurs dérivés.

Seuls, les sels de ces métaux, que l'on peut se procurer assez facilement, ont pu provoquer quelques empoisonnements aigus.

LE MERCURE

Le mercure (1), dont les vapeurs sont très toxiques, provoque des empoisonnements chroniques parmi les ouvriers qui l'extraient de son minerai, le cinabre, ou qui le manipulent journellement. Aujourd'hui, toutes les précautions sont prises par les industriels pour diminuer autant que possible les causes de ces intoxications professionnelles. Les anciens précédés de dorure et d'argenture qui exposaient les ouvriers à l'action nuisibles des vapeurs de mercure ont été presque partout remplacés par des procéd s électrolytiques plus économiques et nullement dangereux.

---

(1) Voir l'étude chimique de ce métal dans le *Précis de Chimie minérale* de Sambuc.

Le mercure liquide ne peut être considéré comme un toxique :
on l'administrait autrefois à la dose de 100 à 200 grammes pour
combattre les occlusions intestinales à cause de sa grande densité ;
il traverse alors l'intestin sans être sensiblement absorbé. Toutefois, les vapeurs qu'il émet, même à la température ordinaire,
peuvent à la longue provoquer des empoisonnements professionnels.

Par contre, les combinaisons de ce métal sont des plus vénéneuses : nous ne passerons en revue que les plus importants
de ces composés.

Les *oxydes de mercure*, insolubles dans l'eau, peuvent se dissoudre
dans les liquides acides de l'estomac ; l'oxyde jaune, répondant
à un état d'agrégation moléculaire moins grand que l'oxyde
rouge, est plus facilement attaqué ; sa nocivité est donc plus grande.

Le *chlorure mercureux*, calomel ou précipité blanc, est une poudre
blanche insoluble dans l'eau, qui n'est pas très toxique : c'est un
purgatif doux que l'on administre même aux enfants, mais, sous
des influences encore mal connues, principalement en présence
du chlorure de sodium des aliments salés, il peut se transformer
dans l'organisme en bichlorure, substance des plus actives, et
occasionner des accidents parfois assez graves.

Le *chlorure mercurique*, bichlorure de mercure ou sublimé corrosif, est le plus redoutable de tous les sels de mercure, non seulement par sa grande toxicité, mais encore par la facilité relativement grande avec laquelle on peut se le procurer à une époque
où les idées d'antisepsie ont introduit ce poison dans tous les
milieux. C'est un sel blanc, bien cristallisé, assez soluble dans
l'eau ; l'addition d'alcool ou de sel de cuisine facilie sa dissolution. Il a joué un certain rôle dans la préparation des poisons
célèbres, bien que sa saveur épouvantable en rende l'administration assez difficile.

Les vapeurs du sublimé sont également très toxiques ; on
attribue la mort du célèbre empoisonneur Sainte-Croix, amant
de la marquise de Brinvilliers, à des inhalations de ces vapeurs
pendant la préparation de l'un de ses fameux poisons.

Les autres sels halogénés du mercure sont d'un usage peu courant ; leur insolubilité les rend moins toxiques.

Les *azotates* sont des caustiques dangereux.

Le *cyanure mercurique* est un des toxiques les plus violents ; il pourrait prendre naissance, dans les loochs, par l'action de l'acide cyanhydrique des amandes amères sur le calomel ; aussi faut-il avoir soin de ne pas administrer simultanément ces deux médicaments à un malade. C'est un sel blanc, cristallisé, suffisamment soluble dans l'eau et qui présente la particularité de ne pas donner toutes les réactions des sels de mercure.

Empoisonnement et doses toxiques. — Le mercure liquide, pris en masse, n'est pas toxique ; toutefois, dans un très grand état de division, comme dans les pommades mercurielles, il pourrait être absorbé par les villosités intestinales et manifester son action sur l'organisme.

Ses vapeurs sont très toxiques ; les ouvriers qui les respirent sont sujets à une intoxication chronique, se traduisant par le tremblement et la salivation mercurielle et pouvant aboutir à la *cachexie mercurielle*.

La prophylaxie de l'hydrargirisme consiste en des mesures de propreté et de ventilation des ateliers et dans l'emploi d'iodure de potassium et de bains sulfureux.

D'une façon générale, nous n'insisterons jamais sur les intoxications chroniques dont l'étude est du ressort de la médecine.

Le calomel a pu produire souvent, chez des enfants, des signes d'intoxication mercurielle, mais la mort s'en est suivie bien rarement.

C'est le sublimé corrosif qui joue le principal rôle dans l'histoire toxicologique du mercure comme l'indique son nom de *poudre de succession* : pourtant sa saveur brûlante, fortement âpre et métallique, fait immédiatement rejeter par la victime, les aliments qui en renferment une dose suffisamment élevée pour être toxique ; propriété des plus heureuses, car on ne peut que trop facilement se procurer ce redoutable poison dont les propriétés antiseptiques sont bien connues de tout le monde.

C'est sans doute pour cette raison que l'on ne relève, dans les statistiques criminelles, qu'une dizaine de cas d'empoisonnements par le sublimé. On signale également quelques suicides à l'aide du bichlorure ou du cyanure de mercure. Ce dernier sel a, sur l'organisme, une action beaucoup plus énergique que le sublimé, grâce à l'acide cyanhydrique qu'il peut dégager sous l'influence du suc gastrique.

Pour les diverses raisons que nous avons données au début de ce traité, il est fort difficile de fixer, d'une façon précise, la dose de sublimé toxique pour un homme ; Taylor l'évalue toutefois de 15 à 25 centigrammes.

Le chlorure de sodium, qui en augmente la solubilité, en diminue l'ionisation et par suite la toxicité ; c'est ainsi que le sublimé en pastilles mélangé à son poids de sel aurait une action antiseptique cinquante fois plus faible (PAUL et KRÖNIG).

Il ne faut pas oublier que l'expert-chimiste ne doit conclure à l'empoisonnement par une substance isolée des viscères d'un cadavre que lorsque les symptômes observés avant la mort, ou les lésions que révèle l'autopsie, concordent pleinement avec les symptômes bien connus de l'intoxication par le poison incriminé et avec les lésions que produit son passage dans l'organisme.

Il importe donc de connaître dans ses grandes lignes, le tableau symptomatologique de l'empoisonnement aigu par les mercuriaux.

Symptômes. — Ces symptômes éclatent immédiatement, ou peu de minutes après l'ingestion du poison. RABUTEAU en donne une belle description dont nous ne retiendrons que les phénomènes les plus frappants.

Le patient perçoit d'abord une saveur métallique horriblement désagréable, une sensation de constriction à la gorge et de brûlure qui se propage ensuite dans tout le tube digestif. La langue se tuméfie ; au bout de quelques minutes surviennent les vomissements d'abord muqueux, puis bilieux, verdâtres et enfin sanguinolents.

Ces vomissements sont accompagnés ou suivis d'une diarrhée bilieuse et sanguinolente répandant une odeur fétide. La face est pâle, grippée ; les traits expriment l'abattement, la céphalée est intense. Le poison, entraîné par la circulation, arrive dans le *système capillaire* et agit sur les éléments cellulaires : son action se traduit par l'irrégularité et la rapidité du pouls, qui s'affaiblit et devient à peine perceptible.

La température s'abaisse, la peau se recouvre d'une sueur froide. Les urines sont supprimées ou rares et albumineuses.

Ces symptômes s'aggravent souvent après une rémission apparente.

La langue, les lèvres, les parois buccales se gonflent, les gencives sont tuméfiées et saignantes (stomatite mercurielle). Une salivation abondante se produit (ptyalisme), les vomissements et les selles continuent. La prostration devient extrême, les mouvements sont impossibles, la sensibilité disparaît, les battements cardiaques sont à peine perceptibles, un état syncopal survient entraînant la mort du patient.

Dans un empoisonnement aigu, la mort survient au bout de un à cinq jours ; TAYLOR cite toutefois le cas d'un homme qui mourut une demi-heure après l'ingestion du toxique.

Lésions observées à l'autopsie. — Les muqueuses du tube digestif, bouche, estomac, intestin, sont enflammées et même *ulcérées* en certains points. Le cœur est flasque, le sang noir et fluide.

Si la mort n'est survenue qu'au bout de quelques jours, le foie, les reins présentent la *dégénérescence graisseuse* (stéatose) ; le foie notamment a l'aspect jaunâtre et décoloré du foie gras.

Mécanisme de l'intoxication. — Les sels de mercure sont des poisons des cellules musculaires, dont ils abolissent la contractibilité, entraînant la paralysie des fibres musculaires, notamment de celles du cœur ; ainsi se trouve expliqué le cortège de phénomènes qui accompagnent l'intoxication par les mercuriaux. RABUTEAU, pour cette raison, place le mercure parmi les *paralysomoteurs*.

D'autre part, l'autopsie a révélé *l'inflammation* et *l'ulcération* des muqueuses du tube digestif ; ainsi se trouve justifié le nom de *sublimé corrosif* donné au bichlorure de mercure (sel obtenu par sublimation).

Élimination des mercuriaux. — Dans l'empoisonnement aigu, une partie du toxique a été rejetée par les vomissements où il ne faudra pas négliger de le rechercher si ceux-ci ont été conservés.

Si la mort a été très rapide, l'absorption par les villosités intestinales de toute la dose ingérée n'a pu s'effectuer et on retrouvera le toxique dans l'estomac, l'intestin et les fèces. Si la mort s'est fait attendre, l'absorption a eu lieu en plus grande quantité, l'élimination par le rein a commencé, les urines renfermeront du mercure ; le foie, jouant son rôle de protecteur de l'organisme, en aura fixé une certaine quantité ; on l'y recherchera.

Après une tentative d'empoisonnement, on pourra retrouver du sublimé dans les urines de la victime pendant cinq ou six jours, durée approximative de l'élimination de ce toxique.

L'expert chimiste pourra donc, à condition toutefois que les symptômes observés par le médecin concordent en tous points avec ceux de l'empoisonnement par les sels de mercure, conclure à une tentative criminelle. L'examen des urines est donc toujours de la plus haute importance.

Recherche du mercure. — a) *Essais préliminaires.* — Dans une solution incriminée (*liqueur de Van Swieten*), on recherchera le mercure à l'aide des méthodes de l'analyse qualitative. Dans un mélange complexe, soupe, lait, urine, liquides organiques, on pourra caractériser rapidement le mercure par la *méthode électrolytique*, très sensible, de MAAYENÇON-BERGERET. Après avoir acidulé la liqueur par l'acide chlorhydrique, on y fait plonger, pendant une heure, un couple électrique constitué par un clou de fer (pôle positif) et une lame de platine (pôle négatif). Le mercure se porte sur la lame de platine, on lave celle-ci et on la sèche avec précaution. En l'exposant à l'action du chlore sec, on transforme l'enduit de mercure en sublimé ($HgCl^2$) que l'on pourra nettement caractériser soit en appliquant la lame sur une feuille de papier à cigarette trempée dans une solution faible d'iodure de potassium : il se formera une trace rouge de bi-iodure, soluble dans une goutte de la solution d'iodure alcalin, soit à l'aide du réactif de CAZENEUVE : la déphényl-carbazide. Il suffit de plonger la lame de platine dans 5 c. c. d'eau qui dissout le bichlorure, puis d'agiter cette solution avec 5 c. c. de benzine saturée de diphényl-carbazide : la benzine se colorera en bleu pensée. Cette réaction, d'après son auteur, serait sensible au $\frac{1}{100,000}$. La coloration bleue résiste à l'addition d'une goutte d'acide azotique.

b) *Méthodes générales*. — Mais le mercure a pu contracter, dans l'organisme, des *combinaisons organiques* avec les tissus qui ne permettent pas de caractériser ce toxique par les réactifs ordinaires. Il faut donc procéder à la destruction des matières organiques. Ici le procédé de FRÉSÉNIUS et BABO ($ClO^3K + 6\ HCl$) est tout spécialement indiqué, à condition toutefois de *prolonger longuement l'attaque*, même après la disparition de la matière organique ; sans cette précaution, la transformation du mercure en bichlorure pourrait ne pas avoir lieu.

Il faudra traiter par ce procédé les aliments, les vomissements, les fèces, le tube digestif, le rein et les urines, le foie et la bile. Après destruction de la matière organique, le chlore en excès sera chassé par ébullition, et dans la liqueur chaude, fortement acide, on fera passer un courant prolongé d'hydrogène sulfuré. Il se formera *un précipité de sulfure de mercure noir*, insoluble dans l'acide chlorhydrique. Mais ce précipité est fortement souillé de matières organiques et de soufre, aussi faut-il le laver à l'eau bouillante, puis le traiter par l'eau régale à chaud qui détruira la matière organique et transformera le sulfure insoluble en bichlorure soluble avec perte d'environ un tiers du mercure. Cette liqueur, évaporée presque à siccité pour chasser l'excès d'acide, sera reprise par l'eau distillée et sur cette solution de bichlorure on effectuera quelques-unes des réactions les plus caractéristiques des sels de mercure.

La méthode de VILLIERS serait encore préférable.

1° *Réaction de Gazeneuve*. — Sur une très petite quantité, on pourra effectuer la réaction si sensible de CAZENEUVE (voir plus haut).

2° *Réaction avec le chlorure stanneux.* — A une autre partie, on ajoutera du chlorure stanneux en solution chlorhydrique, à l'ébullition : il y aura mise en liberté de mercure qui se réunira en un globule :

$$HgCl^2 + SnCl^2 = Hg + SnCl^4$$

3° *Déplacement par le cuivre.* — En plongeant une lame de cuivre dans la solution, celle-ci se recouvrira d'un léger enduit grisâtre de mercure, mais qui, par lui-même, n'est pas suffisamment caractéristique. Cette lame, séchée avec précaution, sera introduite dans un tube de verre effilé à son extrémité. En le chauffant convenablement, le mercure se volatilisera et se condensera dans la partie effilée ; on constatera, à la loupe, la présence de fins globules de mercure que l'on achèvera de caractériser en détachant la partie effilée, y introduisant un fragment d'iode et chauffant très doucement. Le mercure se transforme en bi-iodure rouge, qui, par la chaleur, se sublimera en bi-iodure jaune que l'on pourra, finalement, dissoudre dans une solution d'iodure de potassium.

Ou bien encore, la lame de cuivre, lavée à l'eau puis séchée, sera enveloppée de papier de soie et disposée dans une bande repliée de papier réactif à l'azotate d'argent ammoniacal.

Le tout sera introduit dans un livre et comprimé ,fortement.

La présence des traces de mercure se traduira par *l'image en noir* de la lame de cuivre sur les deux faces de la bande de papier réactif.

Ceclui-ci se prépare en étendant sur un seul côté d'une feuille de papier blanc, à l'aide d'un tampon d'ouate, une solution de 8 gr. d'azotate d'argent dans 15 c. c. d'eau distillée additionnée ensuite d'une quantité suffisante d'ammoniaque pour redissoudre le précipité.

Ces feuilles, desséchées à l'abri de la lumière, seront découpées en bandes un peu larges (MERGET).

c) *Méthodes quantitatives.* — Les essais précédents sont surtout qualitatifs, mais il ne faut pas oublier que le jury posera toujours à l'expert la question suivante : *« La quantité de mercure trouvée était-elle suffisante pour entraîner la mort ? »* Il est évident que la réponse dépend de la nature du sel qui a été ingéré et que l'on ne peut guère déterminer que par les commémoratifs car, dans l'organisme, ces sels subissent des transformations. Il y a donc un certain intérêt à indiquer la quantité totale de mercure que l'on a pu extraire du cadavre. Le procédé de FLANDIN et DANGER permet d'atteindre ce résultat.

1° *Procédé de Flandin et Danger.* — Il est basé sur la décomposition électrolytique du bichlorure de mercure contenu dans la liqueur résultant de la destruction des matières organiques par la méthode au chlorate de potassium, la présence du chlorure de potassium résultant de la réduction de ce sel, facilitant cette décomposition électrolytique (1).

L'appareil est constitué par un entonnoir *B* dont la douille est recourbée horizontalement et effilée ; dans cette douille s'engage un gros fil d'or qui l'obture presque complètement, de façon à ce que le liquide ne puisse s'écouler que goutte à goutte ; le fil est mis en communication avec le pôle négatif d'une pile. On remplit l'entonnoir *B* de la liqueur mercurique, on introduit le restant de la liqueur dans un ballon *A* que l'on renverse, le col plongeant dans le liquide de l'entonnoir, de façon à ce que celui-ci soit alimenté à niveau constant. L'électrode positive, également en or, plonge dans l'entonnoir (fig. 3). Le courant passant, le mercure se porte sur *fil d'or négatif* et comme toute la liqueur s'écoule goutte à goutte le long de ce fil, la totalité du mercure est ainsi fixée en un mince enduit grisâtre. Après dessication de l'électrode, il importe encore de distiller le mercure et de condenser ses vapeurs dans un tube capillaire qui pourra être pesé.

On pourra alors effectuer sur ce mercure les réactions déjà indiquées.

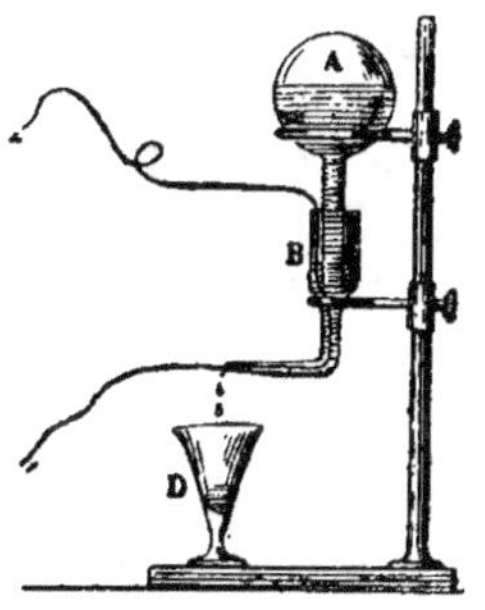

Fig. 3. — Appareil de Flandin et Danger.

(1) Le courant électrique décompose plus facilement le chlorure double de mercure et de potassium que le sublimé corrosif.

Modifications. — Barthe détruit la matière organique par le procédé azoto-sulfurique et soumet directement à l'électrolyse la liqueur sulfurique ainsi obtenue diluée au 10°. La cathode est constituée par une lame d'or enroulée de 15 cmq. sur laquelle se dépose le mercure sous un courant de 4 volts passant pendant 24 heures.

Le toxique est séparé de la lame d'or par sublimation dans un courant de gaz carbonique et recueilli dans un tube de faible diamètre où il est transformé en bi-iodure rouge par des vapeurs d'iode ; on peut alors le doser par comparaison avec des anneaux de bi-iodure à titre connus, obtenus en électrolysant, dans les mêmes conditions, des solutions tirées de subliné.

Cette méthode, qui permet de caractériser 1 /20 de milligramme de mercure, comporte pourtant un minimum de perte d'environ 20 %.

FARUP, pour isoler de très petites quantités de mercure, prépare un creuset de GOOCH à l'*amiante dorée* en impreignant de l'amiante lavée d'une solution de chlorure d'or et la calcinant. Après dessiccation dans le vide sulfurique, le creuset est pesé ; la liqueur est alors lentement filtrée sur l'amiante dorée qui retient entièrement le mercure ; après lavage à l'acide chlorhydrique dilué, à l'eau distillée, l'alcool et l'éther, le creuset est desséché dans le vide, et l'augmentation de son poids donne le mercure que renfermait la prise d'essai.

Le mercure fixé par l'or peut-être caractérisé au spectroscope dans un tube de DUPRÉ ; méthode sensible à 1 p. 100.000.000 (BROWNING).

2° *Procédé Cazeneuve*. — Pour isoler la totalité du mercure, M. CAZENEUVE préconise le dispositif suivant : La liqueur mercurique est introduite dans une grande ampoule à robinet, renfermant, dans sa partie allongée, un petit manchon formé d'un fragment de toile métallique en laiton de 0 m. 20 de hauteur.

En réglant convenablement le robinet, toute la liqueur passe lentement à travers la toile de laiton qui fixe, par déplacement, la totalité du mercure.

$$HgCl^2 + Cu = CuCl^2 + Hg$$

Un fil de cuivre permet de retirer le manchon de laiton qu'on lave à l'éther, sèche à l'air libre, et introduit dans un tube étiré à une extrémité. Par distillation, on condense le mercure dans la partie capillaire que l'on peut alors détacher et peser avec et sans le métal. On procède ensuite à quelques réactions caractéristiques. Il est bon, quand la chose est possible, de conserver un petit index de mercure, dans un tube capillaire, pour le présenter au jury.

Conclusions de l'analyse. — Le mercure retiré d'un cadavre peut-il provenir d'une autre source que l'empoisonnement ?

Disons de suite que cet élément n'existe jamais normalement dans les tissus de l'homme sain ; mais il faut se souvenir que le mercure est le spécifique par excellence d'une maladie, malheureusement trop répandue, la syphilis ; que le sublimé est employé très souvent pour le lavage des plaies, par lesquelles il pénètre dans l'organisme ; certains ouvriers, manipulant le mercure, peuvent, à la suite d'une intoxication chronique, en renfermer dans leurs tissus ; aussi faut-il avoir recours aux *commémoratifs* et surtout se rapporter aux lésions observées à l'autopsie, lésions dont l'importance révélera une intoxication aiguë.

Le mercure, introduit dans l'organisme par une médication spéciale, serait *éliminé* en totalité, d'après quelques auteurs, au bout de *trente jours* ; pourtant SPILLMANN cite un cas où la mort étant survenue douze jours après l'absorption du toxique, l'analyse chimique du foie, des reins et du cerveau ne permit de découvrir *aucune trace de mercure*. Le sublimé avait été éliminé en totalité, mais la victime succomba à la suite d'accidents urémiques consécutifs (lésions du rein).

Certains sols renferment des composés mercuriques et parfois même du mercure libre (terrain de Montpellier) ; l'expert devra donc s'assurer, dans ce cas, que le mercure n'a pas pu pénétrer dans le cercueil ; il devra également s'assurer si le cercueil a été recouvert d'une couche de couleur, qu'aucun composé de mercure n'entre dans la composition de cette dernière.

Enfin, s'il s'agit d'un enfant, l'expert se rappellera que le calomel, dans certaines circonstances, a pu occasionner la mort sans intention de là donner.

La présence du mercure dans les restes cadavériques ne peut permettre de conclure à un empoisonnement que si on a tenu compte de toutes les indications énumérées plus haut. L'expert-chimiste peut avoir à doser un sel de mercure dans une préparation saisie au domicile de l'accusé ; les méthodes analytiques qu'il doit suivre n'ont rien de spécial (1).

Antidotes et traitement. — Dans l'empoisonnement aigu seulement, le pharmacien peut être appelé à intervenir, le patient ayant été transporté dans son officine.

Il administrera immédiatement de l'eau tiède pour faciliter les vomissements, ou, si ceux-ci ne se produisent pas, il aura recours à une injection hypodermique d'apomorphine (0 gr. 01) (2); en même temps, il fera prendre au malade, par grandes verrées, une solution d'*albumine* (quatre blancs d'œufs pour un litre d'eau), qui est l'antidote par excellence du sublimé, avec lequel elle contracte une combinaison insoluble. Afin d'éviter la redissolution de l'*albuminate de mercure* formé dans un excès d'albumine, il est bon de provoquer les vomissements entre chaque ingestion de l'antidote ; le lait est également indiqué.

L'hypophosphite de sodium à faibles doses réduirait le sublimé en calomel insoluble.

Le pharmacien pourra encore faire prendre au patient un verre d'eau sulfureuse (Labassère, Eaux-Bonnes) pour essayer de transformer le sel de mercure en sulfure insoluble. D'autres contrepoisons (sulfure ferreux, limaille de zinc, de fer) ont été indiqués, qui ne sont ni bien efficaces, ni faciles à se procurer rapidement ; or, il ne faut pas oublier que la *promptitude des secours* permet seule d'éviter un dénouement fatal.

Si l'empoisonnement date de quelques heures, une partie du poison aura été absorbée par le sang ; il faudra en provoquer l'élimination par un traitement approprié : administration de

(1) DENIGÈS : *Chimie analytique*, p. 589.
(2) Cette intervention est plutôt du domaine médical.

purgatifs, de solution d'iodure, de chlorate de potassium, etc., mais c'est là un traitement médical.

Le pharmacien, appelé à siéger dans un conseil d'hygiène départemental, pourra conseiller l'emploi du *chlorure de chaux* pour combattre les intoxications professionnelles par les vapeurs de mercure. Le chlore dégagé se combine à ces vapeurs de mercure et la combinaison formée se condense plus facilement.

Il exigera surtout *une bonne ventilation des ateliers, des mesures de propreté pour les ouvriers* : costumes spéciaux, lavages fréquents de la figure et des mains, nettoyage de la bouche, bains savonneux et *recommandera la sobriété.*

LE CUIVRE

Des propriétés chimiques du cuivre, nous ne rappellerons que celles qui peuvent présenter quelque intérêt au point de vue toxicologique. Ce métal, qui offre une si grande résistance à l'action de l'acide chlorhydrique, est pourtant facilement attaqué par les acides faibles usités dans les préparations culinaires tels que le vinaigre, les acides gras et donne alors naissance à des sels toxiques dont la quantité n'est sans doute pas suffisante pour entraîner la mort, mais dont les effets sur l'organisme se traduisent pourtant par des symptômes présentant parfois quelque gravité.

Aussi les hygiénistes n'acceptent-ils l'emploi du cuivre pour la fabrication des vases culinaires qu'à la condition expresse qu'il soit intérieurement recouvert d'une couche d'étain qui en empêche l'attaque (cuivre étamé).

Les combinaisons du cuivre sont également toxiques, notamment le *sulfate de cuivre*, ou couperose bleue, ou vitriol bleu de formule $SO^4Cu, 5H^2O$, dont les usages sont multiples et qui, de ce fait, se trouve dans toutes les mains. Mais *ses effets sur l'organisme se traduisent par des vomissements si violents qu'il est lui-même son propre contre poison.* La thérapeutique l'a utilisé, en effet, à la dose de 0 gr. 20 à 0 gr. 30, comme émétique puissant.

L'acétate basique de cuivre, ou *verdet de Montpellier*, est un toxique que l'on peut se procurer très **facilement**, mais il n'est pas non plus très dangereux.

Empoisonnements ; doses toxiques. — Dans une période de cinquante-cinq années on relève 294 tentatives d'empoisonnements par le sulfate de cuivre et le vert de gris ; mais rarement la mort s'en est suivie.

C'est qu'en effet, la *saveur* des sels de cuivre est tellement désagréable et leur *coloration* tellement intense que la victime est de suite avertie du danger qui la menace. Si toutefois elle a absorbé une certaine quantité de toxique, les vomissements qui se produisent, dans presque tous les cas, rejettent au dehors de l'organisme la plus grande partie de la substance vénéneuse.

Aussi peut-on dire que les empoisonnements par les sels de cuivre sont surtout dangereux pour les criminels eux-mêmes qui sont presque toujours découverts sur les indications de leur propre victime.

Des phénomènes d'intoxication chronique par les sels de cuivre n'ont jamais été observés chez les ouvriers qui manipulent journellement ces substances.

Dans les fabriques de vert-de-gris, des femmes, des enfants travaillent et respirent toute la journée dans une poussière très fine qui finit par donner à leurs vêtements, à leur peau, à leurs cheveux une couleur verdâtre et pourtant, dans ces conditions si favorables à l'intoxication chronique, aucun accident n'apparaît ; au contraire, leur santé paraît être meilleure.

L'industrie du verdet est pratiquée de père en fils dans un grand nombre de familles, notamment à Montpellier, et les individus qui s'y livrent ne présentent aucune tare pathologique (HUGOUNENQ).

Tous les jours nous absorbons, sans nous en douter, de petites quantités de ce métal. Les confitures, faites dans les chaudrons de cuivre, en renferment des traces appréciables ; les cornichons, les câpres, les légumes de conserve de qualité inférieure sont reverdis, par une pratique déplorable mais tolérée, au sulfate de cuivre. Les céréales en renferment normalement de petites quantités qu'elles ont puisées dans le sol.

Depuis l'emploi *des bouillies cupriques* pour combattre les maladies cryptogamiques de la vigne, le sel de cuivre projeté sur les feuilles et sur les raisins, se retrouve ensuite en quantité appréciable dans le vin (MASSOL).

GAUTIER évalue à près de 2 centigrammes la quantité de ce métal que l'alimentation introduit journellement dans l'économie.

En conséquence, les sels de cuivre obsorbés à doses faibles et répétées ne sont nullement toxiques pour notre organisme.

La toxicité des sels de cuivre ordinaires paraît étroitement liée à leur degré d'ionisation ; l'*ion cuivre libre* forme des *combinaisons protéiques* avec certaines molécules organiques du sang et des proto-plasmas dont le rôle physiolosique se trouve dès lors entravé au point de provoquer la mort.

La toxicité des composés cupriques où le métal est dissimulé sous forme d'*ions complexes* est fortement atténuée au point qu'ils peuvent transverser l'organisme sans en troubler le fonctionnement (SABBATANI).

A quelle dose le sulfate de cuivre pourra-t-il amener la mort ?

Il est très difficile de répondre à cette question puisque à la dose de 0 gr. 30 à 0 gr. 60, ce sel est un émétique puissant, qui s'expulse en quelque sorte lui-même de l'organisme, et dont *la saveur horrible* rend l'ingestion d'une quantité un peu appréciable presque impossible.

Pourtant on signale des empoisonnements accidentels, suicides et criminels où la mort serait survenue à la suite de l'absorption d'un à plusieurs grammes d'acétate ou de sulfate de cuivre ; 10 à 20 grammes de sulfate de cuivre constitueraient une dose mortelle d'après VON JAKSH.

En résumé, à dose suffisamment élevée, les sels de cuivre sont toxiques, mais les vomissements violents qu'ils provoquent dans la plupart des cas, en expulsant la substance vénéneuse, ne permettent pas sa pénétration dans le système capillaire en quantité suffisante pour que la mort s'ensuive.

Si toutefois, pour une raison quelconque, les vomissements ne se produisaient pas, un dénouement fatal serait à craindre.

Symptomes. — Il importe de connaitre les principaux symptômes d'un empoisonrement par les sels de cuivre, car la présence de ce métal dans les aliments ou dans les viscères d'un cadavre ne suffit pas à démontrer le crime. Il faut, comme toujours, que les symptômes observés par le médecin ou les personnes entourant la victime, répondent aux symptômes bien connus de l'empoisonnement par les composés cupriques.

Immédiatement après l'ingestion du toxique, le patient éprouve à la gorge une *saveur styptique* si désagreable que la vue d'un objet de cuivre suffit pour provoquer des nausées ; puis survient un *crachotement* continu ; bientôt arrivent les *vomissements libérateurs* parfois colorés en vert ou en bleu ; ils sont accompagnés de douleurs au creux de l'estomac, d'une sensation de brûlure à l'œsophage. La débâcle intestinale se manifeste alors par des selles nombreuses et de violentes coliques ; la face est pâle, la tête douloureuse (céphalalgie) ; le pouls est lent, misérable, car le cœur est atteint comme tous les muscles et, en particulier, ceux de la respiration.

La circulation se ralentit encore, les extrémités se refroidissent, le malade est couvert d'une sueur visqueuse et froide, la paralysie apparaît et la mort survient au bout de quelques heures.

Si la mort n'arrive pas rapidement, le sel de cuivre agit sur le foie, de l'ictère se manifeste (jaunisse), mais alors la guérison est en général la règle.

Lésions. — A l'autopsie, on constate une inflammation de tout le tube digestif qui est parfois ramolli et ulcéré, car le sulfate de cuivre, toujours fortement acide (hydrolyse), a une action corrosive sur les tissus.

La peau présente parfois une teinte jaune caractéristique ; le contenu stomacal peut être coloré en bleu.

Mécanisme de l'intoxication. — Le cortège des symptômes qui précèdent la mort rappelle celui que nous avons décrit dans l'intoxication mercurielle ; en effet, comme ces derniers, les sels de cuivre agissent egalement sur l'élément musculaire, entraînent d'abord la paralysie des muscles des membre, inférieurs et finalement du cœur.

Ils abolissent donc la contractilité musculaire.

Rabuteau les range parmi les *paralyso-musculaires* à côté des sels de mercure.

Élimination des sels de cuivre. — Quand la mort ne se produit pas — ce qui est de beaucoup le cas le plus fréquent, la majeure partie du toxique ayant été rejetée par les vomissements et par les selles — une petite quantité de sel de cuivre est absorbée par les villosités intestinales et arrive dans le foie où la localisation s'effectue en provoquant de l'ictère ; puis l'élimination se produit lentement par la bile, les urines, sans qu'aucune indication précise ait pu être donnée sur la durée de cette élimination.

Recherche du cuivre dans les cas d'empoisonnements. — a) *Essais préliminaires.* — Les essais pourront porter sur des produits saisis au domicile de l'inculpé ou de la victime ; ils comprendront alors les réactions de l'analyse qualitative.

On pourra rapidement déceler le cuivre, même en présence des matières organiques (soupe), en les réduisant en bouillie claire, acidulée à l'aide de quelques gouttes d'acide chlorhydrique et y plongeant une lame de couteau ; après quelques heures de contact, celle-ci sera recouverte d'un léger enduit rougeâtre caractéristique.

Le cuivre a pu être caractérisé dans du pain fait avec la farine d'un blé chaulé au sulfate de cuivre (1), grâce à la *coloration rougeâtre* obtenue en traitant une tranche de ce pain par du ferrocyanure de potassium (ferrocyanure de cuivre). Réaction assez sensible.

b) *Méthodes générales.* — De faibles quantités de cuivre, combinées à la matière organique, peuvent échapper aux recherches rapides ; il faut alors procéder à la destruction de la matière organique. Tous les procédés donneront de bons résultats, en raison de la fixité de ce métal ; on aura recours soit à la méthode de Gautier, soit à la méthode de Frésénius et Babo (chlorate

---

(1) Cette pratique a pour but de préserver le blé de l'attaque des charançons.

.de potassium et acide chlorhydrique) qui transforme le cuivre en chlorure cuivrique soluble.

Les recherches de l'expert devront surtout porter sur les vomissements, s'ils ont pu être recueillis, puisque ceux-ci renferment la majeure partie du toxique ; sur le contenu du tube digestif, sur le foie et la bile, les reins et les urines.

Dans la liqueur obtenue par la destruction des matières organiques, on précipitera le cuivre par l'hydrogène sulfuré ; mais le sulfure de cuivre étant soluble dans un milieu trop fortement acide, il convient, au préalable, de neutraliser par l'ammoniaque, puis d'aciduler très légèrement. Un courant prolongé d'hydrogène sulfuré, passant dans cette solution chauffée à 70°, précipitera en totalité le cuivre. On abandonnera vingt-quatre heures dans un flacon bien bouché, on recueillera sur un filtre le magma noirâtre renfermant des *matières organiques,* du *soufre* et le *sulfure cuivrique* (CUS), on le lavera à l'eau saturée d'hydrogène sulfuré pour éviter sa transformation partielle au contact de l'air, en sulfate de cuivre soluble ; puis on le dissoudra à chaud dans l'acide azotique concentré, oxydant énergique, qui détruira la matière organique et transformera le sulfure de cuivre en sulfate. (SO^{4}Cu). Après avoir chassé l'excès d'acide azotique, on reprendra, par l'eau et sur cette solution, souvent presque incolore ou colorée en bleu verdâtre, on effectuera les réactions les plus sensibles et les plus caractéristiques des sels de cuivre ; car on n'obtient souvent que fort peu de substance et il importe de la ménager.

1° A une partie de la liqueur, on ajoutera un léger excès d'*ammoniaque* qui fera apparaître une coloration bleue (eau céleste). L'intensité de la coloration, par comparaison avec des solutions en poids connus de sulfate de cuivre, peut même permettre d'effectuer un dosage suffisamment précis (1). Réaction sensible au $\dfrac{1}{4.000}$.

2° En agitant quelques cent. cubes de la liqueur avec 5 c.c. de benzine saturée de *diphénylcarbazide*, celle-ci prend très rapidement une teinte violette. Réaction de CAZENEUVE, sensible au $\dfrac{1}{100.000}$.

(1) DENIGÈS : *Chimie analytique,* p. 597.

3° Avec le *ferrocyanure de potassium*, en milieu légèrement acide, on obtiendra un précipité brun rouge ou, avec des traces de sel de cuivre, une coloration vineuse, sensible au $\frac{1}{10.000}$.

4° Une *aiguille d'acier* ou de *fer* poli, plongée dans la liqueur, se recouvre d'un enduit de cuivre rouge qui se dissoudra dans l'ommoniaque en donnant une coloration caractéristique.

5° Sabatier et Denigès ont indiqué une réaction très sensible du cuivre ; si, dans une liqueur obtenue en mélangeant 1 c. c. d'une solution saturée de *bromure de potassium* et 1 c. c. d'*acide sulfurique*, on verse quelques gouttes d'une solution renfermant des traces de cuivre, on voit apparaître une belle coloration rouge, due à la formation de bromhydrate cuivrique pourpre. Une addition d'eau, en dissociant ce sel, fait disparaître la coloration. Cette réaction est sensible au $\frac{1}{200.000}$.

6° Enfin le réactif de Kastle Meyer pour la recherche du sang, à la phénolphtaléïne réduite, permettrait de déceler des traces de cuivre avec lesquelles il donne une coloration rose sensible au centmillionième (Thomas et Carpentier).

Conclusions de l'analyse qualitative. — Les essais précédents ont nettement indiqué la présence du cuivre dans les viscères d'un cadavre, l'expert doit-il conclure à un empoisonnement ?

En un mot n'existe-t-il pas *normalement* du cuivre dans notre organisme ?

Si on se reporte aux notions générales exposées au début de ce traité, on voit figurer le cuivre à l'état de traces parmi les éléments qui entrent dans la constitution du corps humain. C'est qu'en effet, pour quelques auteurs, le cuivre jouerait un certain rôle dans les manifestations vitales ; on en trouverait même dans le corps des nouveau-nés. Le cuivre serait donc un *élément normal* du corps humain. Dans un ordre d'idées absolument inverse, certains toxicologistes attribuent la présence du cuivre dans les cendres des viscères à la nature des appareils employés pour l'incinération ; les brûleurs Bunsen en cuivre, les supports en laiton, fourniraient des vapeurs de cuivre qui se condenseraient partiellement dans les capsules où se font les incinérations. Le cuivre n'aurait donc été retrouvé dans les tissus que grâce à une technique opératoire défectueuse.

Pour d'autres enfin, et c'est là l'opinion qui paraît la plus acceptable, le cuivre existerait bien toujours dans nos tissus, mais sa présence y serait due aux conditions extérieures de la vie ; en effet, tous les jours nous en introduisons de petites quantités dans notre organisme par notre alimentation, l'empruntant aux céréales et aux légumes qui, eux, l'ont puisé dans le sol ; aux coquillages qui en renferment normalement, car le sang des céphalopodes doit sa couleur bleue à un composé cuprique, l'hémocyanine, analogue à l'hémoglobine rouge de nos globules. Enfin, le vin provenant des vignes sulfatées en contient toujours des traces. Le cuivre se localise dans nos divers organes, notamment dans le foie, où on le retrouvera toujours après la mort.

Le cuivre ne serait donc qu'un *élément accidentel* du corps humain.

En résumé, la présence du cuivre dans notre organisme, qu'elle soit normale ou accidentelle, est *constante*.

Il y a donc là une cause d'erreur dont le chimiste doit tenir le plus grand compte. Non seulement il devra se garder d'opérer avec des ustensiles de cuivre, mais encore il ne devra jamais conclure à un empoisonnement par ce toxique sans l'avoir soigneusement dosé.

En effet, il résulte des travaux qui ont été publiés sur ce sujet que ce métal, s'il existe toujours dans l'organisme, n'y figure pourtant qu'en *très petites quantités*.

Le poids moyen de cuivre existant dans le foie d'un adulte ne serait guère que de 7 milligrammes.

Toutefois, si le sujet avait été soumis avant la mort à une médication cuprique (le sulfate de cuivre a été administré à doses assez élevées dans l'épilepsie), le foie pourrait en renfermer jusqu'à 30 centigrammes.

Ici donc encore les *commémoratifs*, le *tableau symptomatologique* et l'*analyse quantitative* peuvent seuls, par leur concordance, permettre d'affirmer un empoisonnement par les sels de cuivre.

Dosage de cuivre. — Le cuivre peut être donné à l'état d'oxyde cuivrique ou de sulfure cuivreux (1), mais dans les recherches toxicologiques, il est préférable de le séparer par électrolyse de la solution nitrique, obtenue en dissolvant le magma noirâtre, renfermant le sulfure cuivrique, dans cet acide concentré. Ce magma s'est formé dans la précipitation par H^2S de la liqueur résultant de la destruction des matières organiques convenablement acide.

La solution nitrique est évaporée jusqu'à siccité, le résidu est repris par l'eau additionnée de quelques gouttes d'acide sulfurique, introduit dans l'appareil de RICHE (Fig. 4) et soumis

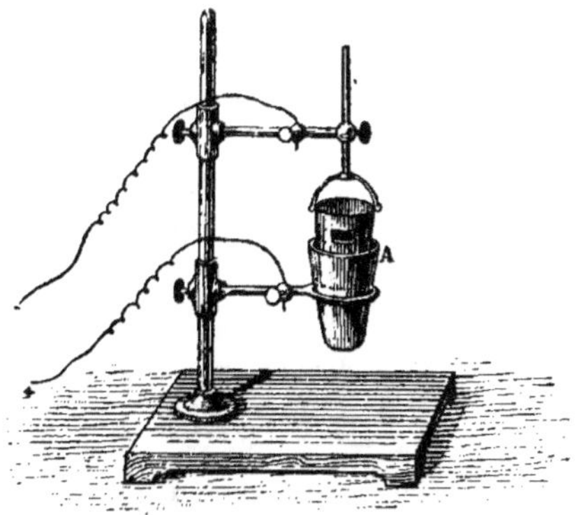

Fig. 4. — Appareil de Riche.

à l'électrolyse sous l'action d'un courant fourni par un élément Bunsen petit modèle ou deux petits éléments Leclanché.

Pour faciliter la formation du dépôt de cuivre, le creuset A, mis en communication avec le pôle positif (anode) de la pile, doit être chauffé, au bain-marie, à une température de 60°-80° ; l'opération doit être prolongée pendant plusieurs heures.

Le dépôt rouge s'étant formé sur l'électrode négative (catode) B, il importe d'enlever la liqueur acide à l'aide d'une pipette, *sans*

(1) DENIGÈS : *Chimie anamytique.*

interrompre le courant, pour éviter la redissolution d'une partie du dépôt ; on lave alors cette électrode, séparée de l'appareil, à l'eau, à l'alcool et on dessèche à l'air froid pour éviter l'oxydation du métal. L'augmentation de poids de l'électrode B donne le poids de cuivre renfermé dans la liqueur.

. On pourrait remplacer cet appareil, assez coûteux, par un creuset de porcelaine dans lequel plongeraient deux électrodes de platine.

Antidotes et traitement. — Quelle sera la conduite que devra tenir le pharmacien appelé à donner ses soins à la victime d'une intoxication par les sels de cuivre.

La règle générale : *Faire vomir le patient,* ne nécessite pas ici l'emploi d'un vomitif, les sels de cuivre étant par eux-mêmes des émétiques puissants.

Si toutefois les vomissements ne se produisaient pas, il faudrait les provoquer par tous les moyens : titillation de la luette à l'aide d'une plume, absorption d'eau tiède, etc.

Entre les vomissements, il convient d'administrer un antidote ; ici encore l'eau albumineuse par grands verres (blancs d'œufs, 4 ; eau, 1 litre) sera un excellent contre poison à condition toutefois de faire vomir le patient entre chaque verre pour éviter la redissolution, dans un excès d'albumine, du précipité formé.

D'autres antidotes que l'on n'a pas facilement sous la main, ont été indiqués, mais leur action est plus théorique que réelle ; citons le sulfure ferreux qui donnerait, par double décomposition, du sulfure de cuivre insoluble et le ferrocyanure de potassium, qui formerait, dans l'estomac, un ferrocyanure de cuivre également insoluble.

Ce dernier antidote n'est pas toxique par lui-même mais, s'il n'était pas très pur, il pourrait renfermer des traces de cyanures et le remède serait alors pire que le mal.

LE PLOMB

Des propriétés physiques et chimiques de ce métal, nous ne rappellerons que celles qui peuvent intéresser l'hygiène et la toxicologie.

Le plomb est un métal très malléable et difficilement attaqué par les agents atmosphériques, ce qui explique son emploi pour la fabrication de tuyaux de conduite des eaux.

Le contact prolongé de l'eau potable avec le plomb n'offre aucun danger lorsque ces conduites sont anciennes; nous en donnerons plus loin la raison.

Allié à l'étain, qui lui donne de la dureté, le plomb entre encore dans la fabrication de certains ustensiles tels que les robinets ; ceux-ci, au contact des liquides acides, peuvent donner naissance à des sels de plomb toxiques. Les soudures des boîtes de conserves alimentaires sont souvent faites avec un étain plombifère qui, attaqué par les liquides acides, peut donner des produits dangereux pour le consommateur.

L'emploi, très répandu. de ce métal dans l'industrie et l'économie domestique n'est donc pas sans présenter quelque danger, à cause de la facilité avec laquelle il est attaqué par les acides organiques, tels que le vinaigre (acétate de plomb).

Les combinaisons plombifères, d'un usage si courant, sont également toxiques. Les vernis, les couleurs, la cire à cacheter renferment en général des oxydes de plomb : litharge ou minium ; le carbonate de plomb, céruse ou blanc de plomb, est employé en grande quantité dans la peinture ainsi que le chromate jaune de plomb.

Les poteries grossières sont recouvertes d'une couche de sulfure de plomb, l'alquifoux des potiers, qui, par la cuisson, forme un vernis protecteur constitué par du silicate de plomb ; ce vernis est facilement attaqué par les liquides faiblement acides qui se chargent, par un contact prolongé, d'un sel toxique pouvant provoquer des symptômes d'empoisonnement.

Enfin, de nombreux sels de plomb entrent dans les préparations pharmaceutiques, telles que : emplâtre simple (savon de plomb), extrait de saturne (acétate basique de plomb), pommades à l'iodure de plomb, etc.

Les conditions de la vie nous mettent donc constamment en contact avec des composés plombifères ; boissons, aliments, poussières atmosphériques introduisent journellement dans notre organisme des traces de plomb que nous ne serons pas étonnés de retrouver dans les viscères.

Empoisonnements et doses toxiques — Dans une période de quarante-cinq années, on ne signale que onze empoisonnements criminels par les sels de plomb ; le rôle qu'ils jouent au point de vue toxicologique ne paraît donc pas être très important.

Pour l'hygiéniste, au contraire, la toxicité des sels de plomb prend une importance capitale ; en effet, leur emploi si fréquent dans la peinture, les fards, les étamages, les conduites d'eau, etc., constitue un danger permanent pour la santé publique, danger contre lequel le pharmacien, appelé à siéger dans les conseils d'hygiène départementaux, doit constamment lutter.

De grands progrès ont été faits d'ailleurs dans cette voie ; à l'industrie si dangereuse de la céruse, tend de plus en plus à se substituer l'industrie du blanc de zinc.

C'est ainsi que la loi du 13 juillet 1909, qui est entrée en vigueur à partir du 1er janvier 1915, en interdit l'emploi en ces termes :

« Art. 2. — A l'expiration de la cinquième année qui suivra la promulgation de la présente loi, l'emploi de la céruse, de l'huile de lin plombifère et de tout produit spécialisé renfermant de la céruse, sera interdit dans tous les travaux de peinture, de quelque nature qu'ils soient, exécutés par les ouvriers peintres tant à l'intérieur qu'à l'extérieur des bâtiments ».

Ainsi se trouvera réalisé le vœu de Napias qui disait : « Il faudrait une loi qui nous permette d'arracher à la mort des centaines d'ouvriers tous les ans, une loi qui empêche surtout de faire les milliers d'infirmes que l'on fait volontairement ».

Dans la plupart des usines, des appareils perfectionnés mettent l'ouvrier à l'abri des poussières plombifères qui entraînent si rapidement l'intoxication chronique : le *saturnisme.*

Les étains d'étamage, les soudures des boîtes de conserve, les feuilles d'étain enveloppant les denrées alimentaires, sont soigneusement analysés par les laboratoires municipaux.

Mais, pourtant, les tuyaux de plomb sont toujours utilisés pour la conduite des eaux. Cet usage a soulevé de vives polémiques, les uns prétendant qu'il fallait y renoncer, d'autres affirmant qu'il était sans danger.

Il est vrai qu'au contact de l'oxygène dissous dans l'eau, le plomb forme un hydrate suffisamment soluble pour provoquer de légers accidents (coliques), mais cet inconvénient n'a lieu qu'avec des *tuyautages neufs*, car, au bout d'un certain temps, grâce à la présence de l'acide carbonique et des sulfates que renferment les eaux, la paroi interne des tuyaux se recouvre d'une couche protectrice d'hydrocarbonate et de sulfate de plomb qui la préserve de toute attaque.

En résumé, au bout de quelque temps, une canalisation en plomb ne peut plus occasionner d'accidents, surtout si on a le soin, quand on ouvre le robinet le matin, de ne pas recueillir le premier jet qui pourrait entraîner en suspension quelques parcelles de l'enduit protecteur.

Les grains de plomb sont parfois utilisés pour nettoyer les bouteilles ; il faudrait proscrire cette pratique, car quelques grains peuvent se loger dans la rainure du fond, passer inaperçus, et, au contact d'un liquide acide tel que le vinaigre, former de l'acétate de plomb toxique.

Des symptômes d'empoisonnement ont été signalés chez des personnes qui avaient mangé du gibier renfermant des grains de plomb et macéré dans du vinaigre.

Toutes ces intoxications se traduisent par des symptômes d'empoisonnement léger : vomissements, coliques, diarrhée.

Les empoisonnements criminels ou suicides sont dus, pour la plupart, à l'ingestion du sucre de saturne (acétate de plomb cristallisé) ou de l'extrait de saturne que l'ont peut se procurer facilement chez le pharmacien ou le droguiste.

D'après Hugounenq, la *dose toxique* d'un sel de plomb pouvant entraîner la mort serait d'environ *un gramme ;* la toxicité ne serait pas la même avec tous les sels indistinctement et, naturellement, les plus solubles seraient les plus actifs. Pour d'autres auteurs, la dose toxique serait beaucoup plus élevée.

La mort ne suivant pas toujours un empoisonnement par les sels de plomb, quels sont les symptômes qui permettront de le soupçonner ?

Symptômes de l'empoisonnement aigu. — Cette forme de l'empoisonnement par les sels de plomb est bien moins commune que l'intoxication chronique ; l'intoxication aiguë est généralement accidentelle, rarement criminelle ou suicide.

Après l'ingestion du toxique, le patient perçoit une saveur métallique d'abord sucrée, puis styptique et excessivement désagréable. La constriction de la gorge est telle qu'elle entraîne l'impossibilité d'émettre un son.

Des douleurs brûlantes se font sentir le long du tube digestif ; enfin apparaissent les nausées et les vomissements.

Mais il faut noter ici que les *vomissements sont parfois peu abondants et peuvent même ne pas se produire.*

Quand ils apparaissent, ils sont d'abord blanchâtres, car ils renferment du chlorure de plomb formé aux dépens de l'acide chlorhydrique du suc gastrique ; puis bilieux et enfin sanguinolents.

L'abdomen est rétracté, douloureux ; puis se produisent, au milieu de coliques violentes, les évacuations alvines, noirâtres, car l'hydrogène sulfuré des gaz intestinaux a formé du sulfure noir, en réagissant sur le sel de plomb.

Si le poison n'a pas été rejeté en totalité par les vomissements, l'absorption par les villosités intestinales se produit ; le toxique pénètre dans le *système capillaire* et on observe alors les symptômes de l'empoisonnement proprement dit.

La circulation se ralentit, le pouls s'affaiblit, les traits s'altèrent, le visage pâlit, les extrémités se refroidissent et se paralysent ; le malade, très abattu, tombe dans la prostration, la la stupeur, le coma, et enfin la mort apparaît au bout d'une trentaine d'heures, précédée parfois de convulsions.

Lorsqu'elles guérissent, les victimes éprouvent, pendant quelque temps, les symptômes de l'empoisonnement chronique.

Lésions anatomiques. — Le corps présente une teinte jaune pâle, le ventre est dur, rétracté ; les gencives sont bordées d'un liseré bleuâtre, surtout si la mort a tardé à venir : *liseré de Burton.*

Les muqueuses du pharynx, de l'œsophage, de l'estomac sont recouvertes d'un enduit blanc d'albuminate et de chlorure de plomb ; celle de l'intestin est parfois recouverte d'un enduit noir de sulfure de plomb ; au-dessous, on constate une inflammation de la muqueuse avec extravasations sanguines.

Les urines sont parfois albumineuses.

Localisations. — Le plomb se localise dans le *cerveau*, dans le *tissu osseux*, mais surtout dans le *foie* et les *reins.*

Intoxication chronique. — Nous avons déjà dit qu'elle était de beaucoup la plus fréquente, mais son étude est du ressort de la médecine. On l'observe chez une foule d'ouvriers qui manipulent le plomb ou ses sels, tels que : plombiers, fondeurs, étameurs, broyeurs de céruse, peintres, vernisseurs, potiers, émailleurs, imprimeurs, etc., etc.

Le principal symptôme par lequel se traduit cette intoxication est l'apparition de coliques très douloureuses dites : *coliques des peintres ou coliques de plomb*, elle se confirme par l'observation d'un liseré gingival : *liseré de Burton.*

L'emploi d'appareils perfectionnés et l'application mieux comprise des règles de l'hygiène diminuent tous les jours le nombre des victimes du saturnisme.

Mécanisme de l'intoxication saturnine. — De même que les sels de mercure et de cuivre, les sels de plomb sont des poisons musculaires, ainsi que nous l'a fait présumer le tableau symptomatologique : ralentissement de la circulation et faiblesse du pouls (action sur le muscle cardiaque), paralysie des extrémités (action sur les muscles moteurs), prostration et coma.

Élimination. — Si la mort n'a pas lieu, le plomb s'élimine lentement par les excrétions et les sécrétions. qu'il faut rendre abondantes par l'emploi des purgatifs, des boissons diurétiques, des solutions d'iodure de potassium.

La durée de l'élimination est fort longue ; ORFILA a retrouvé, huit mois après la cessation de tout contage, de petites quantités de plomb dans les viscères d'un homme ayant succombé aux suites d'un empoisonnement chronique.

Recherche du plomb. — La mort est rarement la suite d'un empoisonnement criminel ou accidentel par les sels de plomb ; aussi l'expert-chimiste n'aura-t-il pas souvent l'occasion de rechercher ce métal dans les viscères d'un cadavre. Des analyses ayant pour but de caractériser le plomb dans les boissons, dans les substances alimentaires, dans les objets qui servent à les préparer ou à les conserver, lui seront au contraire assez souvent demandées.

L'examen d'une solution (extrait de saturne) ou d'un sel (sucre de saturne) se fera par les méthodes ordinaires de l'analyse.

La recherche du plomb dans une conserve alimentaire nécessitera l'incinération de la substance ; les cendres renfermeront le toxique qui n'est pas volatil ; on les reprendra par de l'acide azotique dilué, et dans cette solution d'azotate de plomb, on caractérisera le métal.

On démontrera la présence du plomb dans un ustensile en étain, en en attaquant quelques raclures par de l'acide azotique concentré. L'étain passera à l'état d'acide métastannique, insoluble, et le plomb entrera en dissolution à l'état de nitrate. Dans cette solution, on caractérisera le plomb.

Si on veut rechercher le plomb dans les viscères d'un cadavre, il faut encore détruire la matière organique qui masquerait les réactions.

1° On pourra avoir recours à la méthode de FRÉSÉNIUS et BABO $(ClO^3K + HCl)$; les dérivés plombiques, *même le sulfate*, se transformeront en chlorure de plomb soluble dans les liqueurs chlorhydriques chaudes ; après destruction de la matière organique, on filtrera sur l'amiante la liqueur chlorhydrique concentrée et chaude, pour éviter la séparation par cristallisation du chlorure de plomb ; on lavera d'ailleurs le résidu à l'acide chlorhydrique concentré et bouillant, pour être bien sûr que tout le plomb se trouve dans la dissolution.

Les matières sur lesquelles doivent porter les recherches sont principalement le cerveau, le foie et les reins, ainsi que les vomissements et le contenu stomacal si possible.

Pour séparer le plomb de cette liqueur chlorhydrique, on chasse d'abord l'excès de chlore par l'ébullition, car celui-ci décomposerait l'hydrogène sulfuré en donnant un précipité de soufre, puis on dilue, et, dans la liqueur chaude, on fait passer un courant de gaz sulfhydrique pendant une heure ; on bouche alors soigneusement le flacon et on abandonne pendant vingt-quatre heures. Au début apparaît un précipité rougeâtre de chlorosulfure de plomb, mais qui noircit rapidement en se transformant en sulfure.

Lorsqu'il n'y a que des traces de plomb, la liqueur prend une *teinte brune* sensible au cent-millième.

Le précipité est constitué par du sulfure de plomb mélangé de soufre et de matières organiques ; on le recueille sur un filtre et, après lavage, on le dissout dans de l'acide azotique chaud, dilué au dixième, afin d'éviter sa transformation en sulfate de plomb ; la liqueur renferme de l'azotate de plomb que l'on caractérise par ses réactions les plus sensibles.

Pour éviter la transformation du sulfure en sulfate, on peut remplacer l'acide azotique par l'acide chlorhydrique bouillant ; on obtient alors du chlorure de plomb, peut soluble dans l'eau froide, mais très soluble dans l'eau chaude ; on chasse l'excès d'acide et on reprend par l'eau bouillante, qui dissout fort bien le chlorure de plomb. Sur cette solution chaude, on essaie les réactions les plus sensibles des sels de plomb.

2° Pour isoler le plomb des viscères, l'expert pourra encore détruire ceux-ci par la méthode azoto-sulfurique (1). La liqueur sulfurique obtenue en fin de destruction, renferme la totalité de toxique à l'état de sulfate de plomb dissous ; elle sera diluée et additionnée du tiers de son volume d'alcool à 95°. Le lendemain, on constatera la formation d'un dépôt blanc constitué normale-

---

(1) L'addition d'une petite quantité de sulfate de potassium, un à deux grammes, facilite la destruction de la matière organique (MEILLÈRE).

ment par du sulfate de chaux, mais renfermant à *l'état de sulfate la totalité du plomb que pouvaient contenir les viscères.*

Après soigneuse décantation, le précipité sera recueilli sur un petit filtre sans plis et lavé à l'alcool aiguisé d'acide sulfurique ; on le traitera ensuite par une solution de tartrate d'ammonium ammonicale qui dissoudra le sulfate de plomb ; un courant d'hydrogène sulfuré en précipitera du sulfure de plomb noir.

Celui-ci recueilli sur un filtre sera débarrassé de toutes traces de sulfate de chaux par lavages à l'eau sulfhydrique, puis, sur le filtre même, le sulfure de plomb sera dissous dans l'acide azotique.

Cette solution abandonnera par évaporation au bain-marie un résidu renfermant de l'azotate de plomb dans lequel ce métal sera dosé soit par une nouvelle transformation en *sulfate de plomb pur* en suivant la technique d'usage, soit diaphanométriquement et colorimétriquement à l'aide d'une solution de chromate de potassium en opérant comparativement avec des volumes croissants d'une solution d'azotate de plomb à 1 p. 1000 (trouble ou précipité jaune).

Ce dosage est plutôt diaphanométrique que colorimétrique lorsqu'il s'agit de traces de plomb extraites des organes d'une victime du saturnisme chronique ; ce serait alors la méthode de choix (BARTHE).

Réactions. — 1° Par le *chromate de potassium*, précipité jaune soluble dans les alcalis, insoluble dans l'acide azotique dilué.

2° Par le *sulfate de sodium*, après addition d'un peu d'alcool, précipité blanc de sulfate de plomb, soluble dans l'acide chlorhydrique bouillant et dans les solutions de tartrate et d'acétate d'ammoniaque.

3° La liqueur neutralisée, additionnée d'*iodure de potassium*, laisse déposer un précipité jaune d'iodure de plomb, soluble à chaud et se précipitant, par refroidissement, sous forme de paillettes micacées jaunes caractéristiques.

4° Une *lame de zinc*, plongée dans la solution, se recouvre d'une masse spongieuse de plomb que l'on peut laver, agglomérer et fondre en un petit globule métallique, laissant, par frottement, une tâche grisàtre sur le papier blanc.

5° Une solution d'*hydrogène sulfuré* donne, avec la liqueur plombique, un précipité de sulfure noir ou une teinte brune sensible au cent-millième.

Conclusions de l'analyse qualitative. — Les essais précédents ont décelé la présence du plomb dans les viscères d'un cadavre, doit-on conclure à l'empoisonnement ?

N'existe-t-il pas normalement du plomb dans l'organisme humain?

Le plomb ne peut être mis au nombre des éléments constitutifs de nos tissus ; mais nous avons déjà vu que, *par les conditions mêmes de notre existence*, de petites quantités de ce métal pénètrent journellement dans notre organisme ; aussi quelques auteurs prétendent-ils qu'il en existe dans les viscères de la plupart des individus ; mais la quantité que l'on peut en extraire ne dépasserait jamais *cinq à six milligrammes par kilogramme de matière*.

La présence, à peu près constante, du plomb dans l'organisme entraîne donc la nécessité du dosage de ce toxique dans une expertise médico-légale, afin de pouvoir répondre à cette question : « La quantité de plomb extraite du cadavre est-elle suffisante pour occasionner la mort ? »

Dans le cas d'un empoisonnement, et bien que les vomissements et la diarrhée aient rejeté la majeure partie du toxique, le résultat du dosage sera *tellement hors de proportion* avec la quantité de plomb acceptée comme normale, qu'il ne saurait y avoir place pour le doute.

Dosage du plomb. — Dans les liquides obtenus après destruction de la matière organique, on peut doser le plomb soit à l'état de sulfure, soit à l'état de sulfate (DENIGÈS : *Chimie analytique*).

On peut encore le doser par électrolyse, le plomb se déposant sur l'électrode négative ; c'est ainsi que l'on peut électrolyser le sulfate de plomb qui a pris naissance dans la destruction des matières organiques. Mais, dans ce cas le plomb forme un *enduit très divisé qui s'oxyde partiellement en augmentant de poids*, ce qui fausse les résultats.

Aussi vaut-il mieux additionner l'électrolyte d'acide azotique, qui oxyde le plomb et le transforme en *bioxyde*, lequel se dépose sur l'*électrode positive* (le bioxyde de plomb fonctionne en effet comme un radical acide, le radical de l'acide plombique, dont on connaît les sels : $PbO^3 Na^2$..

On ajoute à la liqueur plombique dix centièmes d'acide azotique et l'on l'électrolyse, dans l'appareil Riche (fig. 4), par le courant fourni par un élément de Bunsen. Quand tout le bioxyde s'est déposé, on décante la liqueur à l'aide d'une pipette et on lave à l'eau chaude l'*électrode positive* sans arrêter le courant, afin d'éviter la redissolution d'une partie du dépôt par l'acide libre. De l'augmentation de poids de cette électrode, lavée à l'alcool et desséchée à température peu élevée, on déduira le poids du plomb correspondant.

Antidotes et traitement. — Dans les rares cas où le pharmacien sera appelé à donner des soins à une victime des sels de plomb, il devra provoquer les vomissements, qui ne se produisent pas toujours naturellement, soit en irritant le pharynx, soit en administrant de l'eau chaude ou de l'ipéca stibié (ipéca pulvérisé, 1 gramme ; émétique, 5 centigrammes).

Il devra lui faire prendre du lait ou de l'eau albumineuse, l'un et l'autre formant des *caséinates* et *albuminates de plomb* insolubles.

Enfin, il administrera l'antidote chimique, *sulfate de soude* ou *sulfate de magnésie*, qui formera, mais dans l'estomac et l'intestin seulement, du sulfate de plomb insoluble ; en même temps ces sels agiront comme purgatifs et faciliteront l'élimination par les fèces.

On a préconisé d'autres antidotes qui n'ont pas la valeur des sulfates purgatifs et qu'on ne peut se procurer aussi facilement.

Le traitement de l'empoisonnement chronique est du **ressort** de la médecine.

ARGENT. — BISMUTH. — CADMIUM

Dans le groupe des *métaux précipitant par l'hydrogène sulfuré* en solution convenablement acide et dont les sulfures sont insolubles dans le sulfhydrate d'ammoniaque, il nous resterait à étudier les sels d'argent, de bismuth, de cadmium.

Cadmium. — Les sels de cadmium ne figurent pas dans les statistiques criminelles ; le criminel vulgaire ne peut se les procurer facilement, leur emploi n'étant pas courant et un criminel instruit ne songerait pas à les employer, car ils n'agissent qu'à doses élevées et, à cause de leur saveur, ne peuvent être absorbés sans qu'on s'en aperçoive.

Bismuth. — Les sels de bismuth ne sont pas toxiques à proprement parler. Le *sous-nitrate de bismuth* (AzO^3BiO), le seul qu'on puisse se procurer facilement, est inoffensif et peut être absorbé à doses assez élevées à cause de son insolubilité. On n'oubliera pas toutefois que, mal préparé, il peut renfermer des traces d'arsenic, qui, retrouvées dans un cadavre, pourraient faire croire a un empoisonnement criminel.

Dans ces dernières années, on relève quinze cas d'intoxication par des *doses massives* de sous-nitrate de bismuth dont quatre suivies de mort.

Ce sel avait été administré, aux doses énormes de trente à cent grammes, dans le but de rendre la paroi du tube digestif opaque aux rayons X., afin d'en pouvoir faire l'examen radioscopique.

L'intoxication paraît être due plutôt à la formation de nitrites qu'au bismuth lui-même.

Employé dans le traitement des plaies à grande surface (brûlures), 'il a également provoqué quelques intoxications. D'après Barthe, le sous-nitrate de bismuth pur doit être considéré comme dépourvu de toxicité.

Argent. — Seul, le *nitrate d'argent* ou *pierre infernale* peut se trouver facilement entre les mains des empoisonneurs vulgaires ; il est très toxique, mais sa saveur est épouvantable, aussi n'a-t-il jamais été employé dans les empoisonnements criminels ou suicides. Pendant une cautérisation dans la bouche, on pourrait avaler un crayon de nitrate d'argent,, qui, s'il n'était rejeté par les vomissements, pourrait entraîner la mort. D'ailleurs, le chimiste habile saurait facilement retrouver ce toxique dans l'analyse du produit de la destruction des matières organiques par le procédé de Frésénius et Babo ($ClO^3K + HCl$).

Il se rappellerait que le chlorure d'argent, que l'on considère comme tout à fait insoluble dans l'eau, est soluble dans l'acide chlorhydrique concentré, surtout en présence de chlorure de potassium, avec lequel il forme un *chlorure double soluble*. Donc, en filtrant la liqueur chlorhydrique chaude, non diluée, le chlorure d'argent s'y trouvera en solution et l'on pourra l'en précipiter ensuite par l'hydrogène sulfuré.

D'ailleurs on aura soin, pour plus de précaution, de laver le filtre avec de l'ammoniaque afin de dissoudre le chlorure d'argent qui aurait pu rester dans le résidu.

Cette solution ammoniacale, neutralisee par l'acide azotique, laissera déposer du chlorure d'argent blanc qu'on caractérisera par ses réactions ordinaires.

Le *traitement* consisterait en lavages de l'estomac à l'eau salée suivis d'administration de lait et d'eau albumineuse.

CHAPITRE VI

Toxiques minéraux *(suite)*

———

DEUXIÈME GROUPE

Ce groupe comprend les métaux précipitant par l'hydrogène sulfuré en solution convenablement acide et dont les sulfures sont solubles dans le sulfure ammonique (arsenic, antimoine, étain, or, platine).

L'ARSENIC

Bien que l'arsenic soit aujourd'hui considéré comme un métalloïde de la famille de l'azote, sa précipitation par l'hydrogène sulfuré, en milieu acide, permet de le placer, au point de vue analytique seulement, à côté des métaux que nous avons déjà étudiés.

L'arsenic métalloïque lui-même As^4 ne nous intéresse guère au point de vue toxicologique, car il n'est nullement vénéneux et n'a pas d'emploi industriel qui en permette la vulgarisation.

Mais rappelons de suite, pour éviter une confusion dans l'esprit de l'élève, que dans le langage de la droguerie, on désigne sous le nom d'*arsenic*, l'*anhydride arsénieux ;* en toxicologie, lorsqu'on parle d'un empoisonnement par l'arsenic, il reste sous-entendu que c'est encore de l'anhydride arsénieux qu'il s'agit dans la plupart des cas, ou bien d'une combinaison plus oxygénée, telle que les arséniates.

8

Parmi les combinaisons oxygénées de l'arsenic que l'on peut se procurer assez facilement, citons l'*anhydride arsénieux*, As^2O^3, dénommé vulgairement acide arsénieux ou encore arsenic, obtenu par le grillage du mispickel. Il est livré par le commerce sous la forme d'une poudre farineuse suffisamment soluble dans l'eau, dans l'alcool et surtout dans les boissons alcalines (eau de Vichy) ; il possède une *saveur métallique* peu marquée.

L'anhydride arsénieux n'est que difficilement mouillé par les liquides, qu'il surnage pendant un certain temps, avant de se dissoudre ; jeté dans une soupe, il restera longtemps à la surface, et cette poudre blanche pourra attirer l'attention de la victime ; la saveur métallique achèvera tout à fait de la mettre en éveil. Il est toxique à doses peu élevées. Sa grande toxicité explique son emploi pour la destruction des animaux nuisibles.

Il est encore employé, dans les verreries, comme oxydant pour brûler les crasses du verre sans colorer la masse ($As^2O^3 = As^2 + O^3$).

L'industrie des couleurs l'emploie également en grandes quantités : *vert de Scheele* (arsénite de cuivre), *vert de Schweinfurth* (acéto-arsénite de cuivre) ; préparation des couleurs d'aniline.

Comme la plupart des toxiques, à petites doses, il a des propriétés médicamenteuses, aussi le voyons-nous figurer dans la *liqueur de Fowler* (arsénite de potasse), dans les solutions d'arsénite de soude ; ces médicaments, fort actifs et souvent ordonnés, peuvent se trouver dans tous les milieux.

Les *arséniates* sont également très toxiques, mais ils ne sont guère usités que comme médicaments et par conséquent moins répandus dans le public (*liqueur de Pearson*).

Pourtant, depuis quelques années, appliquant une méthode qui avait donné d'excellents résultats en Amérique, l'agriculture française s'est mise à employer, pour combattre les invasions de certains insectes (sylphe opaque de la betterave, cochylis, eudémis, pyrale et altise de la vigne, etc.), des quantités formidables de composés arsenicaux ; acide arsénieux, arsénites de soude et de chaux, arséniates de soude, de cuivre et de plomb.

La pratique ayant démontré que l'*arséniate de plomb* donne les meilleurs résultats dans la lutte contre les insectes ampélophages (car il attire l'insecte au lieu de le repousser comme le fait le sel de cuivre et ne brûle pas les jeunes organes des plantes traitées), des tonnes de ce sel, doublement toxique, sont manipulées chaque année par les ouvriers agricoles. Aussi certains hygiénistes réclament-ils des pouvoirs publics l'application stricte de l'article 10 de l'ordonnance de 1846 (1), tombé en désuétude, alors que d'autres, ayant à leur tête le savant A. GAUTIER, considérant les services incontestables rendus par l'emploi de l'arsenic à l'agriculture et le très petit nombre d'empoisonnements accidentels signalés, en demande une réglementation énergique limitant l'emploi des arsenicaux aux sels insolubles de chaux et de cuivre et n'autorisant la vente de l'arséniate de soude, permettant d'obtenir ces sels par précipitation, qu'après addition d'une substance colorante bleue qui le dénature de façon à éviter la confusion de sa dissolution avec un breuvage habituel.

Les vins provenant de vignes traitées à l'arséniate de plomb ne renferment pas de traces appréciables d'arsenic.

Les *sulfures d'arsenic*, réalgar (As^2S^2) et orpiment (As^2S^3), sont la base de certaines couleurs et entrent dans la préparation de pâtes épilatoires ; ces corps sont à peu près insolubles et par conséquent peu toxiques ; pourtant, introduits dans l'organisme, ils pourraient y occasionner de légers troubles qui seraient enrayés par l'intervention des phagocytes (BESREDKA) (se reporter aux notions générales). Ces produits, préparés industriellement, peuvent renfermer de l'anhydride arsénieux libre, ce qui augmente grandement leur toxicité.

L'hydrogène arsénié (AsH^3) est un gaz des plus toxiques, qui a coûté la vie au chimiste GEHLEN.

Ce gaz prend naissance dans la préparation de l'hydrogène servant à gonfler les ballons ($SO^4H^2 + Zn = SO^4Zn + H^2$) par la réduction de l'anhydride arsénieux que renferme l'acide sulfurique des pyrites (2), au contact de l'hydrogène naissant ($As^2O^3 + H^{12} = 2AsH^3 + 3H^2O$).

Des ouvriers aérostatiers (soldats du génie) et métallurgistes ont trouvé la mort par inhalation de ce gaz.

(1) COUTANT : *Législation pharmaceutique*, p. 159.
(2) SAMBUC : *Traité de chimie minérale*.

Mais l'hydrogène arsénié retiendra notre attention par ses propriétés chimiques si importantes sur lesquelles sont basées les recherches toxicologiques de l'arsenic ;

1° L'hydrogène arsénié gazeux (AsH^3) prend naissance toutes les fois qu'on réduit un composé oxygéné quelconque de l'arsenic par l'hydrogène naissant :

$$AsO^4H^3 + H^8 = AsH^3 + 4\ H^2O$$

L'hydrogène qui se dégage du générateur renferme donc (AsH^3) gazeux.

2° L'hydrogène arsénié est dissocié intégralement par la chaleur, au rouge sombre, en arsenic et hydrogène. Le mélange d'hydrogène et de ce gaz passant dans un tube chauffé au rouge laissera donc déposer un miroir d'arsenic par dissociation de l'hydrogène arsénié (AsH^3).

Mais à côté de l'*hydrogène arsénié gazeux* (AsH^3), il existe un *hydrogène arsénié solide* (As^2H^2) qui peut se former toutes les fois que le premier de ces composés prend naissance dans un milieu légèrement oxydant :

$$2\ AsH^3 + O^2 = As^2H^2 + 2H^2O$$

Cette réaction pourrait se produire si on introduisait dans l'appareil de Marsh une liqueur arsenicale renfermant une petite quantité d'acide azotique, corps oxydant. Dans ce cas, il est facile de comprendre que l'arsenic restant dans l'appareil générateur d'hydrogène, il ne se formerait pas, dans le tube chauffé, de miroir d'arsenic. Nous reviendrons sur cette cause d'erreur.

Il est intéressant de rappeler ici que certains produits arsenicaux, renfermant des radicaux organiques, sont bien moins toxiques que l'anhydride arsénieux, bien que, à poids égal, leur teneur en arsenic soit plus forte. Signalons le cacodylate de soude ($CH^3)^2AsO^2Na$, qui a joui d'une grande vogue, détrôné en ce moment par l'arrhénal ou méthylarsinate disodique de formule $CH^3AsO(ONa)^2$.

Empoisonnements et doses toxiques. — C'est aux composés oxygénés de l'arsenic que sont dus tous les empoisonnements par ce toxique ; on a relevé 822 cas en cinquante-cinq ans.

L'arséniate de soude ou de potasse a été employé quelquefois, mais c'est surtout à l'anhydride arsénieux que les criminels s'adressent.

Nous avons fait ressortir, en effet, que l'anhydride arsénieux possède une très faible saveur amère, facile à dissimuler dans les aliments, dans du café ; d'autre part, c'est un poison très énergique, *puisqu'une dose de 10 à 20 centigrammes suffit pour entraîner la mort ;* enfin, comme nous l'avons déjà dit, on ne peut se le procurer que trop facilement à cause de ses emplois multiples.

Dans certaines verreries, les ouvriers puisent à pleines mains dans un sac, placé au milieu de l'atelier, une poudre blanche, destinée à brûler les impuretés du verre ; c'est de l'anhydride arsénieux dont l'excès se volatilise, ce qui en fait un oxydant facile à manier ; mais c'est aussi un dangereux poison, dont tout venant peut aisément emporter quelques grammes ; aussi, les empoisonnements par l'arsenic sont-ils fréquents.

Dans les campagnes, l'anhydride arsénieux est employé pour détruire les renards, les rats, les belettes ; il suffit d'un certificat du maire pour que le pharmacien le délivre à forte dose, et cet arsenic traînera dans un coin d'une ferme où le criminel pourra aisément le dérober.

Dans la plupart des villages, l'épicier, sans aucune autorisation légale, délivre à ses clients de l'arséniate de soude — qu'il puise souvent dans un sac placé au milieu de denrées alimentaires — destiné à la préparation des bouillies arsenicales employées pour la destruction des insectes. Cette pratique n'est pas sans présenter quelques dangers pour la santé publique (1).

Sous le nom de liqueur de Fowler, liqueur de Pearson, le pharmacien délivre journellement (sur ordonnance du médecin) de l'arsénite de potasse, de l'arséniate de soude, qui, administrés à trop fortes doses, peuvent occasionner la mort.

Donc, la facilité de se procurer ce toxique et la possibilité de

---

(1) L'arrêté du 7 Juillet 1922 réglemente plus étroitement la vente des arsenicaux qui doivent être dénaturés et contenus dans des récipients métalliques enfermés dans des locaux spéciaux.

l'administrer sans que la victime s'en aperçoive, expliquent la faveur dont jouit l'anhydride arsénieux auprès des criminels.

Si l'on remonte dans l'histoire de la toxicologie, on retrouve, à chaque pas, la trace sinistre de ce poison

En Italie, d'après la légende, les papes eux-mêmes s'en servaient, et l'on raconte qu'Alexandre VI (famille des Borgia) se débarrassait ainsi des cardinaux, ses ennemis, pour se venger d'eux, et des cardinaux, ses amis, pour s'emparer de leurs biens. Cet aimable vieillard fut empoisonné dit-on, ainsi que son fils, par un domestique qui, par erreur, leur servit d'un vin destiné à leurs invités.

En France, nous trouvons, au xviiᵉ siècle, la marquise de Brinvilliers qui, pour réparer les brèches faites à sa fort ne par elle et son amant Sainte-Croix, offre à ses proches parents des tartes à la crème saupoudrées d'arsenic, afin de pouvoir plus tôt réaliser leur succession. Comme le crime ne reste pas toujours impuni, Sainte-Croix meurt en respirant des vapeurs de sublimé ou d'anhydride arsénieux, qui s'échappaient d'un de ses appareils, pendant qu'il fabriquait quelque nouveau poison. Quant à l'instigatrice de tous ces crimes, la Brinvilliers, elle expie ses fautes en place de Grève, où elle eut la tête tranchée ; son corps fut brûlé et ses cendres jetées au vent.

Depuis lors, dans notre société moderne, quelques procès retentissants sont venus rappeler le triste rôle que joue l'arsenic comme poudre de succession. Mais avec le développement général des sciences, la toxicologie prend un nouvel essor ; l'admirable appareil de Marsh permet de retrouver des traces d'arsenic dans le corps des cadavres inhumés depuis des années, et les criminels apprennent alors que la preuve de leur crime ne disparaît pas avec le corps de leur victime. Aussi, après l'apparition de la méthode de Marsh, voyons-nous diminuer les empoisonnements par l'arsenic, et, comme tout n'est qu'affaire de vogue, ce toxique, devenu vieux jeu, cède sa place à des poisons plus modernes, maniés par des criminels plus intelligents : les alcaloïdes végétaux.

De tous les composés oxygénés de l'arsenic, c'est l'*anhydride arsénieux qui est le plus toxique*, mais comme il est moins soluble que les arsénites ou les arséniates alcalins, il s'ensuit que l'ab-

sorption intestinale se fait moins vite s'il a été ingéré en poudre
et que les symptômes de l'empoisonnement apparaissent moins
rapidement.

L'emploi de solutions concentrées d'anhydride arsénieux dans
la soude caustique pour détruire la pyrale de la vigne, a provoqué
de nombreux accidents dans les campagnes où l'on se sert parfois
des récipients ayant contenu ces liquides, après les avoir insuffi-
samment nettoyés, pour y conserver du vin.

Il suffit, en effet, d'une dose de 8 à 10 milligrammes d'arsenic
par litre pour que ce vin produise des symptômes très graves
d'empoisonnement après un usage quelque peu prolongé.

L'eau d'une citerne, souillée par une de ces solutions arsenicales
au point de contenir 0 gr. 061 d'arsenic par litre, correspondant
à 0 gr. 254 d'arseniate de soude officinal, a provoqué plusieurs
cas d'intoxication mortelle. A la suite de ces graves accidents,
l'usage des arsenicaux solubles en agriculture a été interdit par
la loi (1).

Symptômes de l'empoisonnement par les arsenicaux. — Ici
encore, on retrouve les *vomissements* ; mais leur apparition n'est
pas immédiate ; ils se produisent en général une demi-heure après
l'ingestion du poison, parfois plus tardivement, suivant l'état de
vacuité ou de plénitude de l'estomac. Ces vomissements sont
blanchâtres ; si le poison a été absorbé en poudre on peut y
reconnaître, à la loupe, des parcelles d'anhydride arsénieux. La
soif est inextinguible, l'épigastre très douloureux avec sensation
de brûlure. L'abdomen devient à son tour douloureux, la diarrhée
se produit, les selles sont abondantes, peu colorées et exhalent
une odeur repoussante.

Ces évacuations rejettent au dehors une partie du poison, mais
déjà l'absorption a commencé ; l'anhydride arsénieux, puisé
dans l'intestin par les villosités, a pénétré dans la criculation
générale et des symptômes nouveaux marquent son passage dans
l'organisme.

Les traits s'altèrent de plus en plus, l'anéantissement devient
extrême, le cœur participe à la faiblesse générale : les battements

(1) Les arséniates solubles autorisés pour la préparation des appâts empoi-
sonnés destinés à la destruction des animaux nuisibles, ne peuvent être
manipulés et vendus que par les pharmaciens (Arrêté du 7 Juillet 1922).

sont irréguliers, intermittents, parfois rapides, mais très affaiblis, à peine perceptibles. Enfin le corps se refroidit, les extrémités, le visage se cyanosent (bleuissent) et sont glacés.

Les vomissements et les selles continuent, le patient éprouve des crampes dans les muscles.

La mort arrive, suivant la quantité absorbée, en quelques heures ou après un ou deux jours.

Ce tableau clinique rappelle tout à fait celui du *choléra asiatique*, avec lequel le médecin pourra le confondre quelquefois. Si la marche de l'intoxication a été plus lente, comme dans le cas où le criminel, pour faire croire à une maladie, prolonge l'agonie de sa victime en lui administrant l'arsenic à petites doses répétées, il se produit du côté de la peau, par laquelle le poison s'élimine partiellement, des phénomènes qui n'ont pas le temps de se manifester dans un empoisonnement aigu.

La peau se recouvre de petites taches rouges appelées *pétéchies* ou taches pétéchiales, parfois de vésicules papuleuses ; dans certain cas, l'ictère apparaît. Enfin, les urines deviennent rares et sont souvent albumineuses.

Dans quelques cas, le poison ayant été administré en solution, l'absorption est tellement rapide que l'on n'observe ni vomissements, ni diarrhée. Quand la victime guérit, elle peut être atteinte de paralysie arsenicale des extrémités inférieures.

Dans l'intoxication lente, produite par l'ingestion répétée de petites doses d'anhydride arsénieux, on observe les mêmes phénomènes, mais moins violents et entrecoupés d'alternatives de convalescence apparente et de rechutes de plus en plus graves.

Les extrémités sont alors le siège de *démangeaisons insupportables*, suivies de faiblesse musculaire empêchant le malade de se tenir debout ; les muscles des jambes s'atrophient considérablement (polynévrite arsenicale).

Ces accidents peuvent se prolonger pendant des mois et des années, mais ils se terminent fatalement par le progrès des désordres nerveux et par l'altération de plus en plus profonde des sources de la vie.

Lésions anatomiques. — Les lésions anatomiques qui, à l'autopsie, frappent les yeux de l'expert, sont de deux sortes, suivant que le poison a été ingéré en poudre ou en dissolution.

S'il a été absorbé en poudre, on observe une vive inflammation de la muqueuse, de la bouche, de l'œsophage, de l'estomac et de l'intestin, surtout aux points où ont séjourné les parcelles du poison ; en ces points se montrent des infiltrations sanguines.

Ces lésions sont peu apparentes ou nulles, si l'anhydride arsénieux était dissous. Enfin, la lésion la plus remarquable est la *dégénérescence graisseuse* (stéatose) que présentent le foie et les reins, dont les cellules, en parties détruites, sont remplies de globules graisseux. Cette dégénérescence graisseuse s'observe d'autant mieux que la mort a été plus tardive.

Mécanisme de l'intoxication arsenicale. — D'après RABUTEAU, les arsenicaux, considérés autrefois comme des poisons irritants (et nous avons vu qu'avalés en nature ils se comportaient ainsi), devraient être rangés parmi les poisons du sang ou *poisons hématiques.* Ils détruiraient l'hémoglobine.

Le sang ne vivifiant plus l'organisme, c'est-à-dire n'excitant plus les centres nerveux, la circulation se ralentirait, amenant le refroidissement, la prostration, la mort.

Elimination. — Si la mort n'est pas survenue, l'organisme tend à se débarrasser d'un corps qui ne peut figurer dans l'économie *qu'en très petites quantités* (A. GAUTIER). L'arsenic n'est pas un poison qui s'accumule ; il se localise temporairement dans les organes, notamment le foie et les os sous forme de combinaisons organiques, mais il est éliminé rapidement par les urines et *en deux ou trois semaines*, si le patient survit, l'élimination du toxique peut être totale.

Recherche de l'arsenic dans les cas d'empoisonnement. — Non seulement la putréfaction ne détruit pas l'anhydrite arsénieux, mais encore on a observé que les cadavres des victimes qui avaient succombé à cette intoxication, présentaient un remarquable état de conservation (momification), même plusieurs années après le crime. D'après CHAPUIS, cette conservation est due à d'autres causes ; l'influence de l'arsenic serait nulle.

L'empoisonnement criminel par l'anhydride arsénieux étant un des plus fréquents, même de nos jours et malgré la découverte de l'appareil de Marsh, nous devons soigneusement rappeler les conditions dans lesquelles peut se trouver l'expert chimiste :

1° S'il n'y a eu que tentative d'empoisonnement, son examen ne pourra porter que sur des aliments, boissons ou poudres suspectes, ou encore sur les vomissements, les déjections alvines et parfois les urines.

La recherche de l'arsenic dans les boissons habituelles, lait, bière, vin, médicaments, est celle qui se présente le plus souvent ; elle comporte la destruction de la matière organique de préférence par la méthode azoto-sulfurique ; la technique à suivre est précisée pour chaque cas dans l'excellent Précis de Chimie Analytique de Denigès.

Dans la liqueur en résultant, l'arsenic sera recherché à l'aide du réactif de Bougault. (Voir plus loin).

Ce même réactif peut être utilisé à la recherche de l'arsenic sans destruction préalable de la matière organique ; la technique consiste alors à oxyder l'acide arsenieux par le brome.

$$As\,O^3 + 5H^2O + Br^4 = As^2O^5,3H^2O + 4Hbr$$

Puis à précipiter l'acide arsénique à l'état d'arséniate ammoniaco-magnésien en présence d'un excès de phosphate ammoniaco-magnésien.

Voici le mode opératoire à suivre :

On ajoute trois gouttes de brome à 250 c.c. de boisson ; le lendemain, on filtre et on ajoute 1 c.c. de phosphate de soude saturé, 5 c.c. de mixture magnésienne et 80 c.c. d'ammoniaque ; on agite vivement, on abandonne au repos pendant vingt-quatre heures.

Le précipité est recueilli sur filtre, puis sans être lavé, dissous dans 20 c.c. d'acide azotique au 1/4. A la liqueur recueillie dans une capsule de platine on ajoute du nitrate de magnésie à 20 %, on évapore à sec, on incinère et on reprend le résidu par 10 c.c. de réactif de Bougault qu'on recueille dans un tube à essai et qu'on chauffe au bain-marie bouillant pendant deux heures.

En opérant comparativement avec une même boisson non arsenicale, on constate que 2 milligrammes d'arsenic par litre fournissent une coloration brune très nette, puis un dépôt bien visible ; on peut encore en retrouver un milligramme avec certitude (Vuaflart).

Les pharmacopées anglaise et américaine ont adopté, pour rechercher l'arsenic dans les médicaments, la réaction de l'hydrogène arsénié sur un papier imprégné de chlorure mercurique qui se colore en jaune plus ou moins foncé, passant par l'orange et le brun. suivant la teneur en arsenic.

Pour éviter les causes d'erreur provenant de l'action semblable sur ce papier réactif des hydrogènes phosphoré et sulfuré, Cribier traite la solution du produit par du permanganate de potassium en milieu sulfurique afin de transformer, par oxydation, les composés sulfurés, phosphorés et arséniés en acides sulfurique, phosphorique et arsenique, *ce dernier seul étant réduit par l'hydrogène naissant à froid.*

L'opération, qui peut être effectuée sur une prise d'essai de un gramme, sera conduite de la façon suivante : le produit, traité par de l'eau distillée, est oxydé par le permanganate en présence d'acide sulfurique ; l'excès de ce sel est détruit par l'eau oxygénée ; le volume, ramené à 75 c. c., est introduit dans un flacon de 150 c. c. avec 8 gr. de zinc pur et 60 c. c. d'acide sulfurique exempt d'arsenic.

Le flacon est fermé avec un bouchon de liège traversé par un tube de verre de 30 cm. de longueur et 5 mm. de diamètre, effilé à son extrémité inférieure, ne plongeant pas dans le liquide et présentant un orifice latéral situé un peu au-dessous du bouchon ; ce dispositif permet à l'eau de condensation de s'écouler, les gaz s'échappant par l'orifice.

Le dégagement d'hydrogène se produit régulièrement pendant un temps suffisant pour transformer intégralement en hydrogène arsénié l'arsenic contenu dans la prise d'essai.

Dans le tube on introduit d'abord un petit rouleau de papier filtre destiné à dessécher les gaz et, au-dessus, le papier réactif au chlorure mercurique.

Celui-ci est préparé en plongeant pendant 10 minutes du papier non collé dans une solution de chlorure mercurique à 5 p. 100 ; on le sèche ensuite à température ordinaire, on le

découpe en bandelettes de 5 mm. sur 12 c. m. *que l'on conserve à
l'abri de la lumière.*

Afin de fixer la coloration parfois très faible et fugace qui décèle
le millième de milligr. le papier impressionné est plongé dans une
solution d'iodure de potassium au dixième, puis lavé et séché ;
il devient alors insensible à l'action de la lumière et de l'humidité.

Sous l'influence de l'iodure la coloration jaune passe au brun,
changement de couleur qui ne fait qu'accentuer la sensibilité de
la réaction.

Quant à la caractérisation de l'arsenic dans les *médicaments
organiques* : cacodylate de soude, arrhénal, salvarsan, hectine, etc.,
elle nécessite *une destruction complète de la molecule* qui s'obtiendra en calcinant la substance avec un mélange à parties égales de
carbonate de sodium et d'azotate de potassium ; le résidu sera
repris par l'acide sulfurique pur et chauffé jusqu'à apparition de
fumées abondantes.

Après refroidissement, la liqueur étendue de 3 à 4 fois son
volume d'eau sera introduite dans l'appareil de Marsh ou soumise
au réactif de Bougault (*Journal Pharm. et Chimie*, 1907, p. 15).

2° Si l'empoisonnement a été suivi de mort, l'expert recevra,
en outre, les organes de la digestion, œsophage, estomac, intestin ;
le foie ; le cerveau ; les reins, la vessie et son contenu. *Tous ces
organes* — cela est de la plus haute importance — *doivent être
placés séparément dans des bocaux de verre scellés.*

Un fragment de tissu hépathique sera mis à part, dans un petit
bocal, pour servir à une épreuve préliminaire qui permettra
d'établir la présence de l'arsenic avant d'en entreprendre le dosage.

L'examen de l'expert portera d'abord sur l'appareil digestif.
Il en séparera, en premier lieu, l'œsophage, l'étalera sur une plaque
de verre et l'ouvrira dans sa longueur, en ayant soin de recueillir
les matières liquides ou solides qui peuvent s'en échapper par un
dispositif approprié. Il procèdera alors, à l'aide d'une loupe, à
un examen attentif de la muqueuse. Il opérera de même pour
l'estomac et pour l'intestin grêle (duodénum, jéjunum, iléon).

Il arrive souvent, en effet, que la victime a avalé de l'anhydride
arsénieux pulvérisé plus ou moins finement ; les particules solides
se déposent dans les replis des muqueuses et agissent là comme

corrosif, déterminant des taches rouges. Au centre de la rougeur, on retrouve souvent une petite parcelle d'anhydride arsénieux que l'on peut retirer à l'aide d'une fine pince.

On réunit tous les fragments solides que l'on peut ainsi isoler et, dans ce cas heureux pour le chimiste, on pourra procéder aux quelques réactions caractéristiques suivantes :

1º Une parcelle, projetée sur un charbon ardent, dégage une odeur aliacée nette, mais fugace (mauvaise réaction) ;

2º Dans un tube fermé, on en introduit une parcelle et quatre à cinq fois son poids d'acétate de soude ; il se forme, en chauffant, de lourdes vapeurs de cacodyle $(CH^3)^2As^2(CH^3)^2$ répandant une odeur désagréable rappelant celle de l'ail, plus intense et plus facile à percevoir que celle qui se dégage dans le premier essai :

3º Dans un tube de faible diamètre fermé à une extrémité, on introduit une parcelle de la substance à examiner et on la recouvre de charbon finement pulvérisé ou d'un fragment de cyanure de potassium. A l'aide d'un bec Bunsen on porte alors à haute température le charbon ou le cyanure de potassium, puis on chauffe le fragment blanc. Celui-ci, si c'est de l'anhydride arsénieux, se volatilise en traversant la couche du corps réducteur (charbon ou cyanure de potassium) ; il perd son oxygène et passe à l'état d'arsenic métalloïdique qui va se condenser en un anneau métallique gris d'acier, sur la paroi froide du tube.

Cette réaction ne se produirait pas en présence de l'oxyde de plomb, de l'oxyde de cuivre, de l'oxyde d'argent ; mais ces substances n'accompagnent généralement pas l'anhydride arsénieux (sauf le cuivre dans certaines matières colorantes à base d'anhydride arsénieux : vert de Schweinfurth).

4º Le *réactif de Bougault* est, à juste titre, celui qui est le plus souvent employé pour caractériser les composés arsenicaux. On l'obtient en dissolvant 20 grammes d'hypophosphite de sodium pur dans 20 c. c. d'eau, puis ajoutant 200 c. c. d'acide chlorhydrique pur de densité 1.17 ; après quelques heures de repos, on filtre sur un tampon d'ouate pour séparer le chlorure de sodium qui s'est formé dans la réaction.

Ce réactif, ajouté à une solution chlorhydrique d'un composé arsenical, provoque à chaud l'apparition d'une *coloration brune* très manifeste, bientôt suivie de la production d'un précipité brun noirâtre d'arsenic :

$$2 \, As^2O^3 + 3 \, PO^2H^3 = 3 \, PO^4H^3 + As^4$$

Réaction sensible au 1/50 de milligramme.

Si l'expert n'a pu isoler l'anhydride arsénieux en nature, ce qui arrivera quand le poison aura été administré après dissolution, il devra procéder à la destruction des matières organiques, car on se rappelle que l'anhydride arsénieux ne peut être enlevé par simple lavage du sein des tissus avec lesquels il a contracté des combinaisons organiques.

Mais il procèdera tout d'abord à un essai préliminaire sur le *fragment de foie* qui a été réservé à cet effet ; pour cela, il emploiera le réactif de Bougault après avoir détruit la matière organique par l'acide azotique et la magnésie.

Deux grammes de foie sont humectés de 1 gramme d'acide azotique pur, de 5 grammes d'eau distillée, et chauffés au bain-marie ; le résidu sec est additionné de 1 gramme de magnésie calcinée et incinéré sur un bec de Bunsen ; les cendres blanches sont dissoutes dans l'acide chlorhydrique puis étendu d'eau ; 2 c. c. de la liqueur filtrée, traités par 4 c. c. du réactif de Bougault (1) dans un tube à essai chauffé au bain-marie pendant deux heures, *se coloreront en brun* pour des traces d'arsenic, puis un précipité brun prendra naissance si le foie en renferme une proportion plus notable.

Pour détruire la matière organique en vue de procéder à un dosage de l'arsenic, on a proposé bien des procédés ; nous ne rappellerons que ceux que nous connaissons déjà et qui d'ailleurs donnent les meilleurs résultats.

En premier lieu, méthode de Frésénius et Babo. Les viscères : foie, rein, cœur, soigneusement divisés, seront traités par l'acide chlorhydrique et le chlorate de potassium, de préférence en prenant les précautions indiquées par Ogier (Voir notions générales).

(1) L'addition du 3-4 gouttes de solution décinormale d'iode augmente la sensiblité jusqu'au 1/200 de milligr.

Le chlore naissant détruit la matière organique en s'emparant de son hydrogène ; l'anhydride arsénieux est mis en liberté de ses combinaisons organiques ; mais, en présence du chlore et de l'eau, mélange oxydant, il se transforme en acide arsénique soluble :

$$As^2O^3 + Cl^4 + 2H^2O = As^2O^5 + 4ClH$$
$$As^2O^5 + nH^2O = 2\ AsO^4H^3 + (n—3)\ H^2O$$

En résumé, l'arsenic se trouve dans la liqueur chlorhydrique provenant de la destruction des matières organiques par le procédé de FRÉNÉSIUS *et* BABO, *sous forme d'acide arsénique.*

2º On peut détruire les matières organiques par le procédé de DANGER et FLANDIN, c'est-à-dire par l'emploi simultané de l'acide sulfurique, qui calcine les matières en les déshydratant, et de l'acide azotique qui les brûle par son oxygène. On conduira cette opération de la manière suivante recommandée par CHAPUIS :

On traite dans une grande capsule 100 grammes de viscères par 35 c. c. d'acide azotique et 5. c. d'acide sulfurique, on chauffe doucement jusqu'à commencement de carbonisation ; quand la masse noire commence à adhérer aux parois, on laisse refroidir et on ajoute 10 c. c. d'acide azotique, il se dégage des vapeurs rutilantes, mais sans projection : on replace sur le feu et on chauffe jusqu'à ce que les vapeurs rutilantes d'abord et les vapeurs blanches d'acide sulfurique ensuite, aient disparu.

Il reste dans la capsule un charbon poreux et friable renfermant tout l'arsenic sous forme d'acide arsénique ; ici, c'est l'acide azotique qui a transformé l'anhydride arsénieux en acide arsénique. On reprend ce charbon par 30 c. c. d'acide sulfurique au 1/6, on jette sur un filtre et on lave avec le même acide dilué et bouillant, de façon à recueillir 80 ou 90 c. c. de liquide au maximum ; c'est dans cette liqueur refroidie qu'on recherchera l'arsenic.

3º Mais la *méthode de choix*, pour la destruction de ces matières organiques, est celle de A. GAUTIER. Le mode opératoire qui permettrait d'éviter toute perte d'arsenic est le suivant :

Prendre 100 grammes de substance, la diviser en menus fragments que l'on met à macérer dans une capsule de porcelaine d'une capacité de 2 litres, avec 150 grammes d'acide azotique dont la pureté a été vérifiée et 30 grammes d'acide sulfurique également pur ; laisser macérer trois à quatre jours à l'abri des poussières ; la substance est alors complètement désagrégée, les graisses surnagent. Verser cette bouillie dans une capsule de 1 litre en y joignant les 100 c. c d'eau distillée tiède avec lesquels on a rincé la première capsule ; porter à l'ébullition que l'on maintient un quart d'heure et laisser refroidir.

Enlever alors le gateau de graisse solide, lequel, d'après les expériences de DENIGÈS, *ne retient pas d'arsenic* ; le laver avec 15 à 20 c. c. d'eau légèrement nitrique que l'on joint au liquide de la capsule ; placer celle-ci sur un carton d'amiante présentant un orifice de 4 à 5 centimètres en son centre et chauffer doucement au bec de Bunsen en la recouvrant d'un entonnoir renversé à courte douille. Porter à l'ébullition jusqu'à concentration, en ajoutant, s'il est nécessaire, de l'acide sulfurique.

Quand la matière organique a en grande partie disparu, le liquide est brun ; ajouter alors 5 c. c. d'acide nitrique en renouvelant toutes les fois que le brunissement se reproduit.

Quand l'addition d'acide ne produit plus de boursouflement, que la liqueur est brun-jaunâtre sans qu'il y ait apparence d'îlot de graisse à sa surface, introduire un entonnoir de Joulie par la douille de l'entonnoir renversé ; à l'aide d'une ampoule à brome, dont la tige capillaire a été coudée à angle droit, faire tomber, goutte à goutte, de l'acide azotique dans la capsule jusqu'à ce que le liquide soit complètement décoloré, ou légèrement verdâtre, après quelques minutes d'ébullition.

Chauffer alors jusqu'à production, pendant cinq minutes, de vapeurs blanches d'acide sulfurique ; le volume du résidu final doit être de 12 à 15 c. c.

Laisser refroidir, ajouter très lentement de l'eau distillée tiède ; celle-ci provoquera l'apparition de vapeurs nitreuses rutilantes ; quand le volume de la liqueur est d'environ 50 c. c. la porter à l'ébullition pendant cinq minutes. Après refroidissement, ajouter la quantité d'eau nécessaire pour avoir un volume égal au poids de la matière organique détruite, soit 100 c. c. et l'introduire dans l'appareil de Marsh. (Ann. Hygiène et Médecine légale, 1909, p. 492).

Cette méthode de destruction est d'une exécution laborieuse et délicate ; GAUTIER et CLANSMAN ont indiqué un procédé plus sûr et plus rapide : la substance est chauffée à l'étuve à 300° jusqu'à ce qu'elle soit broyable au mortier ; on la mélange alors avec 2 à 3 pour 100 de chaux vive éteinte par un peu d'eau et on la chauffe au rouge naissant.

En 2 heures, la matière est brulée ; or reprend les cendres poreuses, grisâtres, par l'acide sulfurique dilué, on porte à l'ébullition, on filtre et on concentre à fumées blanches. Le résidu, étendu de dix volumes d'eau, est versé dans l'appareil de Marsh.

Une recherche d'arsenic par cette méthode peut se faire en 8 heures et évite les erreurs dues aux réactifs difficiles à obtenir très purs ; elle permet de déceler de très faibles traces d'arsenic. (C. R., 1917)

Recherche de l'arsenic dans la liqueur chlorhydrique de FRÉSÉNIUS-BABO. — Cette liqueur, fortement chlorhydrique, renferme l'arsenic sous forme d'acide arsénique ; elle renferme en outre du chlorure de potassium et du chlore en excès ; elle est plus ou moins jaune.

Il faut, par un courant d'anhydride carbonique, la débarrasser du chlore qui décomposerait l'hydrogène sulfuré :

$$2\,Cl + SH^2 = 2\,HCl + S$$

en donnant un précipité de soufre jaune comme le sulfure d'arsenic ; puis il faut l'additionner de 30 à 40 c. c. d'une solution d'anhydride sulfureux pour faire passer l'acide arsénique, *difficilement et incomplètement précipitable*, à l'état d'anhydride arsénieux :

$$As^2O^5 + 2SO^2 + 2H^2O = As^2O^3 + 2SO^4H^2$$

que l'hydrogène sulfuré précipite plus rapidement et en totalité. On chauffe ensuite pour chasser complètement l'anhydride sulfureux qui donnerait également, avec l'hydrogène sulfuré, un précipité jaune qu'on pourrait confondre avec le sulfure d'arsenic :

$$SO^2 + 2SH^2 = S^3 + 2\,H^2O$$

on fait alors passer, pendant quatre heures, l'hydrogène sulfuré dans la liqueur chaude ainsi traitée. L'acidité de la liqueur ne gêne pas la précipitation du sulfure d'arsenic, à peu près insoluble dans l'acide chlorhydrique très concentré ; toutefois, il serait préférable de saturer en partie la liqueur par de l'ammoniaque. On bouche soigneusement le flacon renfermant la liqueur saturée d'hydrogène sulfuré et, qu'il y ait ou non un précipité, on l'abandonne pendant vingt-quatre heures. On recueille alors le précipité formé, qui peut renfermer du *trisulfure d'arsenic*, et renferme en outre du *soufre*, provenant de la réduction de l'hydrogène sulfuré par les matières organiques qui n'ont pas été complètement détruites, ainsi que des *matières organiques* entraînées. On lave le précipité sur le filtre avec de l'eau ammoniacale au 1 /3 ; celle-ci dissout le trisulfure d'arsenic ainsi qu'un peu de soufre (à l'état de sulfhydrate d'ammoniaque). La liqueur qui passe est légèrement brune, on l'évapore à siccité et on l'oxyde par addition de quelques centimètres cubes d'acide azotique :

$$As^2S^3 + 11O + 3H^2O = 3SO^2 + As^2O^5,3H^2O(2AsO^4H^3)$$

on évapore et, *pour chasser toute trace d'acide nitrique, ce qui est de la plus haute importance*, on ajoute quelques gouttes d'acide sulfurique et on chauffe *jusqu'à dégagement de vapeurs blanches.* L'acide sulfurique bouillant à 338°, alors que l'acide azotique bout à 125°, l'apparition de vapeurs blanches de SO^4H^2, indique que tout AzO^3H a été chassé. On reprend par l'eau et on introduit dans l'appareil de Marsh cette liqueur faiblement sulfurique, rcfermant l'arsenic à l'état d'acide arsénique.

Recherche de l'arsenic dans la liqueur sulfurique de GAUTIER. — Nous avons vu que cette liqueur renfermait tout l'arsenic à l'état d'acide arsénique (les matières organiques ayant été complètement détruites), en dissolution sulfurique ; nous n'avons donc, sans autre traitement, qu'à l'introduire 'dans l'appareil de **Marsh** pour y caractériser l'arsenic.

Toutefois, si on voulait caractériser dans cette solution la présence de quelques centièmes de milligramme d'arsenic, il conviendrait de ne verser dans l'appareil de Marsh qu'une liqueur entièrement incolore et exempte de toute trace de produits nitreux, sulfurés ou sulfonés. Or, on ne peut y parvenir complètement, d'après GAUTIER lui-même, en suivant la méthode nitro-sulfurique de cet auteur, qui la modifie alors en séparant l'arsenic à l'état de *sulfure impur*. A cet effet, l'acide arsénique est d'abord réduit en acide arsénieux par un courant de gaz sulfureux, puis précipité à l'état de sulfure impur par un courant d'hydrogène sulfuré. Ce précipité, après dépôt et filtration, est redissous dans le carbonate d'ammoniaque à 1/120e ; la solution est évaporée a siccité et le résidu est oxydé totalement par de l'acide sulfurique dans lequel on fait arriver de l'acide azotique goutte à goutte, jusqu'à ce que la liqueur, portée à l'ébullition, ne se recolore plus.

Quand la liqueur est bien incolore, on chasse la totalité de l'acide nitrique en l'évaporant jusqu'à ce qu'apparaissent les vapeurs blanches de l'acide sulfurique : on peut alors, après refroidissement, l'étendre d'eau et la verser dans l'appareil de Marsh.

C'est donc à la méthode de GAUTIER, de préférence à celle de FRÉSÉNIUS et BABO, que l'expert s'adressera quand il aura à rechercher directement de l'arsenic au sein de matières organiques, car elle est plus rapide et plus sûre.

Méthode et appareil de Marsh. — Jusqu'en 1836, époque où un employé de l'arsenal de Londres, James Marsh, chimiste à ses heures, découvrit l'appareil qui porte son nom, la recherche de l'arsenic dans le cas d'empoisonnement restait le plus souvent sans résultat, surtout lorsque le poison administré par petites doses s'était fixé dans les viscères et, par conséquent, existait dans l'organisme, non sous forme d'acide arsénieux libre facilement caractériasble, mais engagé dans une de ces *combinaisons organiques* échappant à l'action des réactifs habituels, dont nous avons si souvent parlé.

Aujourd'hui, par l'application de cette méthode, que l'on pourrait presque accuser d'être trop sensible, on peut retrouver, même après de longues années d'inhumation, des traces d'arsenic dans les organes tels que le foie ou les reins ; ces viscères ont résisté à la putréfaction grâce à la présence du poison qui les a en quelque sorte momifiés.

La méthode de Marsh repose sur un principe chimique et comprend un appareil qui sert à mettre en application ce principe.

Principe de la méthode de Marsh (deux propositions). — 1º Les dérivés oxygénés de l'arsenic (As^2O^3, AsO^4H^3) et son dérivé chloré ($AsCl^3$) sont réduits par l'hydrogène naissant, qui les transforme en hydrogène arsénieux gazeux (AsH^3) :

$$AsO^4H^3 + 8H = AsH^3 + 4H^2O$$
$$As^2O^3 + 12H = 2\,AsH^3 + 3H^2O$$
$$AsCl^3 + 6H = AsH^3 + 3HCl$$

2º L'hydrogène arsénié est dissocié par la chaleur en ses éléments :

$$AsH^3 = H^3 + As$$

Si cette dissociation a lieu dans un tube suffisamment long, chauffé en un de ses points seulement et parcouru par un courant d'hydrogène, l'arsenic, qui prend naissance au point chauffé, se condense dans la partie froide en formant un miroir métallique gris ou noir. Si, au contraire, on provoque la dissociation en enflammant à l'extrémité du tube le mélange d'hydrogène et d'hydrogène arsénié, l'hydrogène brûle, c'est-à-dire se combine à l'oxygène de l'air avec une très grande élévation de température. Cette chaleur dissocie l'hydrogène arsénié auquel l'hydrogène était mélangé et la flamme renferme dans sa partie centrale de l'arsenic et de l'hydrogène.

En arrivant à la périphérie de la flamme, l'hydrogène se combine à l'oxygène de l'air en donnant de l'eau, et l'arsenic se combine à l'oxygène en donnant des vapeurs blanches d'anhydride arsénieux.

Mais si on écrase la flamme à l'aide d'un corps froid, une soucoupe de porcelaine par exemple, la vapeur d'arsenic qui est au sein de la flamme, brusquement refroidie, se déposera, se condensera sur la porcelaine en une tache brune.

Suivant la façon d'opérer, on pourra donc recueillir *la totalité de l'arsenic* en dissociant l'hydrogène arsénié, entraîné par un courant d'hydrogène, dans un tube de verre convenablement chauffé ; on en perdra, au contraire, une certaine quantité, à l'état d'anhydride arsénieux, quand on voudra le recueillir en refroidissant une flamme qui renferme l'hydrogène arsénié dissocié.

Appareil de Marsh. — Il devra donc comprendre : 1° un générateur d'hydrogène dans lequel on introduira la solution renfermant le dérivé oxygéné ou chloré de l'arsenic ;

2° Un tube à dégagement dans lequel passera l'hydrogène mélangé d'hydrogène arsénié et où pourra s'effectuer la dissociation.

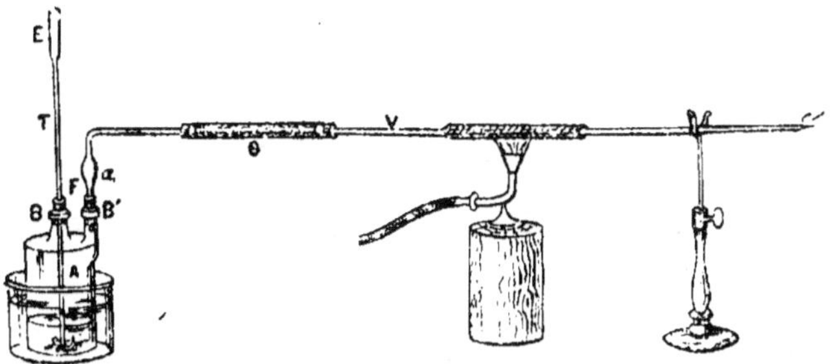

Fig. 5. — Appareil de Marsh.

Sans décrire le premier appareil inventé par Marsh, ni les nombreuses modifications qu'on lui a fait successivement subir, j'arrive directement à la description de l'appareil qui a été adopté par l'Académie des sciences.

1° Le générateur à hydrogène *A* est constitué par un simple flacon d'une capacité d'un litre, à large ouverture, fermé par un bon bouchon de liège percé de deux trous ; dans l'un, pénètre un tube droit, plongeant presque jusqu'au fond du flacon et évasé à sa partie supérieure en entonnoir ; dans l'autre, s'engage un tube courbé à angle droit ne dépassant que de 1 cm. le bouchon, ce tube pourra être muni d'un renflement dans sa partie verticale, afin de retenir les gouttelettes entraînées par les gaz.

2° A ce tube coudé sera adapté le tube abducteur de gaz, qui se compose de deux parties :

D'abord un tube *G* d'un centimètre de diamètre dans lequel s'engage, d'une part, le tube coudé renflé, d'autre part un tube étroit *V*, de 1 à 2 millimètres de diamètre, en verre épais, très peu fusible et ne renfermant pas de plomb (certains verres sont à base de silicate de plomb). Dans le tube large *G*, on introduit des tampons peu serrés d'ouate préalablement chauffés à 100-120 degrés, pour arrêter la vapeur d'eau ou les impuretés entraînées mécaniquement par le gaz.

Le tube de verre épais qui termine l'appareil doit avoir environ 80 centimètres de long ; il est étiré en pointe à son extrémité. On l'enveloppe en partie de clinquant et on dispose au-dessous une

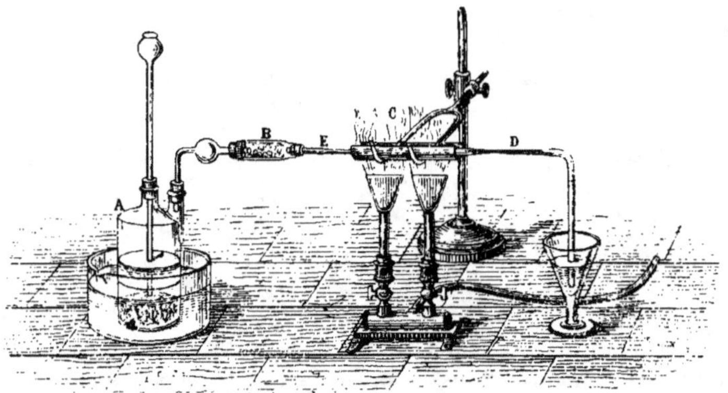

Fig. 6. — Appareil de Marsh modifié par Chapuis.

petite grille à gaz, ou deux ou trois becs Bunsen, de façon à pouvoir *chauffer fortement environ 30 centimètres du tube* ; ce n'est qu'en suivant cette précaution qu'on décomposera tout l'hydrogène arsénié sans perte.

Parfois, on étire légèrement le tube après la grille, de façon à diminuer son diamètre et par conséquent à mieux refroidir les gaz ; dans cette partie étranglée *D* se déposera l'arsenic.

On peut encore favoriser la condensation immédiate des vapeurs d'arsenic en entourant le tube, à une petite distance de la rampe à gaz, d'un réfrigérant consistant en une bande de papier à filtrer de 5 à 15 millimètres de largeur dont l'un des bouts pend, et sur

laquelle on fait tomber de l'eau, goutte à goutte, à l'aide d'un
dispositif approprié ; le dépôt d'arsenic, ainsi réparti sur un très
petit espace, ne peut échapper à l'observation (dispositif de
G. Bertrand).

Ce dispositif permet, soit de recueillir les taches d'arsenic en
écrasant la flamme à l'aide d'un corps froid, soit de recueillir des
anneaux d'arsenic en décomposant l'hydrogène arsénié dans le

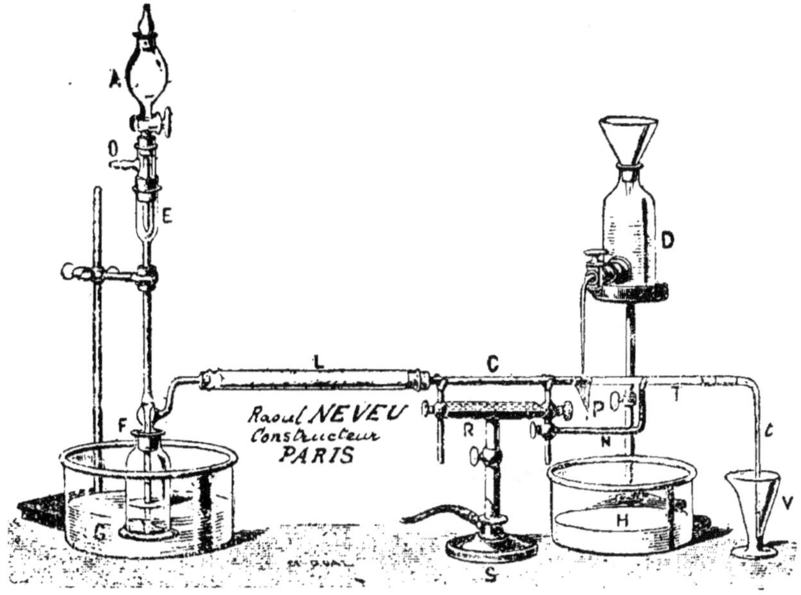

Fig. 7. — Appareil de Marsh modifié par G. Bertrand.

tube par la chaleur. Enfin, au lieu d'étirer en pointe l'extrémité
du tube, quand on se propose d'obtenir seulement des anneaux
et non des taches, on peut la recourber à angle droit de façon à
la faire plonger dans un verre renfermant de l'azotate d'argent,
qui sera réduit par l'hydrogène arsénié, si celui-ci n'est pas complètement décomposé dans le tube (dispositif de CHAPUIS et de
G. BERTRAND).

Fonctionnement de l'appareil. — On introduit dans le flacon à large ouverture du *zinc pur grenaillé*, 40 à 50 gr. pour un flacon de 250 c. c., on le bouche et, par l'entonnoir, on verse de l'acide *sulfurique pur* dilué au sixième. Afin d'éviter la formation d'anhydride sulfureux et d'hydrogène sulfuré par réduction de l'acide sulfurique, on plonge le flacon dans une terrine pleine d'eau froide, souvent renouvelée.

L'acide et le zinc ne doivent pas occuper plus du *quart* du flacon ; le zinc et l'acide sulfurique doivent être *exempts d'arsenic*. En effet, le zinc est retiré de son minerai, la blende (sulfure de zinc), qui renferme souvent de l'arséniure de zinc ; aussi le zinc du commerce renferme-t-il toujours de l'arsenic. L'industrie chimique en fournit d'ailleurs exempt d'arsenic pour les usages toxicologiques (1).

L'acide sulfurique, provenant de la combustion des pyrites (sulfure de fer), qui sont souvent arsenicales, renferme de l'anhydride arsénieux ; il faut donc encore le purifier soi-même, ou se procurer de l'acide sulfurique garanti exempt d'arsenic (acide sulfurique préparé à l'aide du soufre ou obtenu par le procédé catalytique).

Il ne faudra jamais se contenter de la garantie du fournisseur ; il faut encore, et avec le plus grand soin, vérifier soi-même la pureté des produits que l'on emploie.

D'ailleurs, l'appareil de Marsh nous permet une vérification facile de ces produits. Il suffit, en effet, de le faire marcher à blanc pendant une heure, en chauffant la partie du tube disposée sur la grille à gaz et de constater l'absence de tout dépôt métallique, pour conclure à la pureté des réactifs.

Cette vérification ne sera probante que si on a soigneusement dilué l'acide sulfurique et refroidi le générateur à l'hydrogène. Sans cette précaution l'hydrogène réduirait partiellement l'acide sulfurique d'autant plus énergiquement que la température serait plus élevée :

$$SO^4H^2 + H^8 = SH^2 + 4H^2O$$

(1) Le zinc peut être privé de toutes traces d'arsenic et de phosphore par fusion avec 1 p. 500 de sodium (LEMKES).

et l'hydrogène sulfuré en résultant pourrait donner, avec un dérivé arsenical, du *sulfure d'arsenic insoluble* non décomposé par l'hydrogène naissant et qui, par conséquent, resterait dans le générateur.

Il faut donc que le zinc soit pur, tout au moins au point de vue de l'absence d'arsenic. Or, le zinc pur est mal attaqué par l'acide sulfurique ; pour que le dégagement d'hydrogène se fasse bien, il faut qu'il soit associé à de petites quantités d'autres métaux, avec lesquels il constitue alors une série de couples voltaïques, une véritable pile.

Aussi a-t-on proposé d'ajouter à la grenaille de zinc pur, plongée dans de l'eau acidulée d'acide sulfurique pur, deux à trois gouttes d'une solution de *chlorure de platine* au 130e.

Le zinc déplace le platine, qui se dépose sur l'excès de zinc; il se forme du zinc platiné attaquable par l'acide sulfurique. (Méthode à suivre).

On ne doit pas ajouter le chlorure de platine pendant la marche de l'opération ; il pourrait se former de l'*arséniure de platine* qui resterait dans le générateur à hydrogène.

On a également proposé l'addition d'un peu de sulfate de cuivre ; le zinc déplace le cuivre et il se forme un couple attaquable par l'acide sulfurique.

$$Zn + SO^4Cu = SO^4Zn + (Cu\text{-}Zn)$$

Cette pratique doit être absolument rejetée car une petite quantité d'arsenic passe à l'état d'*arséniure de cuivre* restant dans l'appareil et perdu pour l'analyse (GAUTIER).

MOISSAN préfère opérer de la façon suivante : Il place dans un verre une petite quantité de grenaille de zinc pur et ajoute de l'acide sulfurique au sixième qui l'attaque à peine ; si alors on plonge dans le liquide une lame de platine, l'attaque a lieu immédiatement. On laisse marcher l'opération pendant un quart d'heure, on enlève la lame de platine, on lave le zinc à l'eau et on l'introduit dans le générateur avec d'autre grenaille de zinc pur ;

l'attaque a lieu immédiatement et un dégagement régulier d'hydrogène se produit (1).

Lorsque, par un dégagement d'hydrogène suffisamment prolongé, tout l'air du flacon a été chassé afin d'éviter l'oxydation de l'arsenic, on allume la grille et l'on chauffe le tube jusqu'au point de ramollissement du verre.

Si, au bout d'une heure environ, il ne s'est produit, au delà de la partie chauffée, aucun anneau noir, preuve de la pureté des réactifs, on commence à introduire le liquide suspect par le tube à entonnoir.

Je rappelle que ce liquide suspect renferme l'arsenic à l'état *d'acide arsénique*, soit qu'il ait été obtenu par la méthode de Frésénius et Babo ($ClO^3K + HCl$) ; soit qu'il ait été obtenu par les méthodes de Flandin et Danger ou d'Armand Gautier (azoto-sulfurique).

Quelques auteurs (Ogier) recommandent d'introduire cette solution suspecte, concentrée à 40 ou 30 c. c., d'un seul coup dans l'appareil ; d'autres préfèrent l'y introduire par petites quantités, en laissant des intervalles suffisamment longs (dix minutes environ) entre chaque addition, pour que l'hydrogène arsénié ait bien le temps de se former. Il faut de plus que le *dégagement d'hydrogène soit assez lent* pour que l'hydrogène arsénié puisse être complètement décomposé dans la partie chauffée. On vérifie, pendant l'opération, le bon fonctionnement de l'appareil, en allumant l'hydrogène qui se dégage à l'extrémité effilée du tube. La flamme ne doit pas avoir plus de trois millimètres de long si le courant n'est pas trop fort. De plus, en écrasant la flamme avec une soucoupe, on ne doit pas voir se former de taches, ce qui indiquerait que la dissociation de l'hydrogène arsénié dans la partie chauffée est incomplète, la chaleur n'étant pas suffisamment élevée ou le courant étant trop rapide.

Lorsque le liquide introduit dans l'appareil de Marsh contient de l'arsenic, il se forme lentement dans le tube de verre, *à peu de*

---

(1) Pour éviter l'emploi du zinc, l'hydrogène pur peut être produit par l'électrolyse de l'eau comme dans l'appareil utilisé par M. Lambert dans le laboratoire du Professeur Chelle. (*Bull. Soc Pharm. Bordeaux*, 1-1921).

distance et au delà de la partie chauffée, un anneau brun plus ou moins foncé d'arsenic métallique.

Si au bout d'une heure de dégagement il ne s'est formé aucun anneau, l'absence d'arsenic dans la liqueur suspecte peut être considérée come démontrée.

L'apparition de l'anneau a lieu d'autant plus rapidement que la solution suspecte renferme plus d'arsenic.

Si elle n'en renferme que de très faibles traces, les anneaux sont très pâles, brun clair, transparents, à peine visibles ; pour des doses plus grandes, ils ont une très belle couleur noirâtre, brillante, avec reflets bruns et parfois se détachent du verre sous forme d'écailles noires.

La longueur de l'anneau ne doit pas être trop grande : 1 à 2 centimètres ; un anneau trop allongé indiquerait un dégagement d'hydrogène trop rapide et des pertes probables.

La position de l'anneau dans le tube doit être voisine de l'extrémité de la grille (1 centimètre environ).

Pour vérifier la fin de l'opération, on peut éteindre le feu, pour éviter la dissociation de l'hydrogène arsénié, et enflammer l'hydrogène en écrasant la flamme sur une soucoupe : il ne doit pas se former de tache. Si on a employé le dispositif de Chapuis, le nitrate d'argent ne doit pas noircir.

Nous avons donc pris toutes les précautions voulues pour obtenir la totalité de l'arsenic contenu dans la solution sous la forme d'un anneau renfermé dans le tube.

Autrefois, on ne chauffait pas le tube, on enflammait l'hydrogène, à l'extrémité effilée et on écrasait la flamme avec des soucoupes ou des capsules de porcelaine pour recueillir le plus de taches possibles.

Nous avons déjà dit que cette façon d'opérer entraînait des pertes, une partie de l'arsenic étant oxydée et volatilisée à l'état d'anhydride arsénieux.

Quand on veut recueillir des taches, il ne faut pas exposer trop longtemps le même point de la capsule à la flamme, car celui-ci s'échaufferait rapidement et l'arsenic, qui est volatil à 180°, après s'être déposé, se volatiliserait à nouveau. S'il y a de l'arsenic, *la flamme est livide,* cet aspect est masqué le plus souvent par la coloration jaune due au sodium du verre ; parfois, si l'arsenic est en grande quantité, il se forme des vapeurs d'anhydride arsénieux dangereuses, pour l'opérateur.

La production des taches ne doit servir qu'à vérifier le bon fonctionnement de l'appareil.

Sensibilité. — Causes d'erreur de la méthode de Marsh. — *Sensibilité.* — D'après l'Académie des sciences, cette méthode, entre des mains expérimentées, peut accuser la présence $\frac{1}{100.000}$ d'anhydride arsénieux dissous dans une liqueur. *D'une façon générale on pourra déceler assez facilement* **1/10** *de milligramme d'anhydride arsénieux.* En employant son procédé spécial de destruction des matières organiques. Armand GAUTIER a pu retrouver, à l'aide de l'appareil de Marsh, de l'arsenic dans un organe qui n'en renfermait que $\frac{1}{20.000.000}$ de son poids.

Causes d'erreur. — Nous avons dit qu'il fallait soigneusement éviter la présence de toutes traces d'acide azotique ; en effet, celui-ci donnerait, par l'hydrogène naissant, du peroxyde d'azote, corps très oxydant qui pourrait réagir sur l'hydrogène arsénié gazeux en donnant un nouvel hydrure d'arsenic :

$$2AsH^3 + 2O = As^2H^2 + 2H^2O$$

Or As^2H^2 est un *corps solide* qui resterait dans l'appareil à hydrogène et l'expert conclurait, à tort, à l'absence d'arsenic. Nous avons indiqué aussi qu'il fallait éviter toute élévation de température dans le générateur (refroidissement du générateur et dilution de l'acide sulfurique), car il pourrait se former de l'hydrogène sulfuré qui, en se combinant à l'anhydride arsénieux, donnerait du *sulfure d'arsenic insoluble* qui resterait encore dans le générateur.

Une autre cause d'erreur est l'oxydation possible, dans l'appareil, d'une partie de l'arsenic ; la précaution qui permet de l'éviter, consiste à faire traverser l'appareil, prêt à fonctionner, par un courant de gaz carbonique, (fourni, par exemple, par une bouteille d'acide carbonique liquide) ; on maintient ce courant pendant toute l'opération (G. Bertrand) (fig. 7).

D'après A. Gautier, il est préférable de chasser l'air de l'appareil par le courant d'hydrogène qui prend naissance dans le générateur même.

Dispositif de A. Gautier. — Le moment nous paraît venu de décrire le dernier dispositif adopté par l'éminent professeur A. Gautier, dont les savants travaux ont jeté un jour si nouveau sur la recherche toxicologique de l'arsenic ; ce dispositif, qui permet d'éviter toutes les causes d'erreur précédemment signalées,

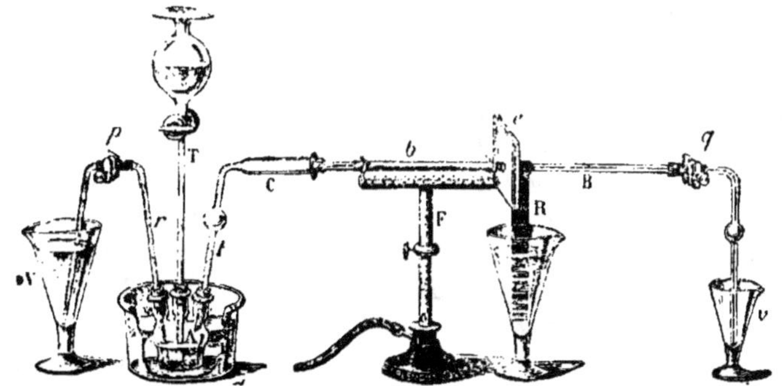

Fig. 8. — Appareil de A. Gautier.

est ainsi décrit par l'auteur : « Dans un flacon A à trois tubulures de 80 centimètres cubes de capacité environ, on introduit 20 grammes de *zinc pur* grenaillé. On assujettit au flacon les trois tubes *v*. T. et *t* par de bons bouchons de liège neufs. Le tube central T servira à verser la liqueur acide arsenicale. L'extrémité inférieure de ce tube central est très légèrement échancrée par le bas et touche le fond du flacon A. Ce tube T porte en haut une boule et un robinet de verre. Le tube latéral *v* pénètre aussi jusqu'au fond du flacon : il est relié, par un caoutchouc à pince *p*, à un tube courbé plongeant dans le verre V de 100 centimètres cubes environ de capacité. Le troisième tube *t* sert au dégagement de l'hydrogène ; une petite boule est soufflée sur sa branche verticale ; l'extrémité inférieure est taillée en biseau et dépasse à

peine le bouchon ; la partie horizontale est renflée et reçoit, sur
une largeur de 10 centimètres, une bourre de coton bien sec C un
peu tassée (préalablement chauffé à 120°). Le tube tC est uni par
un bouchon de liège au tube semi-capillaire horizontal *b* qui passe
au-dessus de la rampe à gaz F destinée à chauffer au rouge
naissant, sur une largeur de 12 à 15 centimètres, les gaz qui sor-
tiront de l'appareil. Ce tube est lui-même lié, par un caoutchouc
désulfuré portant une pince *q*, au tube courbé à angle droit qui
termine l'appareil ; sa branche verticale plonge dans le verre *v*
contenant 1 à 2 centimètres cubes d'acide sulfurique. Le tube
horizontal semi-capillaire *bq* en verre peu fusible est entouré de
clinquant sur tout le parcours correspondant à la rampe F.
Immédiatement après avoir quitté la rampe à gaz qui doit le
chauffer, ce tube traverse deux pièces métalliques mobiles. La
première *e*, est un léger écran formé de deux feuilles de clinquant,
destiné à protéger la partie libre de ce tube contre le rayonnnement
du foyer F. L'autre pièce est un petit curseur de laiton R qu'on
avance vers l'écran *e*, presque à le toucher, curseur formé d'un
tube de 6 à 7 millimètres de long, soudé par en bas à une lame
épaisse du même métal ,trempant dans un verre rempli d'eau ou
de glace pilée (c'est un véritable réfrigérant).

Pour se servir de cet appareil, toutes les pièces en étant bien
fixées et le flacon A baignant dans l'eau froide, on enlève les
pinces *p* et *q* ; on remplit entièrement d'eau distillée le flacon A,
contenant 20 grammes de zinc pur grenaillé, puis fermant la
pince *q*, on verse par le tube à robinet T de l'acide sulfurique
étendu de 6 volumes d'eau et refroidi, mêlé *d'une goutte de chlorure
de platine au* 130ᵉ. Le dégagement d'hydrogène commence aussitôt.
Ce gaz refoule l'eau par le tube *vp* dans le verre V. On ferme alors
la pince *p*, on couvre *q* et on laisse un instant l'hydrogène se
dégager et barboter à travers l'acide sulfurique du verre *v*. L'ap-
reil *étant alors privé d'air*, on allume la rampe F et on introduit
dans la boule du tube central T la solution suspecte de contenir
l'arsenic. On ouvre ensuite légèrement le robinet T, de façon
à laisser la liqueur acide pénétrer lentement dans le flacon A.
En général, deux heures sont nécessaires pour y introduire la
totalité de cette liqueur et deux heures encore pour y faire pénétrer

les liqueurs acides du lavage formées d'acide sulfurique étendu
d'abord au 10e, puis au 6e, et refroidi. Lorsqu'il s'agit de millièmes
de milligramme, l'opération doit être poursuivie durant quatre
à cinq heures. La vitesse de dégagement des gaz en *v*, à travers
l'acide sulfurique, guide l'opérateur et permet de ne jamais laisser
pénétrer l'air dans l'appareil.

Quant à l'écran *e* et au curseur R, leur rôle consiste à refroidir
le tube semi-capillaire *bq* aussitôt qu'il quitte la rampe à gaz.
Le curseur R a pour effet de condenser sur une *faible étendue*
l'arsenic en vapeurs très diluées sortant de l'appareil, vapeurs qui,
sans cette précaution, s'étendraient en un anneau souvent imper-
ceptible, surtout si ces gaz sont humides

Grâce à cette pièce métallique, on obtient sur la largeur du
curseur des anneaux continus de 6 à 7 millimètres de long, bien
homogènes et bien visibles avec 1/500e et même 1/1000e de
milligramme d'arsenic.

Ainsi modifié, l'appareil de Marsh est un instrument parfait
pour ces recherches délicates. On n'est plus exposé à la dispersion,
à la désagrégation et à l'oxydation de l'anneau, autant de causes
qui, lorsque les quantités d'arsenic sont voisines de 1/1000e de
milligramme, peuvent le faire complètement disparaître. *Mais des
doses si faibles ne peuvent permettre à l'expert de conclure à un
empoisonnement par l'arsenic.*

Exemple. — Dans un empoisonnement accidentel aigu par
ingestion d'une gorgée d'une solution d'acide arsénieux dans de
la soude caustique, liquide destiné à combattre la pyrale, j'ai pu
isoler par l'appareil de Marsh-Gautier, après destruction des
organes par la méthode azoto-sulfurique, un anneau d'arsenic de
0 milligr. 18 pour cent grammes de foie, un anneau de 0 milligr. 18
de 20 c.m. d'intestin grêle, un anneau de 0 milligr. 15 de cent
grammes d'estomac ; par contre, le contenu stomacal ne m'a
donné qu'un très faible anneau d'arsenic 0 milligr. 003, car des
vomissements très abondants avaient provoqué l'expulsion du
toxique ; un faible volume d'urine recueillie dans la vessie, 5 c. c.
environ, a donné, après destruction par le mélange azoto-sulfu-

rique, un résidu sur lequel le réactif de Bougault n'a pas décelé la présence d'arsenic.

Des doses si élevées d'arsenic enlèvent tout doute sur la nature du toxique qui avait provoqué la mort.

Examen des anneaux ou des taches obtenus. — En prenant toutes les précautions indiquées, on obtient des *anneaux* parfois *à peine visibles*, ou, si on ne chauffe pas le tube mais qu'on enflamme le gaz à son extrémité, on recueille, sur une soucoupe, des *taches* parfois à peine *marquées*. L'expert doit démontrer, par quelques réactions caractéristiques et aussi sensibles que possible, que le corps qu'il a ainsi isolé est bien de l'arsenic métalloïdique.

A) **Examen des taches.** — Elles sont grises, noirâtres, parfois très brillantes, mais leur aspect peut varier beaucoup avec la façon de les recueillir.

a) Une solution diluée d'hypochlorite de soude dissout instantanément les taches arsenicales. (L'arsenic très divisé est oxydé, et se transforme en arséniate de soude.

b) Une goutte de *sulfhydrate d'ammoniaque*, placée sur une tache grise, laisse, après douce évaporation, une *tache jaune de sulfure d'arsenic* que quelques gouttes d'acide chlorhydrique n'attaquent pas, mais que quelques gouttes d'ammoniaque dissolvent.

c) Quelques taches, recueillies sur le fond d'une petite capsule et traitées par l'*acide nitrique*, se transforment en acide arsénique. On évapore doucement, on laisse refroidir, on touche le résidu blanc avec une goutte d'une dissolution de *nitrate d'argent ammoniacal*, et on évapore de nouveau à sec. Il se produit immédiatement une *tache rouge brique d'arséniate d'argent* caractéristique de l'arsenic, soluble dans l'acide azotique et l'ammoniaque.

B) **Examen des anneaux.** — Il se forment, en général, un peu au delà de la partie chauffée.

a) Si, sans interrompre le courant d'hydrogène, on chauffe doucement l'anneau formé, *il se volatilise* et se reforme un peu plus plus loin.

b) Si, détachant le tube de l'appareil, on le chauffe en l'inclinant pour faire appel d'air, *l'anneau brun* disparaît et un peu plus haut on distingue un *anneau blanc, formé* de cristaux microscopiques octaédriques d'anhydride arsénieux.

c) Mais il vaut mieux faire passer dans ce tube un courant d'hydrogène sulfuré, en le chauffant doucement en sens inverse ; *l'anneau brun* prend, petit à petit, une *teinte jaune* caractéristique de sulfure d'arsenic.

Si, alors, on remplace le courant d'hydrogène sulfuré par un courant d'*acide chlorhydrique gazeux*, on voit que l'anneau jaune de sulfure d'arsenic *ne disparaît pas ;* nous savons en effet que le sulfure d'arsenic est insoluble dans l'acide chlorydrique (ce qui le différencie du sulfure d'antimoine).

d) On pourrait encore détacher un anneau, à l'aide de deux traits de lime, et dissoudre l'arsenic par quelques gouttes d'*aide azotique* pur, fumant. On évapore cette liqueur dans une petite capsule ; il reste un résidu blanc d'acide arsénique ; on l'expose aux vapeurs ammoniacales, pour transformer l'acide arsénique en arséniate d'ammonium, et on ajoute une goutte de *nitrate d'argent*. Il y a apparition d'une tache *rouge brique* d'arséniate d'argent.

e) Enfin, ces anneaux se dissolvent immédiatement dans une solution d'hypochlorite de soude.

Examen de la liqueur argentique. — Nous avons vu que dans certains cas, au lieu d'étirer en pointe l'extrémité du tube, par lequel se dégagent l'hydrogène et l'hydrogène arsénié, on le courbait à angle droit afin de le faire plonger dans une solution de nitrate d'argent. Cette solution noircit si tout l'hydrogène arsénié n'est pas décomposé dans la partie du tube chauffée (fig. 6).

En effet, le nitrate d'argent se comporte comme un oxydant : on peut théoriquement le considérer, en dissolution, comme constitué par $Az^2O^5, Ag^2O + nH^2O$. En présence de corps oxydables, l'oxyde d'argent se décompose en argent et oxygène et il se forme de l'acide azotique :

$$Az^2O^5, Ag^2O + H^2O + M = MO + Ag^2 + 2AzO^3H.$$

Quand l'hydrogène arsénié arrive dans le nitrate d'argent, il est oxydé et transformé en acide arsénieux :

$$2AzO^3Ag \ + \ nH^2O \ = \ Az^2O^5,Ag^2O \ + \ nH^2O$$
$$AsH^3 \ + \ 3Ag^2O \ = \ AsO^3H^3 \ + \ 6Ag.$$

Cet acide arsénieux réagit sur le nitrate d'argent en excès pour donner :

$$3AzO^3Ag \ + \ AsO^3H^3 \ = \ AsO^3Ag^3 \ + \ 3AzO^3H$$

et cet arsénite d'argent reste dissous dans la solution nitrique. Si on verse cette liqueur dans un tube à essai et qu'on y fasse couler, en suivant la paroi, quelques gouttes d'une dissolution ammoniacale, à la surface de séparation des deux liqueurs l'acide nitrique se trouve neutralisé et une *zone jaune*, formée par l'arsénite d'argent, apparaît très nettement.

Si on ne prend pas cette précaution, l'arsénite d'argent, qui est soluble dans un excès d'ammoniaque, n'apparaît pas.

Conclusions de l'analyse qualitative. — Le chimiste, après avoir pris toutes les précautions pour mener à bonne fin l'analyse des matières suspectes, a trouvé nettement de l'arsenic. Avant de conclure à un empoisonnement, il doit se poser toute une série de questions, tant pour pouvoir répondre aux objections de la défense que pour éclairer sa conscience et établir sa conviction.

Arsenic normal. — *L'organisme humain ne renferme-t-il pas, ne serait-ce qu'à l'état de traces, de l'arsenic à l'état de combinaison ?*

A cette question, il y a quelques années à peine, l'expert aurait pu répondre catégoriquement non, car il semblait démontré, par de nombreuses expériences, que cet élément ne pouvait figurer au nombre des corps simples qui entrent normalement dans la constitution du corps humain.

Mais, le 5 décembre 1899, Armand GAUTIER s'exprimait ainsi devant l'Académie de médecine :

« Je viens annoncer à l'Académie que *l'arsenic existe d'une façon constante et normalement* dans la glande thyroïde des animaux et de l'homme lui-même, ainsi que dans quelques autres rares tissus...

« Seule, la *glande thyroïde* et avec elle, mais en bien moindres proportions, le *thymus*, et le *cerveau*, enfin, à l'état de traces seulement, la *peau*, contiennent normalement de l'arsenic. *Il est totalement absent des autres organes des animaux.*

« Les toxicologistes auront à tenir compte, dans leurs expériences, d'un travail qui établit l'existence de l'arsenic normal chez l'homme dans certains organes, mais aussi son absence de la majeure partie des tissus, des glandes et du sang ».

En 1902, G. BERTRHND, à la suite de nombreuse sechrerches sur l'homme et sur divers êtres de la série animale, écrivait que l'arsenic est « au même titre que le carbone, l'azote, le soufre et le phosphore, un élément fondamental du protoplasma ».

Il est donc a retenir que si l'arsenic existe normalement dans l'organisme humain, *c'est en fort petite quantité*, puisque la glande thyroïde de l'homme, pesant 21 grammes en moyenne, ne fournit qu'à peine 0 milligr. 16 d'arsenic ; d'autre part, les organes sur lesquels portent surtout les recherches de l'expert chimiste, tels que le rein et *surtout le foie* n'en renferment qu'une infime proportion.

L'expert chargé de recueillir les organes devra donc rejeter la glande thyroïde, le cerveau et la peau.

Mais si, au moment de l'autopsie, le corps est en pleine putréfaction, on doit se demander si l'arsenic ne se sera pas répandu dans tous les tissus ; Armand GAUTIER répond à cette objection en faisant observer que, dans ces conditions, la proportion d'arsenic répandue dans tout le cadavre deviendrait si faible que, même avec la méthode délicate de recherche indiquée par lui, il deviendrait impossible de le déceler.

La découverte de l'arsenic normal doit rendre l'expert encore plus circonspect, car il n'oubliera pas que des accusés ont pu être condamnés sur des preuves qui reposaient sur la présence de quantités d'arsenic à peine plus considérables que celles que l'on peut à l'heure actuelle retirer d'un organisme sain (affaire Danval).

Ce paradoxe que lançait Raspail au Président des assises, lorsqu'il prétendait qu'il retirerait de l'arsenic du pied même de son fauteuil, était beaucoup plus près de la vérité qu'on ne le pensait alors (affaire Lafarge).

En général, il sera plus prudent de se borner à rechercher l'arsenic dans les organes où il n'existe pas normalement ou seulement à l'état de traces infimes : le foie, la rate, les muscles et même les tuniques de l'intestin soigneusement lavé. Toutefois, la présence de ce métalloïde dans le contenu intestinal *en quantité se rapprochant du dixième de milligramme*, ne paraît, en aucun cas, pouvoir être mise sur le compte de l'arsenic que renferment normalement les aliments ; la nourriture journalière n'introduit en effet dans l'organisme que 20 millièmes de milligramme environ d'arsenic (GAUTIER).

Arsenic accidentel. — Mais il ne faut pas oublier que, sous nombre de formes, l'arsenic nous environne et par conséquent peut pénétrer dans notre organisme. C'est ainsi que certaines tapisseries, de couleur verte, renferment soit de l'arsénite de cuivre (vert de SCHEELE), soit de l'acétoarsénite de cuivre (vert de SCHWEINFURTH) qui, sous l'influence de certaines moisissures (pièces humides), laissent dégager de l'hydrogène arsénié ; que les feuillages artificiels sont colorés avec du vert de MITTIS ; que les fuchsines, qui à certain moment ont servi à colorer des vins, des bonbons sont arsenicales ; que certaines préparations de toilette, telles que les pâtes épilatoires, renferment de l'arsenic.

Enfin, les ouvriers qui préparent des produits chimiques renfermant de l'arsenic respirent un air chargé de ce poison. Nous voyons donc qu'il peut exister fréquemment un *arsénisme accidentel*.

Mais il ne faut pas perdre de vue que les quantités de toxique fixées dans les organes sont, dans ce cas, infinitésimales et ne se décèleront, à l'analyse, que *par une trace à peine visible d'arsenic* déposée dans le tube chauffé de l'appareil de Marsh

Arsenic médicamenteux. — L'arsenic, isolé des organes d'un cadavre, peut encore provenir de l'administration, pendant une maladie, de médicaments en renfermant des traces comme impureté, ou mieux d'une médication arsenicale si fréquemment suivie.

Certains médicaments renferment de l'arsenic comme impureté ; en effet, l'acide sulfurique, préparé par les pyrites, est toujours arsenical. Si on l'emploie, sans le purifier, à la préparation d'autres produits chimiques, ceux-ci pourront renfermer une dose, souvent très appréciable, d'arsenic, et leur usage répété introduira dans l'organisme des traces notables de ce toxique que l'expert y retrouvera dans un cas d'empoisonnement supposé.

Le *sous-nitrate de bismuth* notamment, qui s'emploie à doses massives , est très souvent arsenical, le minerai de bismuth renfermant de l'arsenic. D'où la nécessité, pour l'expert, d'examiner les médicaments, les boissons et aliments saisis chez la victime afin d'y rechercher ce toxique.

Comme dans le cas précédent, l'arsenic retiré des viscères, provenant de cette origine, donnera naissance dans l'appareil de Marsh à un anneau un peu plus net, mais son poids ne sera guère appréciable.

Envisageons le cas où la victime était soumise à une médication arsenicale, arsénite de potasse (liqueur de Fowler), arséniate de sodium (liqueur de Pearson), ou mieux encore cacodylate de sodium, Arrhénal, Salvarsan, aujourd'hui très usités.

En effet, depuis les travaux de Bunsen, qui démontrèrent que les *composés organiques de l'arsenic possèdent une toxicité bien moindre que celle de ses combinaisons minérales*, la thérapeutique s'est enrichie d'une longue série de médicaments arsenicaux dont l'activité comparée a été établie, pour quelques-uns, par M. Lauroy.

Les quantité d'arsenic ci-dessous indiquées, sont celles qui ont déterminé la mort de 1 kilogramme de cobaye dans un délai de 1 à 10 jours.

Arséniate de soude	0 gr.	0012
Arsénic colloïdal	0 »	0083
Atoxyl	0 »	0418
Acétylatoxyl	0 »	0461
Cacodylate de soude, au-dessus de	0 »	0912

La toxicité de l'arsenic est encore diminuée dans les médicaments nouveaux, tels que l'Hectine, le Salvarsan (606), le galyl,
le lydyl, etc., remèdes spécifiques de la siphylis.

On peut injecter, en une seule fois, jusqu'à 1 gr. 20 de salvarsan
composé sans accident.

La durée d'élimination, très courte pour l'Hectine et l'Atoxyl,
varie avec la nature chimique du médicament.

C'est ainsi que, pour le Salvarsan, on ne retrouve plus d'arsenic
dans les urines et les fèces après quinze jours, mais il se localise
partiellement *in situ*, au point qu'on a pu en trouver 0 gr. 01
dans les muscles d'une femme morte trente-six jours après l'injection.

Ici, les quantités d'arsenic que nous retrouverons dans les viscères seront beaucoup plus appréciables. Il sera nécessaire d'avoir
recours aux *commémoratifs*, de se renseigner auprès du médecin
traitant et, *si l'administration du médicament a cessé deux mois
avant la mort*, on peut considérer qu'il aura été complètement
éliminé. Si, avant la mort, la victime suivait un traitement arsenical, il est possible encore, dans certains cas, de conclure à un
empoisonnement par ce toxique : mais seulement quand l'empoisonnement a été aigu.

En effet, le malade absorbe les liqueurs arsenicales à très petites
doses (quelques gouttes de liqueur de Fowler à chaque repas) :
le médicament ne séjourne que quelques heures dans l'estomac, il
est ensuite a sorbé par les capillaires de l'intestin, traverse le foie
où il se localise en partie, sous forme de combinaisons organiques,
parcourt la circulation générale et enfin arrive aux reins qui en
retiennent une faible quantité, l'excédent étant rejeté par les
urines. Par conséquent, dans le corps d'un homme qui a subi
une médication arsenicale, *on ne trouvera pas d'arsenic dans le
tube digestif et on en trouvera dans les viscères* : foie, reins. Si la
victime a succombé à une intoxication lente, c'est-à-dire à des
doses insuffisantes pour amener la mort en une seule fois, mais
suffisantes pour ébranler l'organisme au point de le rendre rapidement impuissant à réagir contre cette même dose, l'expert
chimiste retrouvera de l'arsenic dans le tube digestif provenant
de la dernière dose administrée ; *mais la quantité qu'il y trouvera ne*

*sera pas plus grande, et pourra même être plus petite que celle qu'il
retirera des viscères* : foie, reins. Enfin, si la victime a succombé à
une dose massive, administrée en une seule fois, l'expert pourra,
dans certains cas, retrouver le poison en nature dans l'estomac
et l'intestin, *mais toujours il en retirera, par la méthode de Marsh
après destruction de la matière organique, une quantité d'arsenic
beaucoup plus forte que celle qu'il retrouvera dans les viscères* : foie
et reins.

Nous voyons que, même dans le cas d'une médication arsenicale
suivie peu de temps avant la mort, le raisonnement, la connaissance des localisations et surtout une expérimentation bien conduite et portant sur les organes séparés, peut amener l'expert à
formuler des conclusions précises.

Arsenic des terrains. — Mais, alors même que la présence de
ce toxique, en quantité notable, aura été démontrée par l'expert
qui pourra présenter au jury un anneau d'arsenic, il est une objection que le défenseur ne manquera pas de lui faire :

*Le terrain dans lequel reposait le cadavre ne renferme-t-il pas de
l'arsenic, et l'arsenic retrouvé dans le corps ne peut-il avoir cette
origine ?*

C'est pour pouvoir répondre à cette question que, pendant l'exhumation, l'expert a eu soin de *prélever plusieurs échantillons de la
terre du cimetière*, l'un à peu de distance au-dessus du cercueil, un
autre au-dessous, enfin deux à chaque extrémité ; il a eu soin également de noter si le cercueil était en bon état ou si les planches
en étaient disjointes, si la terre y avait pénétré ou même s'était
mélangée aux viscères.

D'une façon générale, l'arsenic est renfermé dans les terres
sous une forme telle (arséniate de fer, arséniate de chaux) que
l'eau de pluie ne peut le dissoudre et par conséquent ne peut
l'entraîner, à travers les ais disjoints, jusqu'au cadavre. Si la terre
est mêlée aux viscères, le problème est plus délicat ; si on ne peut
séparer complètement cette terre, l'expert devra l'analyser pour
savoir si elle est arsenicale et, dans ce dernier cas, il ne pourra
guère se prononcer.

De toutes les considérations que nous avons développées découle la nécessité de procéder à un dosage de l'arsenic trouvé dans le cadavre, non pas que la quantité d'arsenic retrouvée réponde à la dose d'arsenic absorbée, car celui-ci a pu être rejeté en partie par les vomissements et les fèces, mais parce que ce dosage permettra de répondre à cette question posée par le jury :

La quantité d'arsenic retrouvée à l'analyse est-elle suffisante pour expliquer la mort ?

Il va sans dire que ce n'est guère que dans le cas d'un empoisonnement aigu, alors que le toxique n'a pas été ménagé, que l'on peut répondre :

Les quantités d'arsenic retrouvées dans le cadavre correspondent à une dose de composé arsenical qui pouvait entraîner la mort.

Cette réponse, rapprochée des *symptômes* observés avant la mort et des *lésions* constatées à l'autopsie (1) par le médecin légiste, permettra au jury de se former une conviction.

Quant à la *forme* sous laquelle a été absorbé le poison, à moins de pouvoir l'isoler en nature dans l'estomac, il est impossible de se prononcer, puisque ces corps subissent des transformations dans l'organisme.

Dosage de l'arsenic. — Cette opération a pris une importance capitale depuis la découverte de l'*arsenic normal.* Parmi les nombreux procédés de dosage qui ont été donnés pour l'arsenic, nous n'en retiendrons que deux plus particulièrement applicables à la toxicologie.

1° A l'état d'arséniate ammoniaco-magnésien. — La liqueur, résultant de la destruction de la matière organique et renfermant, quel que soit le procédé suivi, de l'acide arsénique, doit être réduite par l'anhydride sulfureux, puis précipitée par l'hydrogène sulfuré. Le sulfure d'arsenic recueilli sera dissous dans l'acide azotique qui le transformera à nouveau en acide arsénique ; on évaporera l'excès d'acide, reprendra par l'eau et précipitera par addition de sulfate de magnésie, de chlorure d'ammonium et d'ammoniaque.

(1) Au sujet du crime d'empoisonnement dont était accusé Danval, M. CORNIL s'exprimait ainsi : Avec une aussi *faible quantité* d'arsenic trouvée dans les viscères et en l'absence de toute *lésion anatomique*, il est impossible d'affirmer qu'il y a eu empoisonnement par l'arsenic.

Il se forme, par agitation prolongée, un précipité grenu d'arséniate ammoniaco-magnésien AsO^4Mg,NH^4, qu'on lave à l'eau ammoniacale, sèche à 100° et pèse ; on en déduit l'arsenic. Cette méthode n'est applicable qu'au dosage de quantités assez élevées d'arsenic.

2° A l'état métalloïdique. — Aussi vaut-il mieux former, avec toutes les précautions déjà indiquées, un anneau d'arsenic, en chauffant le tube de l'appareil de Marsh, couper le tube de verre de part et d'autre de l'anneau, le peser soigneusement, puis le laver à l'acide nitrique qui dissout l'arsenic (sur cette liqueur on procédera aux réactions caractéristiques), enfin le sécher et le peser à nouveau. La différence de poids donne le poids de l'arsenic.

Lorsque le poids de l'anneau d'arsenic est trop faible pour pouvoir être accusé, même par une balance très sensible (inférieur à un dixième de milligramme), on compare la longueur et l'intensité de la coloration de cet anneau avec celles de tubes témoins renfermant des anneaux de 0 milligr. 09, 0 milligr. 08, 0 milligr. 07, 0 milligr. 06, etc... Ces anneauxtypes ont été obtenus à l'aide d'une solution titrée d'arséniate de soude ; on prélève un volume déterminé de cette solution qu'on introduit dans l'appareil de Marsh et on obtient un anneau renfermant la quantité d'arsenic correspondante. (Voir planche).

DENIGÊS conseille de dissoudre l'anneau d'arsenic impondérable dans quelques gouttes d'acide nitrique, d'ajouter à la solution 0 c. c. 2 d'acide sulfurique et d'évaporer dans une capsule de porcelaine jusqu'à émissions de vapeurs blanches.

Après refroidissement, on ajoute une goutte d'acide sulfurique, 0 c. c. 8 d'eau et un c. m. c. de réactif de BOUGAULT.

Cette liqueur, introduite dans un tube à essai, est plongée dans un bain-marie bouillant ainsi qu'une série de tubes semblables contenant 1 c. c. de réactifs de BOUGAULT et 1 c. c. de solutions arsenicales à titres connus et croissants.

La comparaison du tube d'épreuve avec les tubes témoins permettra de le rapprocher de l'un d'eux et d'en déduire la dose d'arsenic qu'il contient ; on peut ainsi doser des anneaux dont le poids ne dépasse pas 2 millièmes de milligramme.

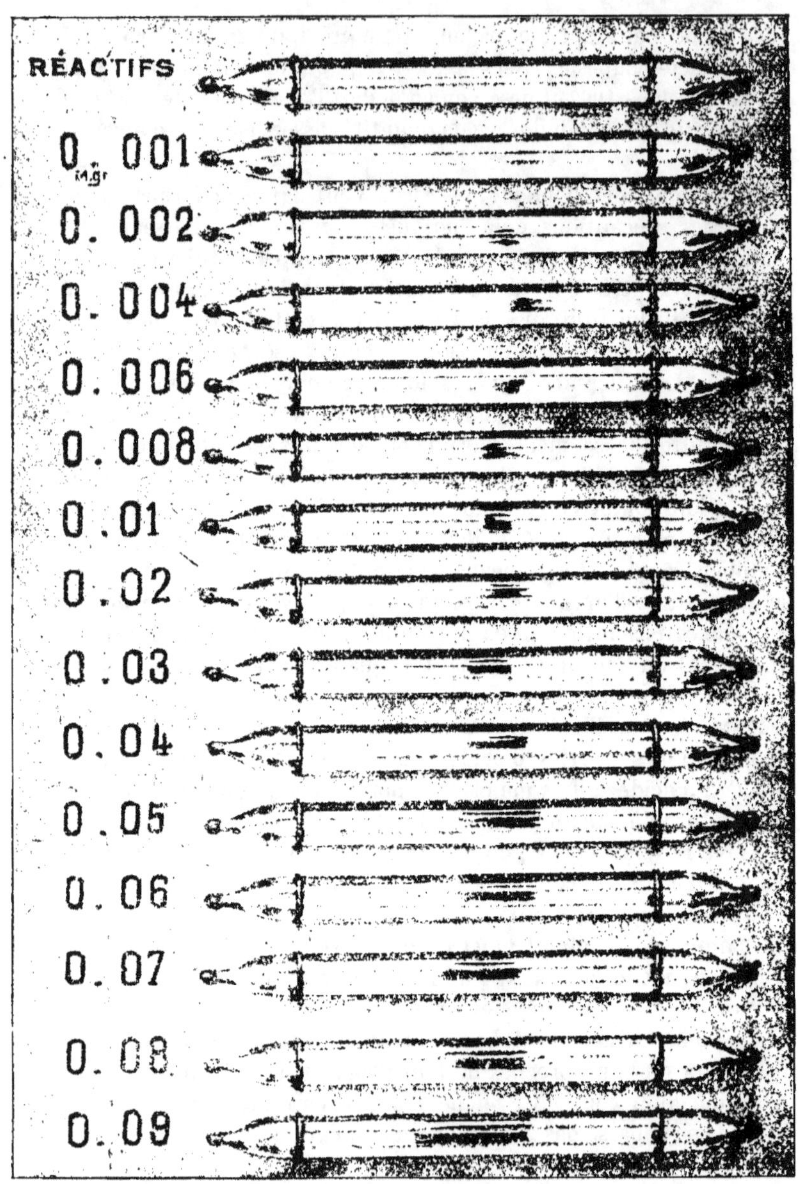

Fig. 8 *bis*. — Dosage de l'arsenic par la méthode de Marsh–Anneaux.
Étalons (As en milligr.).

FONZÈS-DIACON

Les solutions titrées renferment par litre 200 c. c. d'acide sulfurique pur et 2, 5, 10, 20, 40 milligrammes d'acide arsénieux.

Antidotes et traitement. — Les empoisonnements accidentels, suicides ou criminels, par les composés arsenicaux étant relativement fréquents et le pharmacien pouvant être appelé à donner des soins, sans qu'il ait humainement le droit de s'y refuser, il importe qu'il connaisse bien la conduite à tenir en pareil cas.

La première chose à faire est de provoquer les *vomissements* s'ils ne se sont pas encore produits, or, nous savons que parfois ils tardent à apparaître ; de les faciliter s'ils ont lieu (eau tiède). En même temps il administrera, si possible, des antidotes.

Le meilleur, et celui qu'on doit employer de préférence, est l'hydrate de fer gélatineux : c'est un contrepoison chimique dont le Codex donne la préparation et que tout pharmacien doit toujours avoir dans son officine.

Cet hydrate de fer gélatineux $Fe^2O^6H^6$ forme, avec les composés oxygénés de l'arsenic, des *combinaisons insolubles*, arsénite ou arséniate de fer, mais que le suc gastrique (HCl) pourrait redissoudre. Aussi faut-il l'administrer par doses répétées d'environ 8 grammes en suspension dans de l'eau sucrée (deux cuillerées à bouche), en ayant soin de faire vomir après chaque ingestion. Le patient doit en avaler des doses assez considérables (100 à 200 grammes),

Le pharmacien doit se rappeler que l'hydrate ferrique n'est un contrepoison efficace qu'à condition d'être gélatineux. Pour retarder sa condensation, ce qui diminuerait son efficacité, il faut le conserver sous l'eau, à la cave, à une température de 12° à 15° et avoir soin de le renouveler tous les deux ou trois mois.

A défaut d'oxyde de fer hydraté — qu'on ne peut préparer extemporénament à cause des lavages prolongés nécessaires pour le débarrasser de l'ammoniaque en excès qui le rendrait caustique — on peut administrer par verres à madère, de quart d'heure en quart d'heure, un mélange de 12 grammes de magnésie et de 30 grammes de sulfate ferreux pour 250 grammes d'eau ; *ou mieux de la magnésie seule* délayée dans de l'eau, qui insolubilise également le poison; la délayer dans 20 parties d'eau et l'administrer à raison de 3 à 5 cuillerées à soupe toutes les dix minutes.

Enfin, on pourra favoriser l'élimination par les diurétiques.

L'ANTIMOINE

Le rôle toxicologique de l'antimoine serait de bien peu d'importance, car rares sont les cas d'empoisonnement que l'on peut attribuer à ses combinaisons, s'il n'offrait cette particularité de présenter des réactions et des caractères très voisins de ceux de l'arsenic.

Or, comme certains antimoniaux sont des vomitifs puissants (émétique) que l'on peut avoir administrés à la victime dans un cas présumé d'empoisonnement, notamment sous forme d'ipéca stibié (ipéca, 1 gramme, émétique, 0 gr. 05), il est de la plus haute importance de différencier nettement ces deux corps à deux points de vue :

1° *Ne pas confondre l'antimoine avec l'arsenic* ;

2° *Ne pas laisser passer inaperçu l'arsenic en présence de l'antimoine.*

Aussi, allons-nous étudier rapidement l'antimoine et ses dérivés en insistant surtout sur les caractères différentiels de ces deux métalloïdes voisins ; car l'antimoine est un métalloïde comme l'arsenic, mais pour la même raison (précipitation par l'hydrogène sulfuré), nous le plaçons à côté des métaux : mercure, plomb, cuivre.

Antimoine. — L'antimoine était appelé autrefois *stibium* (d'où le nom de tartre stibié donné à l'émétique). On rapporte que Basile Valentin, ayant voulu soigner une compagnie de moines, leur administra un remède dont ils moururent tous. Ce médicament, le stibium, aurait pris dès lors le nom bien justifié d'*antimoine*.

Pourtant l'antimoine métalloïdique n'est pas un poison par lui-même mais il renferme souvent de l'arsenic qui, s'oxydant à l'air humide, se transforme en un composé oxygéné toxique auquel l'antimoine emprunte son activité.

Propriétés physiques. — L'antimoine est un métalloïde à aspect métallique, cassant, à reflets bleuâtres. Sa densité est de 6,80. Il fond vers + 450° (alors que l'arsenic se volatilise sans fondre à la pression ordinaire, à 180°) et se volatilise au rouge blanc *c'est-à-dire à une température beaucoup plus élevée* que l'arsenic.

Propriétés chimiques. — L'antimoine se combine à l'oxygène en donnant plusieurs combinaisons : Sb^2O^3 analogue à As^2O^3 fleurs argentines d'antimoine, anhydride antimonieux ; le peroxyde d'antimoine Sb^2O^4, analogue au peroxyde d'azote Az^2O^4, et l'anhydride antimonique, Sb^2O^5, analogue à l'anhydride arsénique As^2O^5.

Ces oxydes sont insolubles dans l'eau peu attaquables par l'acide chlorydrique dilué du suc gastrique ; aussi ne sont-ils pas toxiques. Toutefois l'oxyde blanc d'antimoine s'absorbe lentement dans l'organisme et constitue un expectorant (antimoine diaphorétique lavé).

Ces oxydes, surtout l'*anhydride antimonieux* et l'*anhydride antimonique*, diffèrent essentiellement de l'anhydride arsénieux et de l'anhydride arsénique en ce qu'ils ne donnent pas avec l'eau des acides analogues à l'acide arsénieux et à l'acide arsénique, mais bien des hydrates faisant plutôt fonction de bases que d'acides.

Nous avons vu par exemple que l'arsenic, recueilli dans l'appareil de Marsh, se dissout dans l'acide azotique chaud qui le transforme en acide arsénique, AsO^4H^3, lequel, après évaporation et neutralisation par l'ammoniaque, donne, quand on y ajoute une goutte de nitrate d'argent, une coloration ou un précipité rouge brique caractéristique.

Nous verrons qu'un anneau d'antimoine, recueilli également dans un appareil de Marsh, est transformé par l'acide azotique en acide antimonique, SbO^4H^3, mais, après évaporation, il reste un résidu blanc d'anhydride antimonique, Sb^2O^5 qui, exposé aux vapeurs ammoniacales puis touché par l'azotate d'argent, ne se colore nullement en rouge. En un mot, il s'est formé un oxyde d'antimoine qui, ne jouissant pas de propriétés acides, n'a pu donner d'antimoniate d'argent (très important).

Les *composés sulfurés* de l'antimoine, trisulfure et pentasulfure, à côté desquels on peut ranger le kermès, sont insolubles, fort peu attaqués par l'acide chlorhydrique dilué du suc gastrique et non toxiques ; ce sont des expectorants.

Au point de vue analytique, rappelons que le sulfure d'antimoine est soluble dans l'acide chlorhydrique concentré, alors que le sulfure d'arsenic y est à peu près complètement insoluble.

Le *trichlorure d'antimoine* (beurre d'antimoine), produit fortement acide, agit sur l'organisme comme l'acide chlorhydrique ; l'*oxychlorure d'antimoine* (poudre d'Algaroth) est un puissant vomitif, peu répandu.

Il existe un *hydrogène antimonié gazeux*, SbH^3, qui prend naissance dans les mêmes conditions que l'hydrogène arsénié, AsH^3 ; *mais ce composé est dissocié bien plus facilement par la chaleur*, car déjà, à la température ordinaire, il donne de l'antimoine et de l'hydrogène. Il n'existe pas d'hydrure d'antimoine solide.

Emétique. — Le plus intéressant des dérivés de l'antimoine est l'émétique ; c'est à lui qu'on doit les quelques empoisonnements par les antimoniaux que l'on relève dans les statistiques.

L'émétique est du tartrate acide de potassium dans lequel une fonction alcool a été éthérifiée par un hydrate de l'anhydride antimonieux (acide méta-antimonieux faiblement acide) ; c'est, en somme, l'*éther méta-antimonieux du tartrate acide de potassium.*

L'émétique, corps très soluble, est facilement absorbé ; c'est un vomitif énergique et, à doses plus élevées, un poison violent.

Empoisonnements. Doses toxiques. — Dans une cinquantaine d'années on ne relève guère que huit empoisonnements par les antimoniaux, tous dus à l'absorption d'émétique.

Les doses toxiques de cette substance sont difficiles à établir à cause de sa puissante propriété vomitive, la majeure partie du poison étant, en général, rejetée hors de l'organisme.

Toutefois, on peut considérer, chez un sujet normal, comme toxique, la dose de 50 centigrammes ; mais la tolérance (accoutumance) s'établir rapidement. *Les enfants sont aussi sensibles à son action qu'à celle de l'opium, c'est un vomitif qu'on ne doit jamais leur administrer.*

Symptômes. — Après ingestion du toxique, le patient perçoit une saveur métallique désagréable, puis apparaissent des *vomissements abondants* (superpurgation) avec douleur à l'épigastre. Le poison est absorbé par les villosités intestinales, il arrive dans les capillaires et agit d'abord sur les éléments cellulaires nerveux, action qui se traduit par une légère excitation, une rapidité plus

grande des battements du cœur, une accélération de la respiration ;
puis sur les éléments musculaires, entraînant une paralysie des
muscles respiratoires et du cœur. Le pouls devient petit, misérable;
l'impulsion cardiaque s'affaiblissant, le sang stagne dans les
vaisseaux ; l'hématose (oxydation des globules rouges) ne se fait
plus, le malade se cyanose (les extrémités, les lèvres bleuissent),
se refroidit (algidité stibiée) ; les urines sont supprimées.

Enfin la prostration devient extrême, les traits s'altèrent de
plus en plus, les vomissements et les selles continuent, la mort
arrive par arrêt de la circulation après un à six jours de souffrances.
Ces symptômes rappellent tellement ceux du choléra qu'on les
a réunis sous le nom de *choléra stibié*.

Quand la mort n'a pas lieu après le premier ou deuxième jour, le
poison, tendant à s'éliminer par la peau, produit une inflammation
des glandes sudoripares qui se traduit par une *éruption* très analogues à celle de la variole. Cette éruption se manifeste sur toutes
les parties du corps où la peau est fine, aux parties génitales, aux
cuisses, aux bras, au dos ; elle consiste en des élevures d'abord
rougeâtres et qui bientôt se remplissent de pus, puis se crèvent
en laissant des traces indélébiles (1), mais la fièvre n'apparaît pas
comme dans la variole.

Lésions observées. — Dans l'intoxication aiguë, on constate
la présence de ces pustules sur les muqueuses du pharynx, de
l'œsophage, de l'estomac, de l'intestin.

Localisation, élimination. — La localisation de l'antimoine est
différente de celle de l'arsenic; d'après POUCHET c'est principalement *dans l'appareil digestif* qu'on le rencontrera ; le foie et le
rein n'en renferment que fort peu. Si le patient survit, le poison
s'élimine par la peau et les urines. La durée de l'élimination peut
se prolonger pendant vingt-cinq jours (doses répétées). Elle est
terminée en six jours après absorption d'une seule dose. RABUTEAU
range l'émétique parmi les poisons *névro-musculaires*. On observe,

---

(1) Ce symptôme caractéristique de l'empoisonnement stibié sera facilement retenu puisque, pendant le stage, l'étudiant a eu à préparer des
vésicatoires saupoudrés d'émétique, justement pour activer l'action de la
cantharidine par la production de ces pustules.

en effet, au début de l'empoisonnement, quand le poison arrive aux capillaires, une légère excitation dans les mouvements cardiaques et respiratoires, provenant de l'action sur le système nerveux ; puis se produit une dépression musculaire entraînant la mort.

Recherche de l'antimoine. — L'antimoine ne se localisant que faiblement dans le foie et dans les reins, c'est donc surtout dans le tube digestif (empoisonnement aigu) qu'il faudra le rechercher. De plus, la majeure partie du toxique s'éliminant par les vomissements, il faudra songer à les examiner soigneusement si on a pu les recueillir.

Essai préliminaire. — On peut procéder à un essai préliminaire sans détruire la matière organique.

Pour cela, on divise finement une petite portion de ces matières, on les additionne d'eau et d'acide chlorydrique, on y projette quelques fragments de grenaille de zinc et on plonge dans la masse une lame de platine en établissant le contact avec le zinc ; au bout de quelques instants, si le mélange contient un sel d'antimoine, la lame de platine se recouvre d'un enduit noirâtre d'antimoine métalloïdique, insoluble dans l'acide chlorhydrique. Cet essai ne réussit pas toujours, l'antimoine étant passé à l'état de combinaisons organiques.

Méthode générale. — Mais il vaut mieux détruire les matières organiques par le procédé de Frésénius et Babo (chlorate de potassium et acide chlorhydrique). Ici, l'antimoine ne se comporte plus comme l'arsenic ; le chlore naissant, en présence de l'eau, oxyde bien cet élément, mais nous avons déjà dit que les oxydes d'antimoine se comportent plutôt comme des bases que comme des acides et, en effet, l'oxyde formé Sb^2O^3, en présence d'acide chlorhydrique en excès, donne le trichlorure d'antimoine, $SbCl^3$:

$$Sb^2O^3 + 6HCl = 2SbCl^3 + 3H^2O$$

Donc, la liqueur en résultant renfermera du trichlorure d'antimoine et, comme celui-ci est légèrement volatil à la température à laquelle on opère, il sera bon, pour éviter toute perte, d'opérer la destruction dans une cornue dont le col plonge dans un ballon condensateur. On mélangera alors le liquide distillé au liquide de la cornue.

Il faut que la liqueur soit toujours fortement chlorhydrique pour éviter la formation d'oxychlorure d'antimoine, SbOCl, nsoluble.

Naquet propose de détruire la matière organique par le procédé de Flandin et Danger légèrement modifié (acide sulfurique et azotate de sodium), de reprendre le charbon, renfermant de l'antimoine à l'état d'antimoniate de soude, par l'acide tartrique qui le dissout en formant un émétique. Mais on doit donner la préférence au procédé Frésénius-Babo. La liqueur chlorhydrique, renfermant le trichlorure d'antimoine, doit être suffisamment acide pour éviter la formation d'oxychlorure insoluble, mais ne doit pas l'être trop fortement parce que, contrairement au sulfure d'arsenic, le sulfure d'antimoine est soluble dans l'acide chlorhydrique concentré.

Il faut donc la neutraliser partiellement si elle est trop acide, mais si un précipité se produisait, il faudrait le redissoudre en ajoutant de l'acide chlorhydrique en qualité juste suffisante.

Dans cette liqueur chaude et bouillie pour en chasser le chlore qui donnerait un précipité de soufre, on fait passer l'hydrogène sulfuré ; la précipitation de l'antimoine se fait rapidement (contrairement à ce que nous avons vu pour l'arsenic et sans qu'il soit besoin d'ajouter de l'anhydride sulfureux).

Le précipité est *jaune orangé*, mais sa couleur peut être modifiée par du soufre et des matières organiques incomplètement détruite.

Ce précipité est recueilli, lavé et traité par de l'acide chlorhydrique concentré et chaud qui dissout le sulfure d'antimoine et ne dissoudrait pas le sulfure d'arsenic.

La dissolution chlorhydrique filtrée est évaporée jusqu'à siccité à la température d'ébullition de l'eau, au bain-marie, car en chauffant plus fortement, on pourrait perdre du chlorure d'antimoine volatil à 225°. On reprend le résidu ainsi débarrassé de l'acide chlorhydrique par de l'eau aiguisée d'acide sulfurique au 1/6 et, sans filtrer (car il peut y avoir un peu d'oxyde d'antimoine en sunpension), on introduit la liqueur dans l'appareil de Marsh.

La destruction de la matière organique par la méthode azoto-sulfurique donnerait également de très bons résultats.

Caractérisation de l'antimoine par la méthode de Marsh. — Principes :

1° *Les dérivés oxygénés de l'antimoine* (Sb^2O^3, Sb^2O^4, Sb^2O^5) ou leurs hydrates), les *dérivés chlorés* (trichlorure ou pentachlorure) sont réduits par l'hydrogène naissant :

$$Sb^2O^3 + 12H = 2SbH^3 + 3H^2O$$
$$SbCl^3 + 6H = SbH^3 + 3ClH$$

Il se forme de l'hydrogène antimonié, SbH^3, analogue à l'hydrogène arsénié AsH^3 et gazeux comme lui.

2° *L'hydrogène antimonié est dissocié par la chaleur* (de même que l'hydrogène arsénié) en antimoine et hydrogène ; mais cette dissociation s'effectue *à une température beaucoup plus basse* et commence même à la température ordinaire, de sorte qu'une petite quantité d'antimoine peut rester dans le flacon générateur d'hydrogène.

L'appareil de Marsh étant monté soigneusement comme nous l'avons indiqué, on allume la grille, on laisse marcher pendant une heure (1) et on introduit, par petites quantités, la solution renfermant l'antimoine.

L'hydrogène antimonié se dégage, la chaleur le dissocie et il se forme un anneau métalloïdique d'antimoine, mais comme l'hydrogène antimonié se décompose plus facilement que l'hydrogène arsénié et que, d'autre part, l'antimoine est moins volatil que l'arsenic, il arrive souvent qu'on observe *un anneau avant et un anneau après* la partie chauffée du tube.

Ce même appareil peut servir à obtenir des taches ; il suffit de ne pas chauffer le tube et d'enflammer le gaz à son extrémité. L'hydrogène antimonié est décomposé par la chaleur de combustion de l'hydrogène, une partie de l'antimoine s'oxyde et se volatilise sous forme de vapeurs blanches, une autre partie, brus-

(1) Pour vérifier la pureté des réactifs : absence d'arsenic.

quement refroidie par une soucoupe de porcelaine dont on écrase
la flamme, se dépose sur celle-ci en formant des taches brunes.

Nous allons successivement examiner les taches et les anneaux,
en insistant sur la façon de les différencier des taches et anneaux
d'arsenic qui ont un aspect semblable et sont obtenus dans les
mêmes conditions.

Examen des anneaux. — Les anneaux d'antimoine sont suffisamment semblables à ceux de l'arsenic pour que l'on ne puisse
les distinguer à première vue.

1° L'*anneau d'antimoine* peut se former dans le tube de verre
avant la grille et, s'il se forme après, se trouve plus rapproché
du clinquant que celui d'arsenic. De sorte que si les matières suspectes renfermaient de l'antimoine et de l'arsenic, l'anneau d'antimoine, moins volatil, se trouverait séparé de l'anneau d'arsenic.
En chauffant le tube, l'anneau d'antimoine se *volatilisera bien
plus lentement* (450°) que celui d'arsenic (180°).

2° L'*anneau d'antimoine*, détaché par deux traits de lime, sera
dissous dans l'*acide azotique* concentré et bouillant ; il se transformera en acide antimonique, SbO^4H^3 ; mais, si on évapore à
siccité, pour chasser l'acide azotique en excès, si on expose ensuite
la capsule aux vapeurs ammoniacales pour saturer les acides et
qu'on touche le résidu par le *nitrate d'argent, on n'apercevra pas
de coloration*, alors que, dans les mêmes conditions, l'anneau d'arsenic aurait donné de l'acide arsénique qui, neutralisé par l'ammoniaque et touché par le nitrate d'argent, se serait coloré en
rouge brique (arséniate d'argent).

3° Si, sur un *anneau d'antimoine* légèrement chauffé, on fait
passer de l'*hydrogène sulfuré*, il se forme un anneau orangé de trisulfure d'antimoine, Sb^2S^3 (avec l'arsenic, on aurait un anneau jaune
de trisulfure d'arsenic, AS^2S^3).

Si on fait alors passer un courant d'*acide chlorhydrique* gazeux
sur l'anneau orangé de trisulfure d'antimoine, il disparaît parce
que l'acide chlorhydrique le dissout (au contraire, le trisulfure
d'arsenic, insoluble dans l'acide chlorhydrique, ne disparaît pas
dans les mêmes conditions).

4° Enfin, si on traite un *anneau d'antimoine* par l'*hypochlorite de soude* dilué, il ne disparaît qu'à la longue (au contraire, rappelons que, dans les mêmes conditions, les anneaux d'arsenic disparaissent immédiatement).

Examen des taches. — Leur éclat et leur couleur ne peuvent, quoi qu'en aient dit certains auteurs, servir à différencier ces taches de celles de l'arsenic :

1º Une solution diluée d'*hypochlorite de soude* n'attaque pas les taches d'antimoine, alors qu'elle dissout immédiatement l'arsenic.

2º L'*acide nitrique* concentré fait disparaître les taches d'antimoine ; la solution acide, évaporée à siccité, laisse un résidu d'acide antimonique qui, exposé aux vapeurs ammoniacales, puis touché avec une goutte de nitrate d'argent, ne donne pas de tache rouge.

3º *Méthode de* Naquet. — Dans la recherche de l'arsenic nous avons vu que l'on pouvait faire barboter l'hydrogène arsénié à travers une dissolution d'azotate d'argent ; dans ce cas, il y a formation d'un dépôt noir d'argent métallique et l'hydrogène arsénié passe à l'état d'acide arsénieux qui entre en dissolution :

$$6AzO^3Ag + 3H^2O = 6AzO^3H + 6Ag + 3O$$
$$O^3 + AsH^3 = AsO^3H^3$$

Quand on fait passer l'*hydrogène antimonié* dans du nitrate d'argent, on observe encore un dépôt noir ; mais ici le dépôt renferme de l'antimoine à l'état d'*antimoniure d'argent*, $SbAg^3$.

La dissolution ne renferme pas du tout d'antimoine.

$$3AzO^3Ag + SbH^3 = SbAg^3 + 3AzO^3H$$

Naquet a mis à profit cette réaction pour isoler l'antimoine qui a pris naissance dans l'appareil de Marsh. L'hydrogène antimonié passe dans un tube de Liebig renfermant du nitrate d'argent, il se forme un précipité noir d'*antimoniure d'argent* qu'on recueille.

1º On peut le faire bouillir avec du *tartrate acide de potassium* et de l'eau, l'antimoine se dissout, abandonnant l'argent. On obtient ainsi une dissolution d'émétique dont on précipite l'antimoine par un courant d'hydrogène sulfuré.

2º On peut fondre le précipité avec un mélange de *nitrate et de carbonate de potassium* : on forme du *pyro-antimoniate de potassium*, $Sb^2O^7K^4$; on reprend par l'acide chlorhydrique dilué, qui le dissout, on précipite par l'hydrogène sulfuré.

Conclusions de l'analyse qualitative. — La présence nette de l'antimoine dans les organes humains implique-t-elle l'empoisonnement par un dérivé de ce métalloïde ? L'antimoine *n'existe pas normalement* dans l'organisme ; mais il peut avoir été administré comme vomitif, sous forme d'émétique, durant la maladie qui a précédé la mort. Donc, il importe d'avoir recours aux *commémoratifs*. De plus, si on conclut à l'empoisonnement par l'antimoine, le parquet demandera si la dose était suffisante pour entraîner la mort.

D'où nécessité d'un dosage qui ne pourra donner qu'une idée relative de la quantité ingérée, puisque les vomissements en ont rejeté la majeure partie ; aussi lorsque les vomissements auront été conservés, c'est surtout là qu'il faudra chercher et doser l'antimoine.

Dosage. — Le dosage de l'antimoine s'effectuera en *neutralisant* la liqueur provenant de la destruction de la matière organique, en l'additionnant d'*acide tartrique*, pour redissoudre le précipité d'oxyde d'antimoine formé, et en faisant passer l'hydrogène sulfuré à chaud. En prenant cette précaution d'aciduler par l'acide tartrique. il se formera du trisulfure d'antimoine exempt de soufre en excès : on le recueillera sur un filtre taré et on desséchera à 110º, 120º (à 100º la dessiccation est très difficile).

On ne peut doser l'antimoine par la pesée de l'anneau formé dans l'appareil de Marsh, car l'hydrogène antimonié se dissocie déjà partiellement dans le générateur à hydrogène et, dans les cas les plus favorables, on ne peut guère recueillir que 50 % de l'antimoine introduit dans l'appareil.

Antidotes et traitement. — Le toxique étant par lui-même le vomitif par excellence, il suffira d'administrer de l'eau tiède et, si les vomissements se faisaient attendre, de titiller la luette avec une plume huilée.

Entre les vomissements, on pourra donner de l'*eau albumineuse*, du *café* ; l'albumine et le tannin donnent en effet, avec l'émétique, des *corps insolubles* qui seront rejetés par les vomissements.

Avant d'abandonner ce sujet, nous devons rapprocher les réactions différentielles des taches ou anneaux d'arsenic de celles de l'antimoine.

Arsenic		**Antimoine**
Volatil à 180°:		Volatil au-dessus de 450°.
	Hypochlorite de soude dilué :	
Se dissout immédiatement.		Ne se dissout que très lentement.
	Acide nitrique, puis nitrate d'argent :	
Tache rouge brique.		Tache grisâtre.
	Sulfure ammonique ou hydrogène sulfuré :	
L'arsenic noir se transforme en sulfure jaune.		L'antimoine noir se transforme en sulfure orangé.
	Acide chlorhydrique :	
Ne dissout pas le sulfure jaune.		Dissout immédiatement le sulfure orangé.
	Combustion à l'air :	
Odeur alliacée.		Pas d'odeur.

Séparation de l'arsenic et de l'antimoine. — L'émétique étant souvent administré à la suite d'un empoisonnement, la présence de l'antimoine peut gêner la recherche de l'arsenic.

Pour séparer ces deux corps on pourra employer la méthode de Naquet.

Le mélange des deux gaz, hydrogène antimonié et hydrogène arsénié, se dégageant d'un appareil producteur d'hydrogène, sera reçu dans une dissolution de nitrate d'argent.

Il se formera un précipité noir renfermant de l'*argent* et de l'*antimoniure* d'argent et la dissolution contiendra de l'*acide arsénique* et de l'azotate d'argent en excès.

Le précipité sera traité par le tartrate acide de potassium qui ne dissoudra que l'antimoine après filtration on obtiendra, par l'hydrogène sulfuré, un *précipité jaune orangé caractérisant l'antimoine*.

La solution sera débarrassée du nitrate d'argent en excès par l'acide chlorhydrique, filtrée et évaporée à siccité ; le résidu renfermant l'acide arsenique sera exposé aux vapeurs ammoniacales et touché par une goutte d'azotate d'argent : s'il se forme *une coloration rouge brique*, elle sera caractéristique de l'arsenic.

On a donc ainsi séparé très nettement l'antimoine et l'arsenic.

DENIGÈS opère la séparation de l'antimoine et de l'arsenic de la façon suivante : dans deux petites capsules on recueille des taches. Dans l'une d'elles on ajoute très peu d'acide azotique qui, par évaporation, abandonne un résidu blanc, mélange d'acides arsénique et antimonique. On reprend par un demi-centimètre cube d'acide chlorhydrique au quart. On verse quelques gouttes de ce liquide sur une feuille de platine et on y plonge une petite lame d'étain. Au point de contact, il se forme sur le platine une tache noire, insoluble dans l'acide chlorhydrique, caractérisant l'antimoine.

La tache d'une autre capsule est dissoute dans 2 ou 3 gouttes d'acide azotique et additionnée ensuite d'un demi-centimètre cube de réactif molybdique.

En chauffant légèrement, il se produira un précipité jaune caractérisant la présence de l'arsenic (précipité d'arséniomolybdate d'ammonium).

L'ÉTAIN

L'étain n'est pas un métal toxique par lui-même : de plus, il n'est pas attaquable par les acides organiques, aussi peut-on employer sans aucun danger des vases d'étain ou des vases étamés pour les usages culinaires.

De tous les sels d'étain, seul le chlorure stanneux, $SnCl^2$, a pu occasionner quelques rares accidents à la suite d'erreurs (ce chlorure a pu être pris pour du sel de cuisine). Aussi ne nous étendrons-nous pas sur l'étude toxicologique de ce métal.

Tout ce que nous en dirons c'est que si les vases en étain ou étamés ont pu occasionner quelques accidents, on doit les attribuer au *plomb* que l'on ajoute frauduleusement à l'étain.

Si donc l'expert chimiste avait à examiner un ustensile de cuisine étamé, il devrait en racler l'intérieur et attaquer ces raclures par l'acide azotique concentré. Celui-ci transforme l'étain en *acide métastannique* $Sn^5O^{15}H^{10}$, insoluble, et le plomb passe dans la dissolution à l'état d'azotate de plomb ; après filtration sur l'amiante, on chasse l'excès d'acide azotique, on dilue la liqueur et on précipite le plomb par l'hydrogène sulfuré. S'il y a des traces de plomb, le liquide se colore en brun plus ou moins foncé ; s'il y en a une quantité un peu plus grande, il se forme un précipité noir (PbS) que l'on dissout dans l'acide nitrique ; sur cette liqueur on procède aux réactions des sels de plomb.

Le rétamage des ustensiles culinaires doit être fait avec des bains contenant au moins 97 % d'étain pur et au plus 0,5 % de plomb, d'après le Comité consultatif d'hygiène de France.

Les soudures internes des boîtes de conserve doivent être faites à l'étain fin. (Instruction du Ministre de l'Intérieur, 4 mai 1908).

D'après Barillé, l'eau de selz attaquerait les têtes de siphon formées d'étain plombifère beaucoup plus énergiquement que le plomb pur ; à l'heure actuelle, les têtes de siphon sont garanties par les fabricants « étain sans plomb ».

CHAPITRE VII

Toxiques minéraux :
Métaux des derniers groupes

Une première famille comprend les métaux ne précipitant pas par l'hydrogène sulfuré en solution faiblement acidulée par un acide minéral, mais précipitant par le sulfure ammonique en solution alcaline (Zn—Fe—Al—Cr—Mn—Ni—Co).

LE ZINC

Le zinc que l'industrie retire de ses deux minerais : la blende ZnS et la calamine CO^3Zn, est un métal blanc bleuâtre fondant à assez basse température, 410°, bouillant à 1000°.

Ses usages sont assez nombreux, car il n'est nullement toxique par lui même : il est notamment utilisé pour la fabrication des réservoirs d'eau ; mais *il ne peut servir aux usages culinaires* car il est attaqué avec la plus grande facilité par les liquides acides : vin, vinaigre, etc., et donne alors des sels toxiques.

L'*oxyde de zinc*, dans l'estomac, peut donner du chlorure de zinc toxique : des enfants ont présenté des symptômes légers d'empoisonnements, après avoir porté à la bouche des jouets peints au blanc de zinc. Toutefois, les poussières de cet oxyde répandues dans les ateliers sont bien moins dangereuses que celles du carbonate de plomb ; aussi l'oxyde de zinc tend-il à remplacer la céruse dans la peinture.

Le *Chlorure de zinc*, ou beurre de zinc, est un corps solide, déliquescent, toxique et corrosif ; mais c'est le *sulfate de zinc*, SO^4Zn, $7H^2O$, qui joue le plus grand rôle dans les empoisonnements par les sels de ce métal.

Empoisonnements. Doses toxiques. — Dans une période de quarante-cinq années on ne relève que huit empoisonnements, tous dus au *sulfate de zinc*. En effet, on peut se procurer facilement ce sel qui joue un rôle important dans la médecine populaire.

D'autre part, le sulfate de zinc ressemble beaucoup au sulfate de soude et on cite certains cas où il a été délivré, à la suite d'erreur, à la place de ce dernier sel.

Le sulfate de zinc est administré comme vomitif à la dose de 0 gr. 50 à 1 gr. 20 mais, au-dessus, il devient toxique. Toutefois, par suite d'une erreur, une dose de 30 grammes ayant été ingérée à la place de sulfate de soude, il n'y a pas eu de dénouement fatal. C'est que l'intoxication ne dépend pas de la dose qui a été introduite dans l'organisme, mais bien de celle qui y est restée, c'est-à-dire de la quantité de toxique qui a pu parvenir dans le *système capillaire*. Or, après l'ingestion de fortes doses de sulfate de zinc, les vomissements et la diarrhée expulsent la presque totalité du toxique sans laisser à l'absorption intestinale le temps de se produire avec une intensité suffisante pour entraîner la mort.

Le *chlorure de zinc*, corps déliquescent que l'on emploie fréquemment dans les arts en solutions concentrées, a donné lieu à de graves empoisonnements suicides ; il agit à la fois, comme toxique et comme corrosif, c'est-à-dire en détruisant la muqueuse stomacale et, de ce seul chef, peut entraîner la mort (péritonite).

On signale une intoxication mortelle, à la suite d'une cautérisation intra-utérine, par le chlorure de zinc à 30 %.

Enfin, d'après DELEZENNE, la toxicité des venins de serpent serait en relation directe avec leur teneur en zinc.

Symptômes. — Le cortège des symptômes de l'empoisonnement par les sels de zinc est le même que celui de tous les empoisonnements par les composés métalliques.

Au début, saveur métallique désagréable, douleurs brûlantes à l'épigastre, vomissements abondants, parfois sanguinolents, diarrhée.

L'absorption intestinale s'effectuant, la circulation se ralentit car le cœur s'affaiblit ; la prostration augmente, les extrémités se refroidissent, le cœur n'ayant plus l'énergie de pousser le flux sanguin ; la mort arrive lentement, dix à trente heures après l'ingestion du toxique.

Lésions observées dans l'intoxication aiguë. — Localisation. — Les muqueuses du tube digestif sont enflammées, d'après certains auteurs, *la muqueuse buccale présente un aspect caractéristique dans l'empoisonnement par le sulfate de zinc, elle est blanche et ridée.*

Comme la plupart des poisons métalliques, le zinc se localise dans le *foie.*

Mécanisme de l'intoxication. — Les analogies évidentes qui existent entre les intoxications par les sels de zinc, de cuivre et de plomb, nous montrent que l'action du poison se porte sur le *système musculaire.* C'est donc un poison musculaire (Rabuteau).

Si la mort ne suit pas l'ingestion du toxique, celui-ci s'élimine lentement par les reins.

Recherche du métal. — Si l'expert-chimiste doit examiner un sel de zinc, il suivra la méthode analytique ordinaire.

S'il doit rechercher le toxique dans les viscères, c'est surtout dans le *foie* qu'il le rencontrera ; l'estomac et les vomissements pourront aussi en contenir de fortes proportions.

Il devra donc, après avoir divisé convenablement les organes, détruire les matières organiques par la méthode de Frésénius et Babo ($ClO^3K + HCl$) qui, dans ce cas, donne les meilleurs résultats.

La liqueur jaune ainsi obtenue renferme du chlorure de zinc ; elle doit être, comme d'habitude, débarrassée de l'excès de chlore. De plus, avant de la traiter par l'hydrogène sulfuré, il faut neutraliser la majeure partie de l'acide en excès par l'ammoniaque et ajouter quelques gouttes d'acide chlorhydrique ou azotique et enfin faire passer dans la liqueur chaude le courant d'hydrogène sulfuré. Dans ces conditions *le zinc ne devrait pas être précipité*, puisqu'il appartient au groupe des métaux dont les sels ne précipitent pas par l'hydrogène sulfuré en présence d'un acide minéral.

Pourtant, le plus souvent, il se forme un précipité de sulfure de zinc d'un blanc plus ou moins sale. Ceci s'explique de la façon suivante : le chlore naissant, en présence d'eau, a oxydé les matières organiques et a créé des acides organiques. Ces acides, avec l'acide chlorhydrique en excès, ont été saturés par l'ammoniaque ; quand on acidule à nouveau par l'acide chlorhydrique, celui-ci réagit sur le sel organique ammoniacal et met l'acide organique en liberté. *Or, les sels de zinc précipitent par l'hydrogène sulfuré en solution acide organique.* Donc, dans le cas de la recherche du zinc, il faut opérer sur une partie de la solution non neutralisée par l'ammoniaque, c'est-à-dire rerfermant un fort excès d'un acide minéral ; mais on a soin de la diluer pour en diminuer l'acidité. L'hydrogène sulfuré dans cette liqueur, précipite des matières organiques non détruites complètement par le traitement au chlore ainsi que les métaux déjà étudiés, s'il en existe ; on filtre, on neutralise par l'ammoniaque et on ajoute du sulfure ammonique ; dans ces conditions, le zinc est précipité à l'état de *sulfure de zinc blanc* qu'on agglomère en chauffant légèrement ; puis, on le recueille sur un filtre et on lave. Le précipité de sulfure de zinc ainsi obtenu est plus ou moins grisâtre, étant plus ou moins pur ; on le dissout dans quelques centimètres cubes d'acide chlorhydrique, on évapore en présence d'un peu d'acide nitrique pour peroxyder le fer. On reprend par de l'acide chlorhydrique dilué, on ajoute de l'acétate de soude *pour opérer en milieu acétique* et on fait passer l'hydrogène sulfuré ; dans ces conditions on obtient du sulfure de zinc pur et blanc. Ce sulfure de zinc, finalement dissous dans l'acide-chlorhydrique dilué, évaporé à sec et repris par l'eau distillée, donne une solution de chlorure de zinc dans laquelle on caractérise le métal par ses réactions ordinaires, dont je ne rappelle que les plus sensibles et les plus caractéristiques :

Ferrocyanure de potassium : Donne un précipité blanc, parfois un peu bleuté.

Ferricyanure de potassium : Donne un précipité jaune rougeâtre, soluble dans l'ammoniaque.

On pourrait encore caractériser le zinc par formation du *vert de Rinmann :* précipiter la liqueur par le carbonate de soude, recueillir le précipité de carbonate de zinc, l'humecter à l'aide d'une goutte d'azotate de cobalt très dilué et chauffer à la flamme oxydante du chalumeau ; la fritte prend une belle coloration verte caractéristique.

Conclusions de l'analyse qualitative. — Le *zinc n'existe normalement dans l'économie qu'en fort petite quantité;* GHIGLIOTTO a retiré 0 g. 009 d'oxyde de zinc de 600 gr. de viscères. Mais le cercueil aurait pu être peint au blanc de zinc ; le zinc, s'il est à l'état de traces, aurait pu être absorbé avec des liquides ou des aliments ayant séjourné dans des récipients en zinc. La viande d'alimentation, suivant qu'elle provient des mammifères ou des oiseaux, apporte à l'organisme une proportion de zinc allant de 20 à 80 milligr. par kilogramme. Enfin, le chlorure de zinc est employé parfois dans les embaumements comme antiseptique. Il faut donc tenir compte des commémoratifs. En outre, pour répondre à cette question du tribunal : « *La quantité de zinc trouvée est-elle de nature à donner la mort ?* » il faudra procéder à un dosage de cet élément.

Dosage du zinc, — On peut doser le zinc en poids à l'état d'oxyde ou de sulfate de zinc, en volume à l'état de ferrocyanure de zinc.

1° *Oxyde de zinc.* — La dissolution de chlorure de zinc est précipitée par le carbonate de sodium. On forme du carbonate de zinc, on le lave à chaud, on sèche et on calcine dans un creuset de porcelaine taré ; le carbonate de zinc donne de l'anhydride

carbonique et de l'oxyde de zinc, poudre blanche teintée de jaun
que l'on pèse.

2º *Sulfate de zinc*. — G. BERTRAND, pour effectuer la recherche de traces de zinc dans les viscères, précipite ce métal de sa solution chlorhydrique à l'état de *zincate de calcium*. Les organes desséchés sont détruits par la méthode azoto-sulfurique ; la liqueur, évaporée à sec dans une capsule de porcelaine, abandonne un résidu qui est traité par l'acide chlorhydrique concentré ; après évaporation et reprise par l'eau acidulé d'acide chlorhydrique, on ajoute à la liqueur 50 c.c. d'eau de chaux puis de 10 à 15 pour 100 d'ammoniaque concentrée.

On porte le liquide à l'ébullition tant qu'il se dégage de l'ammoniaque, on laisse refroidir et on recueille sur un petit filtre le précipité de zincate de calcium souillé de carbonate ; ce précipité est dissous aans l'acide chlorhydrique, on évapore à sec et on reprend par un peu d'eau. Dans cette liqueur, le calcium est précipité par l'oxalate d'ammonium ammoniacal.

Le zinc reste en solution ; par évaporation et calcination en présence d'acide sulfurique, on le transforme enfin en *sulfate de zinc* que l'on peut peser. Dissous dans un peu d'eau, on y caractérise ensuite le métal par sa précipitation en blanc par l'hydrogène sulfuré en présence d'ammoniaque et par le ferrocyanure de potassium.

3º *Ferrocyanure de zinc*. — Dans la dissolution du chlorure de zinc on laisse tomber goutte à goutte une solution titrée de ferrocyanure de potassium. Il se forme du ferrocyanure de zinc blanc, insoluble ; de temps à autre, on porte une goutte de la liqueur surnageante sur une soucoupe de porcelaine et on la touche avec un agitateur plongé dans l'acétate d'uranium.

Quant tout le zinc aura été précipité à l'état de ferrocyanure de zinc, si on ajoute une goutte de ferrocyanure de potassium en excès, ce dernier restera en solution et réagira sur l'acétate d'uranium en donnant un précipité rouge de ferrocyanure d'uranium qui indique la fin de la réaction.

Antidotes et traitement. — Ce toxique est en même temps un vomitif puissant et s'expulsera de lui-même ; on fera prendre au patient de l'*eau albumineuse* qui précipitera, dans l'estomac et

l'intestin, le sel de zinc ; les vomissements et la diarrhée le rejetteront à mesure.

Le *lait*, renfermant beaucoup de matières albuminoïdes, est
aussi un bon contrepoison.

Le *carbonate de soude* (ou les cendres) en solution diluée précipitera le zinc à l'état de carbonate, soluble dans l'acide chlorhydrique du suc gastrique, mais que les vomissements expulseront
au fur et à mesure de sa formation.

FER. — ALUMINIUM — CHROME. — MANGANÈSE. — NICKEL. — COBALT

Parmi les métaux dont les sels précipitent par le *sulfhydrate
d'ammoniaque* en solution neutre ou alcaline, nous aurions encore
à nous occuper du fer, de l'aluminium, du chrome, du maganèse,
du nickel et du cobalt.

Mais les sels de ces métaux ne sont pas, à proprement parler,
toxiques.

On signale bien quelques tentatives d'empoisonnement, dues
à des criminels ignorants, notamment par le *sulfate de fer*, sel très
répandu ; mais la mort n'en est jamais résultée, sa saveur styptique, insupportable, empêchent que la victime en ingère la
quantité relativement considérable qui pourrait déterminer une
issue fatale.

L'expert chimiste n'aura donc, dans ce cas, qu'à examiner une
poudre suspecte ou des aliments, dans lesquels il retrouvera, sans
difficulté, la substance toxique.

Les aliments devront être traités par le procédé de Frésénius et
Babo ou mieux la méthode azoto-sulfurique ; mais, la plupart du
temps, la substance y aura été mise en telle quantité qu'un simple
essai la fera reconnaître.

Chrome. — Au point de vue de l'hygiène sociale, il faut signaler
la toxicité de tous les dérivés du chrome ; leur manipulation
répétée peut entraîner l'empoisonnement chronique des ouvriers,
qui se traduit surtout par des altérations locales : corrosion de la
cloison nasale, ulcération des mains, eczémas, etc.

BARYUM. — STRONTIUM. — CALCIUM

C'est le groupe des métaux ne précipitant ni par *l'hydrogène sulfuré* en solution acide, ni par le *sulfhydrate d'ammoniaque* en solution alcaline, mais précipitant par le *carbonate de sodium.*

Seule, l'histoire toxicologique du baryum présente quelque intérêt ; le calcium et le strontium donnent des sels peu toxiques et les composés de ce dernier métal, le strontium, ne sont pas connus du vulgaire.

LE BARYUM

Le *baryum* est un métal rare à éclat d'argent, tellement altérable au contact de l'air qu'il ne peut entrer dans la composition d'aucun alliage usuel ; par conséquent, on n'a pas à se préoccuper de sa toxicité.

Son *hydrate* BaO^2H^2 serait toxique, car il est suffisamment soluble et l'acide chlorhydrique du suc gastrique le transformerait en chlorure de baryum également toxique.

Il en est de même du *carbonate de baryum* qui, quoique totalement insoluble dans l'eau, donnerait, dans l'estomac, du $BaCl^2$ très toxique; aussi ce carbonate (withérite) est-il employé en Angleterre comme mort-aux-rats et tient-il une certaine place dans la statistique criminelle de ce pays.

Le *sulfate de baryum*, tout à fait insoluble, même dans le suc gastrique est inoffensif. Aussi l'emploie-t-on pour les examens radiologiques.

Les *chlorure* et *azotate de baryum* sont des sels très solubles et très toxiques. A une certaine époque, ces sels ont été employés par des négociants peu scrupuleux pour déplâtrer les vins :

$$SO^4K^2 + BaCl^2 = SO^4Ba + 2KCl$$

Mais comme il était fort difficile d'en employer juste la quantité nécessaire à cette opération, il y a eu des accidents causés par un excès de ce dangereux réactif.

Le chlorure est utilisé pour la destruction des insectes de la vigne ; mis ainsi entre toutes les mains, il pourra occasionner des empoisonnements accidentels ou criminels.

Empoisonnements ; doses toxiques. — Les empoisonnements criminels par ingestion des sels de baryum sont très rares. Le chlorure de baryum, pris par erreur à la place du sulfate de soude ou du sulfate de magnésie a occasionné quelquefois la mort. Enfin, certaines personnes ayant bu du vin déplâtré par le $BaCl^2$ en excès ont éprouvé des symptômes, parfois graves, d'intoxication.

La dose toxique en serait assez élevée : 15 à 20 *grammes de chlorure de baryum.*

Symptômes ; mécanisme de l'empoisonnement ; localisation. — Comme les sels métalliques déjà étudiés, les sels de baryum sont des poisons du *système musculaire,* aussi observerons-nous des *vomissements* d'abord, puis le poison passant dans la circulation arrivera dans le *système capillaire* et agira sur la fibre musculaire, ce qui se traduira par un ralentissement et un affaiblissement des mouvements du cœur (muscle cardiaque) et des mouvements des muscles respiratoires. Le sang n'étant plus lancé avec suffisamment d'énergie par le cœur, n'arrivera pas aux extrémités des membres qui se refroidiront, l'hématose sera insuffisante ; la prostration augmentera sans que l'intelligence soit altérée, et enfin la mort surviendra à la suite d'une paralysie à peu près complète.

Le *foie,* jouant son rôle antitoxique, fixe les sels barytiques ; on en retrouve également dans les reins ; l'estomac n'en renferme à peu près pas, même après l'ingestion d'une forte dose de chlorure de baryum, *car les vomissements abondants l'ont rejeté au dehors.*

C'est à peine si, après un empoisonnement dû à l'ingestion de 20 grammes de chlorure de baryum, on a pu en retrouver, dans tout l'organisme, 50 centigrammes, les vomissements et la diarrhée ayant éliminé le reste.

. **Recherche du baryum.** — On doit détruire la matière organique par le procédé de Frésénius et Babo (ClO^3K + HCl) ;

mais il ne faut pas oublier que l'organisme renferme des sulfates, que le chlore, en présence de l'eau, donne de l'oxygène qui oxydera le soufre des matières albuminoïdes et le transformera en acide sulfurique. Comme, d'autre part, il n'y a que fort peu de sel de baryum absorbé, il s'ensuit que *tout le baryum peut passer à l'état de sulfate insoluble* et rester, avec un peu de substance organique non détruite, sur le filtre.

Donc, si l'expert soupçonne un empoisonnement par le bayum (ce soupçon peut naître de l'examen des produits chimiques saisis), il devra examiner avec soin le magma restant sur le filtre (SO⁴Ba), et la liqueur filtrée renfermant le chlorure de baryum.

Examen du magma. — On le sèche à l'étuve, on le calcine, pour détruire la matière organique, on ajoute six à huit fois son poids d'un mélange à parties égales de carbonate de potasse et de carbonate de soude. On porte au rouge vif pendant une demi-heure :

$$SO^4Ba + CO^3Na^2 = CO^3Ba + SO^4Na^2.$$

On traite par l'eau qui enlève le carbonate de soude et le carbonate de potasse en excès, ainsi que le sulfate de soude ; on filtre il reste *un résidu de carbonate de baryum* que l'on dissout dans un peu d'eau chlorhydrique au dixième.

1º Cette liqueur précipite par le *sulfate de soude* ou l'*acide sulfurique* en donnant du sulfate de baryum blanc ;

2º Cette liqueur additionnée d'acétate de soude (l'acide chlorhydrique met l'acide acétique en liberté), précipite par le *bichromate de potasse ;* seuls, les sels de baryum précipitent dans ces conditions;

3º L'*acide hydrofluosilicique*, SiFl⁴, 2HFl, donne un précipité d'hydrofluosilicate de baryum, SiFl⁴, BaFl² ;

4º Cette liqueur, portée dans la *zone chaude d'une flamme non éclairante* à l'aide d'un fil de platine, donne une *coloration verte* qui, examinée au spectroscope, présente un spectre de bandes caractéristiques.

Examen de la liqueur. — Après l'avoir partiellement neutralisée, on procédera aux mêmes essais.

Conclusions de l'analyse qualitative. — *L'organisme ne renferme pas de baryum normal ;* mais dans un cas d'exhumation

où l'on trouverait la bière en mauvais état et le corps souillé de
terre, il serait bon de prélever des échantillons du sol du cimetière,
afin d'y rechercher le baryum, ce sol pouvant renfermer de la
withérite (carbonate de baryum).

Il faut encore se rappeler que le sulfate de baryum, poudre
blanche et lourde, est parfois mêlé, dans un but frauduleux, ou
pour en atténuer la coloration, à des matières colorantes à base
d'arsenic, vert de Scheele ou vert de Schweinfurth ; on pourrait
donc attribuer la mort à un sel de baryum, alors qu'elle serait due
en réalité à l'arsenic.

Dosage. — On doit toujours doser la baryum. La liqueur chlorhydrique renfermant le chlorure de baryum sera additionnée,
après avoir été portée à l'ébullition, d'acide sulfurique dilué et
bouillant. Il se forme un précipité grenu, lourd, blanc de sulfate
de baryum insoluble, qu'on lave et recueille sur un filtre ; on
sèche, calcine et pèse. Du poids de sulfate de baryum trouvé,
on déduit le poids du baryum absorbé.

Antidotes et traitement. — On favorisera les vomissements par
l'eau tiède (ou un vomitif), et on administrera du *sulfate de magnésie* (30 grammes) qui précipitera, dans l'estomac et l'intestin,
le toxique à l'état de *sulfate de baryum insoluble.* Ce contrepoison
est en même temps un purgatif, il facilitera donc l'évacuation du
toxique.

LE CALCIUM

Les sels de calcium ne sont pas toxiques à proprement parler,
pourtant l'usage des vins plâtrés est considéré par les comités
d'hygiène comme nuisible à la santé publique (addition de sulfate
de chaux pendant la fermentation).

Tout vin renfermant plus de 2 grammes de sulfates, *exprimés en
sulfate de potassium*, ne peut être livré à la consommation.

Il faut d'ailleurs remarquer que, dans ce cas, le plâtre, en réagissant sur la crème de tartre du vin, s'est transformé en sulfate
de potassium, sel dont l'abus peut provoquer quelques troubles.

Métaux alcalins

Métaux dont les sels ne précipitent ni par l'hydrogène sulfuré, ni par le sulfure ammonique, ni par le carbonate de soude.

POTASSIUM. — SODIUM. — AMMONIUM

Le potassium et le sodium, métaux rares, découverts par DAVY dans l'électrolyse de la potasse et de la soude, n'entrent pas dans les usages courants. Quant à l'ammonium, c'est un groupement monovalent, à allure métallique, qui dérive de l'ammoniaque, gaz très toxique dont nous ferons une étude spéciale.

Les sels de potassium ou de sodium réellement vénéneux doivent leur activité aux acides qui entrent dans leur constitution plutôt qu'au métal. Les *cyanures, sulfures, oxalates de potassium* ou *de sodium* sont toxiques par les acides cyanhydrique, sulfhydrique ou oxalique qu'ils laissent dégager dans l'estomac au contact des acides du suc gastrique ; la *liqueur de Labarraque* et l'*extrait de Javel* sont toxiques par le chlore et par l'alcali libre qu'ils renferment. Le chlorate de potassium, ingéré à la dose de 10 grammes dans un but de suicide, a provoqué la mort en 10 heures.

Il n'en est plus de même de leurs *hydrates :* potasse ou soude, qui sont des poisons redoutables, ainsi que les *carbonates correspondants.* (La potasse et la soude du commerce sont des mélanges d'hydrates et de carbonates).

Quant aux sels de potassium ou de sodium non toxiques, ils agissent à doses élevées, comme poisons musculaires. Cette forme d'empoisonnement lent n'intéresse que le médecin.

Empoisonnements ; doses toxiques. — Les empoisonnements que l'on signale sont presque toujours les résultats d'erreurs ou de suicides ; ils sont produits par les lessives de potasse ou de soude des peintres, *7 à 8 grammes de potasse ou de soude suffisent pour entraîner la mort.*

Un père dénaturé a tué son tout jeune enfant en lui versant de l'extrait de Javel (ClOK + ClK + KOH) dans la bouche.

Symptômes. — L'ingestion d'alcali caustique est immédiatement suivie d'une sensation atroce de brûlure avec constriction de la gorge ; c'est qu'en effet l'épithélium est détruit et les papilles nerveuses mises à nu.

La douleur se propage immédiatement à l'estomac ; les vomissements se produisent en même temps que la diarrhée ; les matières rejetées sont striées de sang et renferment des débris de muqueuses ; les coliques sont intenses. Le patient tombe dans l'anxiété, la circulation se ralentit, la température s'abaisse ; puis surviennent les sueurs froides, la prostration et enfin la mort.

Mieux vaut souvent cette mort rapide qu'une guérison apparente ; en effet, *les tissus cicatriciels qui se forment rétrécissent de plus en plus l'œsophage et ne permettent plus la déglutition des aliments.* D'autre part, les glandes de l'estomac, en partie détruites, ne fournissent plus le suc gastrique nécessaire au bon fonctionnement de cet organe. Le malade tombe dans un état de maigreur extrême et enfin meurt en quelque sorte d'*inanition.*

Parfois, une eschare, formée dans l'estomac, se détache, les aliments passent dans le péritoine et les malades sont emportés par une *péritonite aiguë.*

Lésions anatomiques. — A l'autopsie on observe les lésions suivantes : les lèvres, la langue sont tuméfiées, les muqueuses de l'œsophage, de l'estomac ont perdu leur épithélium ; elles sont rouges et ramollies.

Le canal intestinal offre aussi la même apparence ; si la mort s'est fait attendre plusieurs mois, on trouve, à l'autopsie, des rétrécissements de l'œsophage.

Mécanisme de l'empoisonnement. — Au tableau que nous venons de faire de l'intoxication par les alcalis caustiques, il est aisé de comprendre que ces substances agissent par un mécanisme différent de celui des poisons métalliques.

Ici, *le poison est un corrosif qui détruit les voies par lesquelles il passe*, il entraîne la mort plutôt par lésion que par intoxication. En effet les muqueuses et les glandes de l'œsophage, de l'estomac, de l'intestin, sont détruites et le patient meurt de la lésion. Quant à l'action du poison dans les capillaires, elle est très secondaire et n'entre pour ainsi dire pas en ligne de compte.

Nous verrons que l'ammoniaque, les acides forts, tuent par un mécanisme semblable ; aussi de tout temps a-t-on rangé ces toxiques dans le même groupe des *poisons corrosifs* (RABUTEAU). Il ne faut donc pas confondre l'action des corrosifs qui, sur leur passage, détruisent indistinctement tous les tissus du tube digestif, avec celle des poisons proprement dits qui, eux, ne réagissent que sur certaines cellules de l'organisme par l'intermédiaire du *système capillaire*.

Recherche du corrosif, potasse ou soude. — La majeure partie du corrosif (ou caustique) étant rejetée avec les vomissements, c'est sur eux surtout que devra porter l'examen de l'expert. On examinera également le contenu de l'estomac et de l'intestin, ainsi que les urines. C'est surtout dans un cas semblable qu'on sera guidé dans la recherche du toxique par *l'aspect de la lésion ;* si les organes, estomac et intestin, ont été enlevés immédiatement après la mort, on les découpera en tout petits morceaux qu'on laissera tomber dans un flacon à large ouverture renfermant de l'eau distillée bouillie, afin que l'anhydride carbonique dissous ne transforme pas l'alcali libre en carbonate du métal que l'on recherche. Après avoir bien bouché, l'expert laissera macérer douze heures et filtrera dans un appareil fermé, toujours pour éviter la carbonatation de l'alcali.

Dans cette liqueur, il constatera la présence d'alcalis libres, potasse ou soude, ou de carbonates alcalins, à la réaction fortement alcaline qu'indiquera le tournesol. Avec ces derniers corps on aura effervescence par les acides. Les urines, normalement acides, seront alcalines. Mais certains liquides de l'organisme étant alcalins (suc intestinal), il convient de procéder au dosage de l'alcali, après en avoir déterminé la nature par des réactions caractéristiques.

C'est ainsi qu'on démontrera la présence de la potasse par sa précipitation à l'état de chlorure double de platine et de potassium,

PtCl⁴2KCl, et celle de la soude par le précipité de pyroantimoniate
de sodium, $Sb^2O^7Na^2H^2$, réaction peu fidèle et la coloration jaune
de la flamme.

Dosage. — Il s'effectuera : 1° en titrant d'abord, dans une
partie de la liqueur amenée à un volume connu, à l'aide d'une solution titrée d'acide sulfurique, et en présence de tournesol ou de
phénolphtaléine, l'alcalinité totale que l'on exprimera en potasse
ou en soude, suivant le cas.

Dans une deuxième prise d'essai, on précipitera les carbonates
par le chlorure de baryum, puis, après filtration, on titrera l'alcalinité restant qu'on exprimera également en potasse ou en soude ;
on aura ainsi l'alcali libre, et la différence entre les deux résultats
trouvés donnera le carbonate.

2° Si l'autopsie et l'exhumation ont été tardives, la putréfaction
a entraîné la formation de sels ammoniacaux, notamment de *carbonate d'ammoniaque*, qui ont également une réaction alcaline ;
aussi faut-il d'abord se débarrasser de ces sels ammoniacaux par
volatilisation.

Comme précédemment, on fait macérer les fragments d'estomac
et d'intestin dans l'eau distillée ; on filtre, on a une solution renfermant du carbonate de potasse ou de soude (car l'alcali libre s'est
cabonaté), du carbonate d'ammoniaque et d'autres sels. On évapore à siccité, on porte le résidu à 120°, tant qu'il se dégage des
vapeurs ammoniacales (ce qu'on constate à l'aide de papier de
tournesol humide), on reprend le résidu par un peu d'eau distillée
tiède et on insolubilise les carbonates alcalins par addition à la
liqueur de trois volumes d'alcool à 90°. On lave le précipité cristallin à l'alcool, on le calcine dans une capsule de porcelaine et on
le dissout dans l'eau distillée. Si cette dissolution renferme un
carbonate alcalin *en quantité hors de proportion* avec celle que l'on
peut retirer, en suivant la même marche, des tissus ou humeurs de
l'économie, on peut conclure à un empoisonnement par les alcalis.
Mais il faut encore et surtout que les *symptômes* observés avant la
mort concordent avec ceux que nous avons décrits et que les
lésions découvertes à l'autopsie rappellent bien celles des toxiques
corrosifs.

Nous étudierons les antidotes et le traitement des empoisonnements par la soude ou la potasse avec ceux de l'ammoniaque ; ils sont identiques.

L'AMMONIAQUE

L'ammoniaque, ou alcali volatil, est encore un poison corrosif. Sa dissolution et celle de son carbonate détruisent également les muqueuses. Il en est de même. à un moindre degré, pour l'*eau sédative*. Les autres sels ammoniacaux sont peu toxiques (poisons musculaires à doses répétées).

Empoisonnements ; doses toxiques. — L'ingestion de petites quantités d'ammoniaque, 4 à 6 grammes, peut entraîner la mort ; aussi, quand on veut faire prendre de l'ammoniaque à un homme ivre, pratique qui est d'ailleurs à rejeter, faut-il avoir soin de n'en verser que 4 ou 5 gouttes dans un verre d'eau et de bien agiter le breuvage. Ce toxique a été employé dans quelques rares suicides, ou absorbé à la suite d'erreur.

Symptômes ; lésions ; mécanisme. — L'ingestion d'ammoniaque est suivie d'une atroce sensation de brûlure à la gorge, à l'estomac, avec constriction du gosier et suffocation provenant du gonflement des muqueuses.

Les douleurs à l'épigastre sont tellement déchirantes que le patient s'évanouit ou pousse des hurlements de douleur.

Les vomissements et les selles, striées de sang, surviennent ensuite. La face est pâle, les yeux injectés, les muqueuses de la bouche et de la gorge sont rouges et tuméfiées.

Le pouls devient très faible, les extrémités se refroidissent et se cyanosent, enfin le patient succombe.

Si un mouvement de rejet a fait pénétrer le caustique dans le larynx, la mort peut survenir par asphyxie à la suite du gonflement des tissus. Les lésions observées sur le cadavre rappellent celles produites par les alcalis : les muqueuses sont enflammées, ramollies ; l'estomac peut être même perforé. L'ammoniaque présente donc tous les caractères des poisons corrosifs.

Recherche de l'ammoniaque. — Il va sans dire que la recherche de ce toxique ne peut être entreprise que si la mort remonte à une date récente : *en effet, quand la putréfaction a commencé son œuvre, les albuminoïdes, produits fortement azotés, se transforment en dérivés ammoniacaux.* La présence de l'ammoniaque dans un cadavre est donc normale à ce moment.

Si le cadavre est frais, on pourra déjà percevoir, à l'ouverture de l'estomac, une odeur ammoniacale, et un papier rouge de tournesol, humecté d'eau, bleuira.

On fera avec les fragments de l'estomac et de l'intestin, le contenu stomacal et les matières vomies, une bouillie claire par addition d'eau distillée. Puis, le tout étant introduit dans un appareil distillatoire d'assez grandes dimensions, cornue ou ballon, communiquant avec un réfringérant de Liebig, on distillera pendant une heure en recueillant l'ammoniaque dans de l'eau distillée refroidie. Mais d'autres corps organiques pouvant passer à la distillation, il importe, avant de chercher à caractériser l'ammoniaque, de saturer par l'acide sulfurique en léger excès cette solution, d'évaporer à siccité, au bain-marie, pour ne pas volatiliser le sulfate d'ammonium formé ; de reprendre le résidu par un peu d'eau, et, dans un appareil distillatoire de plus petite dimension, de déplacer l'ammoniaque par la potasse.

L'ammoniaque sera finalement condensée dans un peu d'eau distillée, fortement refroidie, et c'est dans cette dissolution qu'on caractérisera le toxique.

De toutes les réactions caractéristiques de l'ammoniaque, il est bon d'essayer d'abord celles qui permettent de déceler de très petites quantités de ce corps.

1° *Odeur* et *réaction alcaline* au tournesol ;

2° Les *sels mercuriques* ($HgCl^2$) donnent un précipité blanc de chloramidure mercurique.

3° Le *réactif de Nessler* (iodure double de mercure et de potassium, avec un excès de potasse) donne, avec des traces d'ammoniaque, une coloration rouge et un précipité brun avec des quantités plus considérables.

Nous avons envisagé le cas où la quantité d'ammoniaque in-

gérée était assez grande pour ne pas s'être combinée en totalité
aux acides du suc gastrique (acides chlorhydrique, lactique).

Si toutefois cette combinaison avait eu lieu, il faudrait remplacer
la distillation simple par la distillation en présence de potasse ;
mais, dans ce cas, la potasse, agissant sur les albuminoïdes, peut.
donner naissance à de l'ammoniaque et fausser les conclusions.

Pour éviter cette action de la potasse sur les albuminoïdes,
on ajoute à la bouillie claire (renfermant les fragments de l'estomac,
de l'intestin, leur contenu et les vomissements), *un égal volume
d'alcool à* 98°, qui coagule les albuminoïdes et les rend inattaquables,
dans les conditions de l'opération ; en même temps, l'addition
d'alcool facilite le dégagement de l'ammoniaque.

En opérant sur une partie de la substance organique par simple
distillation et sur une autre par distillation en présence de potasse
et d'alcool à 98°, on pourra déterminer les proportions d'ammoniaque libre et d'ammoniaque combinée.

On peut encore déplacer l'ammoniaque par *la magnésie* qui
n'attaque pas les albuminoïdes.

Intoxication par le gaz ammoniac. — Jusqu'ici nous n'avons
étudié que l'empoisonnement provenant de l'absorption de la
liqueur ammoniacale dite *alcali volatil,* du commerce. Mais la
mort peut avoir été provoquée par inhalation de gaz ammoniac ;
celui-ci agissant comme irritant, provoque un gonflement du
tissu des alvéoles pulmonaires qui s'obstruent et le patient meurt
par asphyxie.

Si l'expert chimiste est immédiatement appelé, il pourra rechercher le gaz toxique dans l'appareil pulmonaire en introduisant
une sonde dans la trachée-artère et aspirant les gaz qui abandonneront l'ammoniaque dans une solution diluée d'acide sulfurique à travers laquelle on les fera barboter ; on l'y caractérisera
ensuite.

Mais il faut, en outre, dans ce cas, à l'aide d'un aspirateur, faire
passer l'air de la pièce dans de l'acide sulfurique, puis rechercher
l'ammoniaque dans cette dissolution.

D'ailleurs l'odeur caractéristique du gaz ammoniac aura été
perçue, dès l'entrée, par l'opérateur.

On peut encore caractériser la présence de ce gaz dans l'atmosphère de la façon suivante :

Un papier trempé dans de l'azotate mercureux, exposé dans cette pièce, se colore en noir par formation d'oxyde mercureux :

$$(AzO^3)^2Hg^2 + 2\,AzH^3 + H^2O = 2\,AzO^3AzH^4 + Hg^2O.$$

En résumé, nous voyons que la potasse, la soude, l'ammoniaque, les carbonates de potasse, de soude et d'ammoniaque sont, à petites doses, des poisons musculaires, mais qu'en solutions concentrées, ils agissent surtout par *la destruction des organes nécessaires à la vie*, tels que l'œsophage, l'estomac, l'intestin, ce qui leur fait bien mériter le qualificatif de corrosifs ou caustiques.

Antidotes et traitement. — C'est dans de tels empoisonnements que la rapidité des soins est surtout nécessaire, pour éviter, autant que possible, la destruction profonde des muqueuses. Il importe de neutraliser immédiatement ces bases et cela par l'administration d'un acide faible, tel que le *vinaigre étendu d'eau, la limonade citrique*.

On provoquera les vomissements en donnant de l'eau tiède, additionnée d'huile, et en titillant la luette à l'aide d'une plume. L'huile peut former un enduit protecteur sur les parois du tube digestif.

L'oxyde de bismuth délayé dans de l'eau aurait une action calmante.

Enfin, si le malade se refroidit, il faut ramener la chaleur à l'aide de bouillotes placées le long du corps.

CHAPITRE VIII

Poisons métalloïdiques

La première famille des métalloïdes renferme des éléments gazeux, liquides ou solides :

FLUOR. — CHLORE. — BROME. — IODE

qui agissent sur l'économie comme poisons irritants, corrosifs.

Le fluor communique à ses dérivés halogénés solubles, notamment au *fluorure de sodium*, des propriétés antiseptiques puissantes qui les font utiliser pour la conservation des matières alimentaires, mais leur emploi est rigoureusement interdit par la loi sur les fraudes. Quelques personnes, ayant absorbé 3 décigrammes de fluorure de sodium incorporés par erreur dans de la pâtisserie, ont présenté des signes très nets d'intoxication.

Les méthodes qui permettent de le déceler sont décrites dans le *Traité d'analyses* de Denigès.

L'intoxication par le *chlore* a été jusqu'ici purement accidentelle: on l'a observée dans les fabriques de papier où l'on blanchit la pâte à l'aide de chlorures décolorants.

Mais les victimes les plus nombreuses de ce gaz sont les chimistes. On en connaît au moins cinq cas mortels parmi lesquels on cite ceux des savants PELLETIER et KOÊ.

On ne saurait oublier le rôle terrible que les Allemands ont fait jouer au chlore (vagues de gaz asphyxiants) ou à ses dérivés (obus à l'ypérite chloropicrine, etc.) pendant la grande guerre de 1914-1918.

Traitement. — Lait et inhalations d'oxygène.

L'IODE

De ces divers éléments, l'*iode* seul présente un certain intérèt au point de vue toxicologique, parce qu'il a donné lieu à quelques tentatives de suicide et à quelques empoisonnements accidentels, rarement suivis de mort : un gamin avale, en se débattant, un pinceau imbibé de teinture d'iode dont on lui badigeonnait la gorge.

Empoisonnements. — L'iode n'est dangereux qu'absorbé en nature ou en solution concentrée telle que la *teinture d'iode*. Une dizaine de centimètres cubes de cette solution alcoolique peuvent entraîner la mort.

Les *symptômes* principaux sont une vive douleur à l'épigastre, accompagnée de vomissements et de coliques ; les muqueuses présentent une coloration jaune.

Recherche de l'iode. — Il suffit d'agiter les vomissements ou, dans le cas rare de mort, les fragments de l'estomac et son contenu, avec du *sulfure de carbone* ou du *chloroforme* pour voir ces dissolvants se colorer en *violet*, même par de très faibles traces d'iode. Cette liqueur, agitée avec de la potasse diluée, donnerait un mélange d'iodure et d'iodate de potassium qui passerait en dissolution dans l'eau.

Après décantation, la solution aqueuse évaporée donnerait un résidu d'iodure et d'iodate ou l'on pourrait, après calcination pour transformer l'iodate en iodure, caractériser l'iode mis en liberté par formation d'*iodure d'amidon bleu*.

Dosage. — Le dosage s'effectuera en précipitant l'iodure de potassium ainsi formé par l'azotate d'argent et pesant l'iodure d'argent lavé et desséché.

Si l'expert chimiste a à examiner des taches brunes produites par la teinture d'iode, il dissoudra la tache dans une lessive alcaline faible et, dans cette liqueur, mettra l'iode en liberté par addition d'un peu d'eau de chlore en présence d'empois d'amidon ; il obtiendra la coloration bleue de l'iodure d'amidon.

Traitement. — Vomitifs, émollients, magnésie en suspension dans l'eau.

Dans une tentative de suicide par la teinture d'iode, on pourra combattre l'action corrosive de ce métalloïde par l'administration immédiate de trois à six grammes d'*hyposulfite de sodium cristallisé* dissous dans un demi-verre d'eau tiède, à prendre par **gorgées.**

C'est un contrepoison chimique qui transforme l'iode en iodure de sodium non toxique en passant lui-même à l'état de tétrathionate de sodium inoffensif :

$$2\,S^2O^3Na^2 + I^2 = 2\,NaI + S^3O^6Na^2$$

On pourra faire suivre l'ingestion de ce contrepoison d'une injection sous-cutanée de 0 gr. 008 de chlorhydrate d'apomorphine qui facilite les vomissements et calme l'excitation anxieuse de la victime (médecin).

Les métalloïdes de la deuxième famille (S. Se, Te) ne sont pas vénéneux par eux-mêmes. Leurs dérivés toxiques sont des corps rares que l'on ne trouve que dans les laboratoires.

Métalloïdes de la troisième famille

Les métalloïdes de la troisième famille : azote, phosphore, arsenic, antimoine, bismuth, comptent un toxique redoutable : le phosphore. Quant à l'arsenic et à l'antimoine, seuls leurs dérivés sont toxiques ; nous les avons étudiés parmi les métaux précipitant par l'hydrogène sulfuré, ainsi que le bismuth, c'est-à-dire à la place que leur donne la méthode analytique.

Occupons-nous donc du phosphore.

LE PHOSPHORE

Le phosphore ordinaire, métalloïde de la troisième famille dont le nom rappelle qu'il est *lumineux dans l'obscurité*, est un corps solide, légèrement coloré en jaune, dont nous ne signalerons que les propriétés chimiques et physiques utiles au toxicologiste. Il possède une odeur alliacée et présente la curieuse propriété de luire, au contact de l'air, dans l'obscurité. Il est insoluble dans l'eau et dans les acides et ne serait que difficilement absorbé par les chylifères, dans l'intestir, s'il ne se dissolvait dans les corps gras. Il fond à 44°2, ne bout qu'à 290° mais *possède la propriété d'être entraîné par la vapeur d'eau à cause de sa grande tension de vapeur*. L'oxygène de l'air l'oxyde facilement en présence de la vapeur d'eau et le transforme en acides hypophosphoreux et phosphoreux (PO^2H^3 et PO^3H^3) ; la chaleur dégagée par cette combinaison est parfois suffisarte pour en déterminer la brusque inflammation.

La *phosphorescence*, qui est très nette et excessivement sensible dans l'air ordinaire, *cesse de se produire en présence de certains gaz ou vapeurs*, notamment de l'*hydrogène sulfuré* et de l'*ammoniaque*, gaz qui prennent naissance pendant la putréfaction des matières organiques ; d'*alcool*, que l'on emploie souvert à tort pour conserver les organes ; d'*essence de térébenthine*, qui a été souvent administrée comme contrepoison à la victime.

Le *phosphore blanc*, soumis à une température de 239° en vase clos, se transforme en une modification allotropique, le *phosphore rouge* et, chose curieuse, le phosphore ordinaire, substance très toxique, perd sa toxicité en se transformant en phosphore rouge, tout à fait inoffensif.

Enfin le phosphore, qui ne peut donner *au contact de l'air humide* que les deux acides hypophosphoreux et phosphoreux, lorsqu'il est plus énergiquement oxydé, par exemple par l'*acide nitrique*, se transforme en acide phosphorique. Les sels de ces trois acides sont usités en pharmacie et ne sont pas toxiques.

Le phosphore, avec l'hydrogène, donne trois combinaisons :

les hydrogènes phosphorés gazeux PH^3, liquide P^2H^4, et solide P^5H^2.

Seul, l'*hydrogène phosphoré gazeux* intéresse le toxicologiste, car ses propriétés sont applicables à la caractérisation du phosphore.

1° Ce composé prend naissance quand on introduit les *acides hypophosphoreux* et *phosphoreux*, ou leurs sels, dans un générateur d'hydrogène :

$$PO^2H^3 + 2\ H^2 = PH^3 + 2\ H^2O$$

$$PO^3H^3 + 3\ H^2 = PH^3 + 3\ H^2O$$

mais, dans les mêmes conditions, *l'acide phosphorique et ses sels ne sont nullement réduits par l'hydrogène naissant.*

2° L'hydrogène, mélangé d'hydrogène phosphoré gazeux, brûle avec une *flamme verte* qui, examinée au spectroscope, présente trois raies brillantes dans le vert.

— Longueurs d'onde 560,5 — 526,3 — 510,6 —

Empoisonnements ; doses toxiques. — Le phosphore est un toxique des plus violents que l'on peut se procurer avec la plus grande facilité en raclant des allumettes ou en employant les pâtes phosphorées, dites *mort-aux-rats*.

C'est, en effet, en même temps que les allumettes, que le phosphore a fait son apparition dans les annales de la toxicologie ; dès ce moment, les empoisonnements se sont multipliés et l'anhydride arsénieux, plus difficile à se procurer, est passé au second plan. C'est ainsi qu'en douze années on compte cent quarante et un empoisonnements par le phosphore et soixante-quatorze seulement par l'anhydride arsénieux. La toxicité du phosphore est considérable ; *la dose de 0 gr. 15 à 0 gr. 30 est mortelle pour un adulte* ; la plupart du temps, ce n'est pas le phosphore en nature qui est administré, mais bien une macération d'allumettes ou de raclures d'allumettes. Aussi est-il de la plus haute importance d'examiner soigneusement à la loupe le contenu de l'estomac et de l'intestin ; *on y retrouvera souvent des fragments de bois* auxquels adhèrent

un peu de soufre ou des substances qui entrent dans la fabrication
des allumettes (bioxyde de plomb, chlorate de potassium et une
matière colorante). C'est pour lutter contre l'emploi criminel du
phosphore que le gouvernement substitue aux allumettes ordinaires, les allumettes au phosphore rouge (allumettes suédoises)
ou les allumettes au sesquisulfure de phosphore. Ces deux composés
n'étant nullement toxiques, les crimes diminueront ainsi que
les intoxications professionnelles, car la manipulation du phosphore blanc produit de très grands ravages parmi les ouvriers
allumettiers (empoisonnements chroniques).

Depuis l'application du four électrique à la préparation indus-
trielle du carbure de calcium et du ferro-silicium, on a observé
quelques empoisonnements accidentels par l'*hydrogène phosphoré*
et *l'hydrogène arsénié*, gaz qui se dégagent de ces deux corps par
l'action de l'air humide sur les phosphures et arséniures, qui en
constituent les impuretés constantes.

Symptômes. — Aussitôt après l'ingestion du toxique, la victime
éprouve des *éructations alliacées* dont l'odeur est perçue nettement
par l'entourage. Dans l'obscurité, ces éructations sont faiblement
lumineuses.

Après quelques heures apparaissent de violentes douleurs à
l'épigastre se propageant dans l'abdomen qui devient douloureux
et se météorise.

Les vomissements se produisent, la matière vomie est lumineuse
dans l'obscurité ; enfin, survient la diarrhée.

Les phénomènes peuvent s'amender si la quantité de toxique
qui a pénétré dans le torrent circulatoire et de là dans le *système
capillaire* est faible ; mais si cette quantité est plus considérable,
le patient peut succomber rapidement soit par syncope, soit au
milieu de convulsions ; ou bien l'agonie se prolonge, la paralysie
frappe les membres, les extrémités se glacent, l'ictère apparaît,
les urines deviennent rares et albumineuses ; enfin la mort arrive
soit dans le coma, soit au milieu de convulsions.

Lésions observées. — Le corps peut présenter des taches hémorragiques et une teinte ictérique ; à l'autopsie, on observe l'inflam-

mation du tube digestif et, si la mort n'est survenue que plusieurs jours après l'absorption du toxique, *la dégénérescence graisseuse des divers organes.*

Le foie surtout présente ce phénomène de stéatose, il est hypertrophié, et présente *l'aspect du foie gras* : il est jaune clair et très friable ; les reins sont frappés également de dégénérescence graisseuse et les urines sont albumineuses : enfin les fibres musculaires du cœur peuvent également s'infiltrer de graisse : cet organe est alors flasque et jaunâtre ; il en est de même pour les muscles de la langue.

Nous n'avons pas à nous étendre sur la *carie ou nécrose des os du maxillaire inférieur*, ni sur le *tremblement* qui se montrent si fréquemment chez les ouvriers manipulant le phosphore : ce sont là des signes d'intoxication chronique qui n'intéressent que le médecin et l'hygiéniste.

Elimination du phosphore — Le phosphore s'oxyderait lentement dans l'organisme et s'éliminerait sous forme de phosphates par les urines ; pourtant, peu de temps après l'ingestion du phosphore, on a observé des urines phosphorées lumineuses ; le phosphore, dans ce cas, a donc été éliminé en nature (1).

Mécanisme de l'intoxication. — Le phosphore pénètre dans le torrent circulatoire par l'intermédiaire des chylifères, dissous dans les corps gras. Il paraît agir par formation d'hydrogène phosphoré qui prendrait naissance au contact des liquides alcalins de l'intestin.

Son action se porte surtout sur le sang : il trouble l'hématose, les globules sanguins se liquéfient et leur matière colorante passe à travers les vaisseaux, ce qui explique les *taches hémorragiques* que l'on observe sur le corps, deux ou trois jours après le début de l'intoxication.

Rabuteau range le phosphore parmi les *poisons hématiques.*

_____

(1) Massol et Gamel ont constaté que les hypophosphites traversaient l'économie sans s'oxyder, il est possible qu'il en soit de même pour le phosphore.

Recherche du phosphore. — Dans un cas d'empoisonnement, les recherches de l'expert devront porter sur les aliments ou boissons saisis et surtout sur les vomissements. Après l'autopsie, il devra chercher à isoler le toxique dans les urines, dans l'estomac, dans l'intestin et leur contenu.

L'expert peut d'abord, par des essais préliminaires, se rendre compte de la présence du phosphore dans les matières à examiner ; à cet effet, il les portera dans une pièce obscure pour tâcher d'observer la phosphorescence.

Il en introduira ensuite une petite quantité dans un ballon imparfaitement fermé à l'aide d'un bouchon portant deux bandelettes de papier, l'une imprégnée d'azotate d'argent, l'autre d'acétate de plomb.

L'appareil sera abandonné pendant douze heures à la température de 40° à 48° : dans ces conditions, le phosphore émet des vapeurs qui donnent, avec l'azotate d'argent, du phosphure d'argent noir mais n'impressionnent nullement l'acétate de plomb. Si ce dernier papier noircissait également, ce serait une indication que les matières organiques, par un commencement de putréfaction, laissent dégager de l'hydrogène sulfuré, et comme ce gaz noircit aussi bien l'azotate d'argent que l'acétate de plomb, l'essai préliminaire n'aurait aucune valeur : il faudrait rechercher le phosphore par des méthodes plus précises. Enfin, si aucun des papiers ne noircissait, cela prouverait ou qu'il n'y a pas de phosphore ou que celui-ci s'est oxydé et transformé en acides hypophosphoreux et phosphoreux.

Sans insister davantage sur ces essais préliminaires, nous arrivons aux méthodes générales.

Il va sans dire qu'*il n'y a pas à détruire la matière organique* pour rechercher le phosphore, car ce dernier serait ou volatilisé ou mieux oxydé et transformé en acide phosphorique ; or, l'organisme renferme normalement des phosphates, de sorte que la caractérisation de l'acide phosphorique ne pourrait pas permettre de conclure à la présence du phosphore.

Ce poison résisterait plusieurs mois à l'oxydation dans les tissus du cadavre (Lemkes).

Méthodes générales. — La méthode de choix pour la recherche de traces très faibles de phosphore est celle de MISTCHERLICH ; *cette méthode ne s'appliquant qu'au phosphore libre*, il importe d'opérer le plus rapidement possible après l'autopsie pour que le phosphore ne s'oxyde pas et ne passe pas à l'état d'acide hypophosphoreux ou phosphoreux et aussi pour éviter le dégagement d'hydrogène sulfuré provenant de la putréfaction des albuminoïdes et la formation de composés ammoniacaux, *l'hydrogène sulfuré et l'ammoniaque empêchant la phosphorescence.*

Principe de la méthode. — Elle est basée sur *l'entraînement des vapeurs de phosphore par la vapeur d'eau et sur la phosphorescence que présentent ces vapeurs au contact d'une petite quantité d'air*, lorsqu'on fait l'opération dans l'obscurité.

Cette méthode est tellement sensible que l'on peut percevoir très nettement, pendant une demi-heure, la phosphorescence produite par 1 milligr. 5 de phosphore, noyé dans 150 grammes de matières organiques. Malheureusement, comme nous l'avons déjà dit, la phosphorescence n'a pas lieu en présence d'ammoniaque, d'hydrogène sulfuré, ae vapeurs d'éther, d'alcool et d'essence de térébenthine. Dans ces cas on aura recours aux méthodes de NEUBAUER et FRÉSÉNIUS ou de DUSART et BLONDLOT.

Méthode de Mitscherlich. — La méthode de MITSCHERLICH comporte un appareil distillatoire dont la forme importe peu. Les substances sont introduites dans un ballon assez grand, avec une quantité suffisante d'eau pour en faire une masse fluide. On les additionne d'*acide tartrique* (1) *pour fixer l'ammoniaque qui pourrait provenir d'un commencement de putréfaction.* Le ballon est alors mis en communication, par un long tube de verre deux fois coudé, avec un réfrigérant de LIEBIG, afin de condenser la majeure partie de la vapeur d'eau ; enfin, les produits de la

---

(1) L'acide tartrique étant un acide *non volatil* ne donnera pas de vapeurs pouvant gêner la phosphorescence.

distillation seront reçus dans un récipient refroidi, dans lequel s'engage librement l'extrémité du réfrigérant (fig. 9). L'appareil doit être monté dans une pièce obscure et les lueurs, émanant du foyer, arrêtées par un écran quelconque, car, en se réfléchissant sur les tubes de verre, elles pourraient faire croire à la phosphorescence. Il vaut mieux enfermer le réfrigérant de Liebig dans une caisse noire portant une vitre permettant de regarder à l'intérieur.

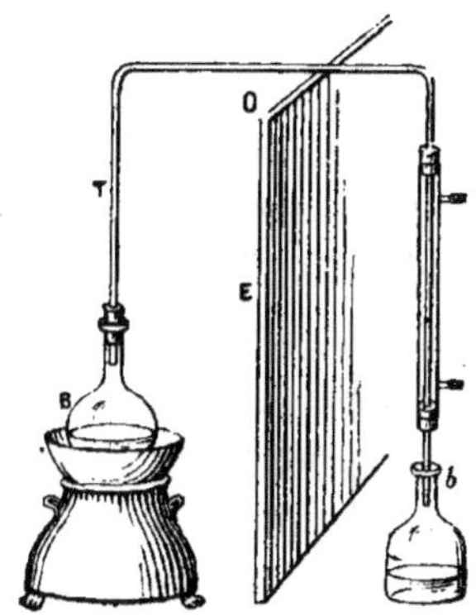

Fig. 9. — Appareil de Mitscherlich.

Si on chauffe alors doucement le ballon au bain de sable, pour en éviter la rupture, la vapeur d'eau entraîne les vapeurs de phosphore ; arrivée dans le réfrigérant, cette vapeur d'eau se condense et le phosphore, se trouvant au contact d'un peu d'air, s'oxyde et devient phosphorescent. On aperçoit alors dans le tube du réfrigérant, *au point même où la condensation s'effectue*, une faible lueur vacillante, pendant un temps plus ou moins long. La longueur du tube sur laquelle s'aperçoit la phosphorescence sera d'autant plus étendue et celle-ci durera d'autant plus longtemps, que la proportion de phosphore libre sera plus considérable. Avec des traces de phosphore, la lueur n'apparaît qu'au début de l'expérience, aussi faut-il avoir bien soin d'observer continuellement l'appareil.

Causes d'erreur. — Nous avons déjà dit que certaines substances volatiles s'opposaient à la phosphorescence, notamment l'*ammoniaque*, produit de la putréfaction, aussi avons-nous eu soin de la fixer par addition d'*acide tartrique*.

Il en est de même pour l'*alcool* et l'*éther*, mais ceux-ci, distillant au commencement de l'opération, peuvent ne pas gêner ; quant à l'*essence de térébenthine*, elle s'oppose absolument à la phosphorescence.

Aussi, est-ce en prévision de la présence de ces substances que l'on a recueilli le distillatum, après avoir prolongé l'ébullition jusqu'à ce que les deux tiers du liquide aient distillé.

Dans ce distillatum, on pourra retrouver du phosphore en nature, condensé sous forme de globules jaunes ; pour cela, il faut que les substances renferment au moins 1 à 2 centigrammes de phosphore libre. Si la quantité de phosphore est plus faible. ses vapeurs se seront transformées, au contact de l'air humide du réfrigérant, *en acides hypophosphoreux et phosphoreux* dont on pourra caractériser la présence dans la liqueur.

Le phosphore en grains sera caractérisé par sa phosphorescence et surtout par sa transformation en acide phosphorique, par l'acide nitrique. Cette solution nitrique, additionnée de nitromolybdate d'ammoniaque, donnera un précipité jaune cristallin caractéristique, de nitro-phospho-molybdate d'ammoniaque.

La liqueur pourra luire à l'obscurité si tout le phosphore n'a pas été oxydé. Elle précipitera par le nitrate d'argent ammoniacal en noir, ce qui caractérise les hypophosphites.

Elle précipitera le chlorure mercurique en blanc par formation de calomel, ce qui caractérise encore les hypophosphites.

Enfin, on pourra transformer l'hypophosphite en phosphate par un oxydant tel que l'eau de chlore et caractériser ce dernier par le nitro-molybdate d'ammoniaque.

Procédé Frésénius et Neubauer. — Ces auteurs, craignant que la phosphorescence ne soit pas aperçue pour une des causes que nous avons déjà indiquées, cherchent au contraire à l'éviter. Pour cela, ils effectuent l'entraînement de la vapeur de phosphore par la vapeur d'eau *dans une atmosphère non oxydante d'anhydride carbonique* et font passer le gaz carbonique chargé de vapeur d'eau et de vapeur de phosphore à travers une solution de nitrate d'argent ; celle-ci, au contact du phosphore, donne un précipité noir de phosphure d'argent PAg^3, en même temps qu'une faible partie du phosphore est oxydée par l'acide azotique mis en liberté en acide phosphorique qui reste dans la dissolution :

$$2 P + 6 NO^3Ag + 3 H^2O = 6 NO^3H + 2 PAg^3 + O^3$$
$$2 P + O^5 + 3 H^2O = 2 PO^4H^3$$

L'appareil à employer consiste en un ballon de grande capacité dans lequel on introduit, avec une quantité suffisante d'eau, la matière organique divisée et *additionnée d'acide tartrique* ; le bouchon, percé de deux trous, porte une tubulure plongeant dans le liquide par laquelle on fait arriver un courant lent d'anhydride carbonique ; par une seconde tubulure, dépassant à peine le bouchon, s'échappe l'anhydride carbonique qui vient barboter dans une série de tubes en U renfermant une solution de nitrate d'argent neutre (fig. 10).

Quand tout l'air du ballon a été expulsé, on le chauffe au bain-marie à 50 ou 60° pour fondre le phosphore ; celui-ci, entraîné par la vapeur d'eau et l'anhydride carbonique, arrive, sans

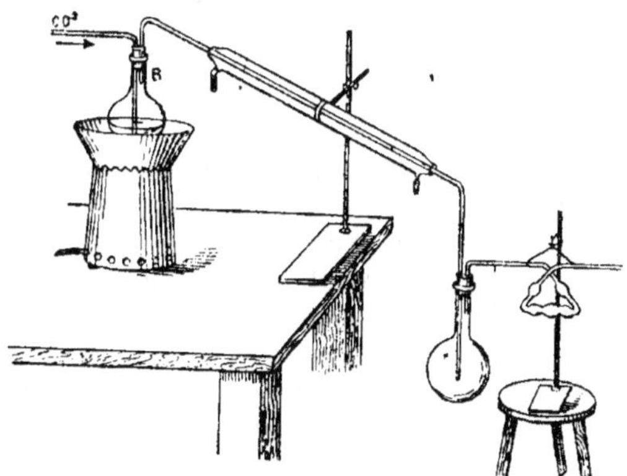

Fig. 10. — Appareil de Frésénius et Neubauer.

s'oxyder, dans les solutions de nitrate d'argent où une partie se précipite à l'état de phosphure d'argent noir, l'autre entrant en solution sous forme d'acide phosphorique.

Comme le précipité noir pourrait être du sulfure d'argent (1), il faut s'assurer qu'il renferme bien du phosphore ; on caractérise également le phosphore transformé en acide phosphorique, qui se trouve dans la dissolution.

(1) L'hydrogène sulfuré peut parfois prendre naissance dans la putréfaction des albuminoïdes composés qui renferment du soufre dans leur molécule.

Examen du phosphure d'argent. — Le précipité recueilli sur un filtre est attaqué par l'acide nitrique concentré, qui le transforme en phosphate d'argent :

$$PAg^3 + O^4 = PO^4Ag^3$$

lequel se dissout dans l'excès d'acide nitrique.

En traitant par l'acide chlorhydrique, goutte à goutte, on précipite tout l'argent à l'état de chlorure insoluble dans l'excès d'acide nitrique ; en filtrant on a une solution acide (nitrique) renfermant l'acide phosphorique que l'on caractérise par la réaction nitro-molybdique (précipité jaune de phosphomolybdate d'ammonium). On peut encore le précipiter par addition de sulfate de magnésie, de chlorure d'ammonium et d'ammoniaque à l'état de phosphate ammoniaco-magnésien qui, par calcination, sera transformé en pyrophosphate de magnésie ; on pèse ce pyrophosphate et, de son poids, on peut déduire le poids de phosphore qui avait été précipité à l'état de phosphure d'argent.

Examen de la liqueur. — Elle renferme du phosphate d'argent en solution azotique ; de nouveau, on précipite l'argent par l'acide chlorhydrique et, dans cette solution renfermant de l'acide phosphorique et de l'acide nitrique, on opère comme précédemment.

Procédé Dusart et Blondlot. — Le procédé de BLONDLOT modifié par DUSART repose sur les faits suivants :

1º Le phosphore, les phosphures, les hypophosphites, les phosphites, *composés n'existant pas normalement dans l'organisme*, donnent, par l'hydrogène naissant, de l'hydrogène phosphoré.

2º Les phosphates, *corps existant normalement dans l'économie*, ne sont pas réduits par l'hydrogène naissant.

3º L'hydrogène, renfermant de l'hydrogène phosphoré, brûle avec une belle flamme verte.

Cette méthode va nous permettre, alors que la méthode de MITSCHERLICH ne nous aura pas permis d'apercevoir la phosphorescence (*un commencement d'oxydation ayant transformé le phosphore en acides hypophosphoreux et phosphoreux non volatils*), de déceler la présence du phosphore dans les matières organiques et le liquide restant dans le ballon.

Il suffira, à cet effet, d'introduire le contenu du ballon dans un grand générateur d'hydrogène A (acide sulfurique pur, zinc pur, une à deux gouttes de chlorure de platine), de laisser accumuler ce gaz dans l'appareil pour qu'il puisse, *en s'échappant sous une certaine pression*, donner une flamme longue d'un centimètre ; pour cela, on intercale une pince P sur le tube à dégagement, puis, ouvrant cette pince, on laisse s'échapper brusquement le gaz en l'enflammant à l'extrémité du tube à dégagement muni d'un bec de platine E, afin d'éviter la coloration jaune de la flamme par le sodium du verre.

Si la liqueur renferme des traces d'acides hypophosphoreux et phosphoreux, qui ne peuvent résulter que de l'oxydation du phosphore, puisque l'économie ne renferme pas normalement ces acides, *la flamme prendra, dans sa partie centrale, une belle teinte verte caractéristique* ; nous avons déjà dit que les phosphates, si abondants dans l'économie, ne donnaient pas cette réaction.

Il est bon de faire passer le mélange gazeux à travers un tube en U dont une des branches renferme de la potasse, qui arrête l'hydrogène sulfuré provenant de la putréfaction, et l'autre du chlorure de calcium qui dessèche les gaz.

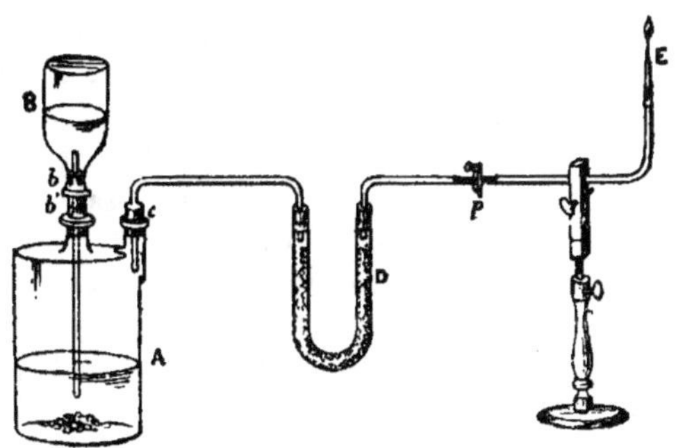

Fig. 11. — Appareil de Dusart et Blondlot.

Le dispositif adopté dans la figure 11 permet d'augmenter la pression du gaz dans le générateur d'hydrogène (1).

____

(1) La pince *P* étant fermée, l'hydrogène dans le générateur *A* est soumis à une pression mesurée par la hauteur *AB*

On peut encore effectuer cette réaction sur le liquide provenant de la distillation des matières organiques, à l'aide de l'appareil de MITSCHERLICH ; car nous avons déjà vu qu'il peut renfermer des acides hypophosphoreux et phosphoreux résultant de l'oxydation des vapeurs de phosphore dans le réfrigérant de LIEBIG, bien que la phosphorescence n'ait pu être observée pour les raisons déjà données.

Mais la meilleure façon de procéder est la suivante :

On introduit directement les matières suspectes, convenablement divisées, dans un grand ballon qu'on pourra porter à 50 ou 60° ; on additionne d'un excès de zinc pur et d'acide sulfurique pur et étendu ; on détermine ainsi un lent dégagement d'hydrogène qui transforme le phosphore en hydrogène phosphoré, ainsi que les phosphites et hypophosphites provenant de son oxydation.

Les gaz (hydrogène et hydrogène phosphoré) sont conduits dans une solution de nitrate d'argent ; il se forme un précipité noir de phosphure d'argent (ainsi qu'un peu d'acide phosphorique qui reste en dissolution). On ne recueille que le précipité, mais sa couleur noire ne suffit pas à le caractériser (présence possible d'hydrogène sulfuré provenant de la réduction de l'acide sulfurique ou de la putréfaction).

On porte le précipité dans l'appareil de DUSART et BLONDLOT en opérant comme précédemment et on obtient la flamme verte.

Si on entoure cette flamme d'un manchon de verre, celle-ci s'allonge et présente une teinte verte plus uniforme (Dalmon).

Enfin, et bien que cela ne soit pas indispensable, on peut examiner la flamme verte au spectroscope (CHRISTOPHE et BEILSTEN) ; on observe alors un spectre formé de deux raies vertes magnifiques, l'une en E, l'autre entre E et F, à peu près de même intensité, et d'une troisième plus faible placée entre D et E.

Cette méthode est fort bonne et très sensible, mais elle a le tort de ne pas isoler le phosphore en nature ; il faut se rappeler que si les hypophosphites et phosphites ne se trouvent pas normalement dans nos organes, ils peuvent s'y rencontrer à la suite d'un traitement médical, car ces composés traversent l'organisme sans s'oxyder (MASSOL et GAMEL).

Méthode de Binda. — Il me paraît intéressant d'indiquer ici la méthode nouvelle que le docteur Binda a utilisée pour la recherche des traces de phosphore libre dans le tube digestif. Cette méthode a le très grand avantage de ne nécessiter aucun appareil spécial ; elle permet, d'après son auteur et les expérimentateurs qui l'ont suivie, de retrouver des doses de phosphore qui échapperaient presque sûrement à la méthode de Mitscherlich.

Elle repose : sur l'observation de la phosphorescence directement et à l'aide du microscope ; sur les réactions microchimiques du phosphore telles que formation de phosphure d'argent noir et de phosphomolybdate d'ammonium en cristaux jaunes dans le champ du microscope ; enfin, sur la coloration verte que prend une flamme incolore par des traces de vapeur de phosphore.

1° *Observation de la phosphorescence.* — Voici comment il convient d'opérer : le contenu de l'estomac et de l'intestin ayant été mis dans des bocaux de verre, on les examine successivement ; à l'aide d'une baguette de verre on prélève deux gouttes de la matière (on a eu soin de la fluidifier, si besoin, à l'aide d'un peu d'eau distillée) que l'on laisse tomber dans un tube à essai ; puis, dans une chambre obscure, on chauffe, sur une lampe à alcool, la partie supérieure du tube ; on voit immédiatement apparaître des *nuages phosphorescents* qui s'élèvent du fond du tube et parfois même quelques points brillants comme des étoiles. On peut rendre cette phosphorescence encore plus apparente en prélevant une très petite quantité de la matière fluide à l'aide d'un *tube capillaire*, puis le plongeant dans un tube à essai que l'on chauffe dans la chambre obscure. En approchant le tube capillaire de la paroi chaude, on aperçoit une phosphorescence très nette plus longtemps visible que dans le cas précédent.

L'examen au microscope s'effectue en portant une goutte de matière sur une lame de verre et l'observant en lumière directe, on aperçoit des points luisants car « le phosphore, au microscope, paraît briller comme les étoiles au firmament ».

Pour mieux caractériser le toxique, on peut alors le dissoudre dans une goutte de sulfure de carbone, qui, par évaporation, abandonne de petits corpuscules ; on chauffe alors légèrement la lame de verre et on l'examine à nouveau au microscope ; ces

corpuscules s'entourent d'une atmosphère nuageuse phospho-
rescente caractéristique.

2° *Réactions micro-chimiques.* — Sur une lame de verre on
dispose trois gouttes de matière en trois points différents et sur
chacune d'elles on laisse tomber une goutte d'un réactif caractéristique ; sulfure de carbone, nitrate d'argent, nitromolybdate
d'ammonium. Après quelques minutes on constate que le sulfure
de carbone a abandonné, par évaporation, de petits corpuscules
jaunâtres brillants qui, au microscope, sont phosphorescents ; en
chauffant alors légèrement la lame, on constate qu'au point où
on a mis le nitrate d'argent s'est formé un précipité noir intense
qui, au microscope, se présente sous la forme de points noirs
amorphes. Enfin, au point où se trouvait le nitro-molybdate, on
observe un précipité blanc jaunâtre qui, au microscope, se montre
formé de beaux cristaux aciculaires groupés en rosette.

On peut encore disposer quelques gouttes de matière dans
des verres de montre que l'on recouvre d'une lame de verre sur
laquelle on a déposé soit une goutte de nitrate d'argent, soit une
goutte de nitromolybdate ; on chauffe alors les verres de montre
sur une lampe à alcool, le phosphore se volatilise et donne, avec les
réactifs, les précipités caractéristiques.

3° *Coloration verte de la flamme.* — On peut porter un peu de
la matière dans la flamme incolore d'un bec Bunsen et examiner
si elle *se colore en vert* ; ou bien encore introduire un peu du contenu
gastro-intestinal dans une lampe à alcool et comparer la flamme
qu'elle donne avec la flamme d'une lampe témoin. Mais cette
coloration qui, à elle seule, n'est pas absolument caractéristique,
n'est perçue nettement qu'avec des proportions assez élevées de
phosphore.

Denigès a publié également une méthode de recherche microchimique du phosphore (B. S. Ph. Bordeaux 1912).

Conclusions de l'analyse qualitative. — Si on a pu caractériser
la présence du *phosphore libre* par les méthodes de MITSCHERLICH
ou de BINDA, on peut conclure nettement à l'intoxication par
le phosphore.

Si on n'a pu caractériser le phosphore que par le procédé de
DUSART et BLONDLOT, on peut encore conclure à l'intoxication
par le phosphore, car l'expérience directe a démontré que, pendant
la putréfaction, il ne se dégage pas d'hydrogène phosphoré et que
les phosphates ne se réduisent ni en phosphites ni en hypophosphites. Il faut toutefois s'assurer que la médication suivie
par la victime n'a pas eu pour base les hypophosphites (commémoratifs).

Le phosphore n'existant pas normalement dans l'organisme
à l'état libre, il s'ensuit que sa présence seule suffira à faire
conclure à une intoxication, sans qu'il soit utile de procéder à un
dosage.

Antidotes et traitement. — Lorsque le poison vient d'être ingéré,
on doit en provoquer l'expulsion par un vomitif.

Il n'y a pas de contrepoison spécifique du phosphore ; on
pourra administrer de la magnésie, de l'eau albumineuse ; *mais
pas de lait*, la matière grasse (beurre) favorisant la dissolution et
par conséquent l'absorption du toxique.

On avait signalé, comme contrepoison spécial du phosphore,
l'*essence de térébenthine*, en se plaçant au point de vue théorique
que ce corps, empêchant la phosphorescence, devait également
empêcher l'action du poison. Les résultats n'ont guère confirmé
cette façon de voir. Toutefois, on pourra administrer une potion
à l'essence de térébenthine ainsi formulée :

Essence de térébenthine	4 grammes.
Eau de fleurs d'oranger.	30 —
Eau	220 —

Une cuillerée toutes les demi-heures.

Le charbon en poudre, administré de suite, constituerait un
excellent contrepoison.

CHAPITRE IX

Les acides minéraux, l'acide oxalique, l'acide sulfhydrique, l'acide prussique

Nous en avons terminé avec l'étude toxicologique des métalloïdes libres ; nous allons passer en revue les principaux acides minéraux qui en dérivent en y joignant l'acide oxalique et l'acide cyanhydrique, acides organiques qui, au point de vue analytique, peuvent se placer à côté de ces derniers.

Les acides minéraux proprement dits agissent sur l'organisme *en vertu de leur concentration et non de leur propre toxicité* ; ils détruisent les parois du tube digestif aux points de contact et les rendent impropres à remplir leur fonction : *ils tuent par traumatisme plutôt que par intoxication.* Leur pouvoir corrosif serait en relation avec leur degré d'ionisation.

Ces toxiques constituent des armes de suicide plutôt que des instruments de crime.

Nous, étudierons, d'ailleurs assez succinctement, les acides sulfurique, chlorhydrique et azotique, en les rapprochant à cause de leur analogie d'action.

L'acide oxalique concentré peut agir comme corrosif ; mais, même dilué, c'est un toxique.

Quant à l'acide cyanhydrique, c'est un toxique dans le sens absolu du mot, et des plus énergiques. Il en est de même, à un degré moins avancé, de l'hydrogène sulfuré ou acide sulfhydrique.

L'ACIDE SULFURIQUE

Au point de vue toxicologique ou criminel, nous n'avons à nous occuper que de l'acide concentré du commerce connu sous le nom d'huile de vitriol, liquide sirupeux, incolore ou légèrement brun, marquant 66° à l'aréomètre de Baumé, bouillant à 338°.

Cet acide concentré est ur déshydratant tellement énergique qu'il charbonne la matière organique avec laquelle on le met en contact, en lui enlevant les éléments de l'eau.

Les peintres emploient encore assez souvent, pour dissoudre l'indigo, l'acide sulfurique fumant ou acide de Nordhausen, qu'on peut considérer comme une dissolution d'anhydride sulfurique dans de l'acide sulfurique anhydre.

Les propriétés destructives de cet acide sont encore plus énergiques que celles de l'acide sulfurique ordinaire.

Empoisonnements. Doses toxiques. — Dans la statistique des empoisonnements, l'acide sulfurique vient en quatrième ligne (arsenic, phosphore, cuivre, acide sulfurique).

Dans l'espace de quarante-cinq ans, on a relevé soixante-sept empoisonnements suicides, criminels ou accidentels. dus à ce toxique.

Cela tient à ses multiples emplois et, par conséquent, à la facilité que l'on a de se le procurer.

Un enfant, auquel sa mère avait refusé à boire parce qu'il était en sueur, saisit subrepticement une bouteille qui contenait du vitriol et s'en versa un grand verre dont il avala la moitié. Sur-le-champ, il roula sur le sol poussant des cris effroyables. La mère accourut et devina la fatale méprise en voyant la bouteille et le verre ; on alla quérir un médecin, mais l'enfant était mort, après d'horribles souffrances, quand arriva le praticien.

La dose toxique dépend évidemment de la concentration de l'acide ; *la dose de 4 grammes d'acide concentré du commerce à 66° Baumé* peut être considérée comme capable d'entraîner la mort sinon immédiatement, tout au moins au bout de quelque temps, à la suite de troubles généraux amenés par la destruction des muqueuses de l'estomac et de l'œsophage (rétrécissements, perforation de l'estomac, etc.).

Symptômes. — Après ingestion d'acide sulfurique concentré, le patient éprouve des douleurs atroces à la gorge, le long de l'œsophage et de l'estomac.

Bientôt apparaît la toux avec constriction de la gorge, suivie de *vomissements colorés en brun rougeâtre ou en brun chocolat par du sang altéré* et faisant effervescence sur le sol.

Les vomissements peuvent être tardifs ou même manquer tout à fait, les éléments nerveux commandant les mouvements réflexes étant immédiatement détruits par l'acide sulfurique concentré.

La douleur à l'épigastre s'exacerbe et fait pousser des cris de douleur à la victime.

La face est pâle, agitée de tremblements musculaires ; le pouls est très petit ; les extrémités se refroidissent, les urines sont supprimées, une sueur froide envahit le malade ; mais la *constipation est la règle*, la diarrhée n'apparaît pas.

Le refroidissement et la faiblesse s'accentuent, le malade succombe, en conservant l'intégrité de son intelligence, quelques heures ou quelques jours après l'ingestion du toxique.

Si la mort n'est pas immédiate, le patient semble aller vers la guérison, mais il succombe brusquement, un jour, à la suite de la rupture d'une artère corrodée (hématémèse), ou d'une perforation de l'estomac (péritonite), ou encore au bout de longs mois, à la suite d'une dyspepsie incurable qui fait périr la victime dans le plus profond marasme.

Lésions. — A l'examen du cadavre, on peut relever sur les lèvres, les joues, le menton des *taches grisâtres*, si elles remontent à peu de temps, et *noirâtres* au bout de dix à douze heures.

A l'autopsie, les muqueuses, touchées par le poison, présentent les marques d'une cautérisation plus ou moins énergique, avec eschares brunes, entourées d'un cercle inflammatoire.

Le liquide de l'estomac est *couleur de café* à cause de la présence de sang altéré.

L'estomac lui-même peut être réduit en bouillie ou même perforé sur certains points (grande courbure).

Mécanisme de l'intoxication. — Comme nous l'avons déjà dit, l'acide sulfurique, et en général les acides concentrés, n'ont nullement besoin d'être absorbés par les villosités intestinales pour occasionner la mort en frappant telles ou telles cellules.

Ils agissent en détruisant tous les tissus qui se trouvent sur leur passage et en annihilant la fonction de l'organe atteint, aussi entrent-ils dans le groupe *des corrosifs de* RABUTEAU.

Recherche de l'acide sulfurique. — Après une tentative criminelle, l'expert peut être appelé à examiner les taches d'un vêtement, par exemple, pour déterminer d'une façon précise la nature d'un liquide jeté à la figure de la victime dans un but de vengeance; ou à rechercher cet acide dans les organes d'un cadavre.

1° **Examen des taches.** — Les vêtements sur lesquels tombe cet acide sont tachés ou détruits ; les taches produites sur les étoffes noires sont ordinairement *rouges* (à moins que l'étoffe n'ait été teinte à l'indigo); récentes, elles disparaissent au contact de l'ammoniaque.

Les linges blancs, de fil ou de coton, prennent une teinte noire, si l'acide n'a pas été lavé immédiatement.

Enfin, les tissus touchés par cet acide sont onctueux et se déchirent facilement. Pour y caractériser l'acide, on laisse tremper les fragments de tissus portant ces taches, dans de l'eau distillée tiède, on filtre et on essaie la réaction et la précipitation par le nitrate de baryum.

Le précipité blanc recueilli, chauffé au chalumeau sur du charbon, donne un sulfure de baryum qui, déposé sur une pièce d'argent et humecté d'eau, la noircit (SAg^2).

On peut aussi traiter une partie de la solution additionnée d'alcool par le nitrate de plomb qui donnera, si la tache est due à l'acide sulfurique, un précipité blanc de sulfate de plomb soluble dans l'acétate d'ammoniaque.

L'expert peut avoir à déterminer la quantité approximative

de vitriol qui a été projetée sur des vêtements, afin d'établir s
l'intention de l'inculpé était seulement de brûler légèrement la
victime ou bien de la défigurer. Dans ce cas, il pourra procéder
à un titrage acidimétrique de la liqueur provenant de la mise en
macération des taches découpées dans l'étoffe ; mais si les taches
sont assez anciennes, l'acide s'étant en partie combiné au tissu,
il vaudra mieux détruire celui-ci à l'aide d'acide azotique fumant,
puis doser, dans cette liqueur, l'acide sulfurique à l'état de sulfate
de baryum.

Le nombre et l'importance des taches le renseigneront également.

2º Examen des vomissements et du tube digestif. — Ce n'est
guère que dans les vomissements et le tube digestif qu'on retrouvera le toxique, l'absorption intestinale étant à peu près nulle.

Cette recherche doit être entreprise aussi rapidement que possible, car l'*ammoniaque de la putréfaction* pourrait saturer l'acide
sulfurique libre et le transformer en sulfate. Or, les sulfates existent
abondamment dans l'économie, c'est donc l'*acide libre* qu'il faut
pouvoir y déceler.

1º *Méthode d'*ORFILA. — Ce toxicologiste propose d'agiter les
matières suspectes, étendues d'eau, avec de l'*éther*. Celui-ci dissoudrait l'acide sulfurique qu'on retrouverait, comme résidu,
après évaporation.

Cette méthode n'est pas bonne, car l'éther dissout peu d'acide
sulfurique et se charge de matières grasses.

D'après GARNIER, l'acide sulfurique déplacerait l'acide phosphorique des phosphates de l'organisme et c'est ce dernier acide seul
que dissoudrait le dissolvant neutre.

2º On a proposé de traiter les matières par l'eau, de filtrer, de
concentrer et de chauffer la liqueur avec un peu de cuivre, ce qui
donne naissance à de l'anhydride sulfureux ; mais la liqueur ainsi
obtenue est chargée de matières organiques et la concentration
en fait dégager des produits empyreumatiques masquant l'odeur
de l'anhydride sulfureux.

Si on veut condenser les vapeurs, puis oxyder par le chlore et
caractériser l'acide sulfurique formé par le nitrate de baryum,

ces mêmes matières empyreumatiques gênent, car la liqueur obtenue est louche, colorée et ne peut servir aux réactions.

3º *Procédé de* ROUSSIN. — Cet auteur recommande une méthode reposant sur les principes suivants :

1º a) *Le sulfate de quinine est soluble dans l'alcool absolu.*

2º b) *Les sulfates métalliques de l'organisme y sont insolubles.*

On met à digérer pendant quelques heures avec de l'eau distillée les organes soigneusement divisés, les vomissements et le contenu stomacal.

On filtre, on introduit le filtratum dans une capsule de porcelaine, on ajoute de *l'hydrate de quinine* jusqu'à neutralité complète ; il se forme ainsi du sulfate de quinine avec l'acide sulfurique libre. On évapore au bain-marie, et l'extrait semi-fluide est traité à plusieurs reprises par de *l'alcool absolu* qui dissout le sulfate de quinine et ne dissout pas les autres sulfates, alcalins et alcalino-terreux, qui se trouvent dans l'organisme.

Les solutions alcooliques filtrées sont évaporées de nouveau ; l'extrait obtenu est redissous dans un peu d'eau bouillante et filtré bouillant.

1º a) Si l'acide sulfurique existait en proportions notables dans les viscères, le sulfate de quinine cristalliserait par refroidissement.

2º b) Si l'acide sulfurique est en quantité trop faible, le sulfate de quinine reste dissous ; on le précipite alors par le nitrate de baryum.

En résumé, ROUSSIN combine l'acide sulfurique à la quinine, parce que ce sulfate est soluble dans l'alcool et non les sulfates alcalins ou alcalino-terreux, abondants dans l'organisme.

De plus, il combine l'acide sulfurique à la quinine, au lieu de l'enlever directement par l'alcool absolu, afin d'éviter sa destruction partielle, pendant l'évaporation, et parce que cet acide pourrait se combiner à l'alcool en donnant un éther n'ayant plus les réactions caractéristiques de l'acide sulfurique.

Ce procédé, quoique assez bon, n'est pas parfait, car, si l'alcool absolu est légèrement hydraté, il dissout les sulfates alcalins.

Conclusions dé l'analyse qualitative. — Ici, plus que jamais. l'expert doit être aidé dans ses conclusions par la description des lésions observées sur le cadavre, par les commémoratifs ; car, généralement la mort est due à un suicide, et on trouve, à côté du corps, le récipient dont la paroi est encore mouillée par l'acide sulfurique.

Après une exhumation, si la putréfaction a commencé son œuvre, l'acide sulfurique libre aura été transformé en sulfate d'ammoniaque ; il serait donc difficile, *si on n'avait les lésions pour se guider*, de conclure à la présence de ce corrosif.

Parfois, on retrouvera, dans le cadavre, de l'arsenic provenant des impuretés de l'acide sulfurique (obtenu en partant des pyrites toujours arsenicales). Cet arsenic, n'ayant pu occasionner les lésions observées dans le tube digestif, pourra amener l'expert à conclure à l'intoxication par ingestion d'acide sulfurique.

Dosage. — Si la quantité en est suffisante, on pourra effectuer le dosage en précipitant l'acide sulfurique, isolé par un des procédés indiqués, à l'état de sulfate de baryum, lavant, calcinant et pesant.

Antidotes et traitement. — Les vomissements pouvant être tardifs, ou même absents, il importe de les provoquer tout en administrant immédiatement un contrepoison : la *magnésie hydratée* qui, en saturant l'acide, donnera du sulfate de magnésie, inoffensif et purgatif.

Il faut éviter l'emploi des carbonates (hydrocarbonate de magnésie) à cause du dégagement d'anhydride carbonique qui pourrait provoquer, par pression, la perforation de la paroi stomacale déjà fortement corrodée. Si on n'avait pas de magnésie hydratée sous la main, on pourrait administrer de *l'eau de savon* ; l'acide sulfurique se saturerait en mettant un acide gras inoffensif en liberté.

On pourrait encore, *à défaut d'autre alcalin*, délayer des *cendres* dans de l'eau et administrer cette boisson ; le carbonate de potasse, contenu dans les cendres, saturerait l'acide et de l'anhydride carbonique se dégagerait.

On ne doit pas chercher à diluer l'acide par administration d'eau seule, la combinaison qui se forme pouvant déterminer une forte élévation de température. Nous pensons toutefois qu'il vaudrait mieux de l'eau, ingérée en quantité, que rien.

Les troubles secondaires, parfois très graves, qui résultent de la formation d'eschares ou de rétrécissements du tube digestif, sont du ressort de la médecine et de la chirurgie.

L'ACIDE AZOTIQUE

De tous les composés oxygénés de l'azote, l'acide azotique est le seul que nous ayons à mentionner au point de vue toxicologique. Le protoxyde d'azote et les vapeurs rutilantes ont bien occasionné quelques accidents, mais dans des conditions telles qu'il n'était pas utile d'avoir recours à des recherches chimiques pour retrouver, dans le corps de la victime, la substance toxique ; par exemple, des ouvriers qui trouvent la mort en pénétrant dans des chambres de plomb dont une aération insuffisante n'avait pu chasser toutes les vapeurs rutilantes.

. Dans les nombreuses industries où l'on emploie l'acide azotique, il se produit des vapeurs rutilantes, mélange de peroxyde d'azote et d'anhydride azoteux, $AzO^2 + Az^2O^3$), dont l'action irritante sur les tissus pulmonaires provoque des effets désastreux sur la santé des ouvriers.

Le pharmacien, siégeant dans un Conseil d'hygiène, devra donc exiger que toutes les précautions soient prises pour que ces vapeurs toxiques soient rejetées au dehors de l'usine par une bonne ventilation des ateliers et à l'aide d'une cheminée de tirage fonctionnant parfaitement.

Au point de vue criminel ou suicide. c'est l'acide azotique du commerce qui est le seul agent toxique de ce groupe.

Propriétés. — Connu du vulgaire, sous le nom d'eau-forte, d'esprit de nitre, l'acide azotique du commerce, ou acide quadrihydraté (1) : $2AzO^3H$ $3H^2O$, est un liquide incolore lorsqu'il est pur, mais généralement coloré en jaune par de petites quantités de vapeurs nitreuses. Il bout à 123° Sa densité est de 1,42. Il colore la soie et la peau en jaune

Il attaque à peu près tous les métaux, notamment le cuivre, en

______

(1) L'acide quadrihydraté en équivalents ; AzO^5; 4 HO, correspond à la formule atomique ; $2 AzO^3H$; $3H^2O$.

donnant de l'azotate de cuivre et des vapeurs rutilantes. Avec la chaux, il donne de l'azotate de calcium, soluble dans l'alcool à 90°.

Empoisonnements. Doses toxiques. — La statistique des empoisonnements en France mentionne quelques cas d'intoxications criminelles ou de suicides par l'acide azotique. Les emplois industriels de cet acide sont très nombreux, aussi peut-on se le procurer très facilement.

La toxicité de l'acide azotique dépend de sa concentration : 5 à 8 *grammes peuvent occasionner la mort*. L'acide monohydraté (1) : AzO^3H est encore plus dangereux que l'acide ordinaire ou quadrihydraté, mais ne se trouve guère que dans les laboratoires.

Symptômes. — Ils sont analogues à ceux qui accompagnent l'ingestion de l'acide sulfurique :

Vives douleurs à la gorge, le long de l'œsophage, à l'estomac.

Vomissements rouges ou noirâtres, faisant effervescence sur le pavé.

Le froid envahit les membres ; la constipation est complète (comme pour l'acide sulfurique), les urines supprimées.

La mort survient dans la prostration, quelques heures plus tard.

Si la mort ne résulte pas immédiatement de l'ingestion de l'acide azotique, elle survient parfois plusieurs mois après, à la suite d'accidents analogues à ceux que nous avons observés après un empoisonnement par l'acide sulfurique, c'est-à-dire perforation stomacale, rétrécissement de l'œsophage ou de l'intestin, hémorragie résultant de la chute d'une eschare, gastrite chronique, dyspepsie opiniâtre, etc.

Lésions anatomiques. — Elles présentent les plus grandes analogies avec celles que produit l'acide sulfurique, mais elles sont moins profondes.

De plus, *les parties corrodées par l'acide azotique présentent une*

(1) L'acide monohydraté : AzO^3HO correspond à la formule atomique : AzO^3H.

teinte jaune orange et non grise ou noirâtre comme les brûlures produites par l'acide sulfurique.

Les épithéliums des muqueuses se desquament facilement ; dans un cas, on a vu la muqueuse elle-même de l'œsophage et de l'intestin se détacher tout d'une pièce et être rejetée par les fèces en conservant la forme des organes qu'elle recouvrait.

L'estomac renferme un liquide épais, jaunâtre, parfois sanguinolent ; il présente des parties ramollies, des taches noirâtres *entourées d'une auréole jaunâtre*, des perforations même, là où l'acide a séjourné.

Recherche de l'acide azotique. — Cette recherche doit être entreprise le plus tôt possible, l'ammoniaque de la putréfaction saturant rapidement l'acide azotique libre.

Il ne peut être question de détruire la matière organique, car on détruirait en même temps le tôxique.

D'ailleurs, on ne recherche l'acide libre que dans le tube digestif, c'est-à-dire là où il n'a pas contracté de combinaisons organiques. Une petite quantité ayant pu être absorbée par les villosités intestinales, on pourra chercher aussi à caractériser la présence de l'acide azotique dans les urines à l'état de liberté, sans apporter grande confiance à cette dernière opération.

La recherche de l'acide azotique libre s'effectue donc directement sur les matières organiques ; tube digestif (pharynx, œsophage, estomac, intestin) et vomissements si ces derniers ont été conservés, Certains auteurs cherchent à isoler et à caractériser *l'acide libre*. D'autres, *se basant sur ce que l'organisme ne renferme pas normalement de nitrates*, le font entrer en une combinaison soluble dans un dissolvant particulier, ce qui permet de l'isoler de la masse.

Méthodes permettant de caractériser l'acide azotique libre. — DRAGENDORFF traite directement les matières organiques par de *l'alcool absolu ;* il filtre la liqueur et y recherche l'acide azotique.

D'autres substances que l'acide azotique, se dissolvant dans l'alcool peuvent masquer les réactions de cet acide.

Aussi, est-il préférable de faire macérer les matières à analyser dans l'eau distillée pendant quelques heures, passer à travers une toile, et distiller dans une cornue, au bain d'huile à 120°, en condensant soigneusement les vapeurs. Vers la fin de l'opération, on pourra, si l'acide est abondant, apercevoir des vapeurs rutilantes.

La liqueur distillée est additionnée de potasse caustique en excès qui sature l'acide azotique et donne, avec l'hypo-azotide (anhydride mixte), de l'azotite et de l'azotate de potassium ; on évapore jusqu'à siccité, on reprend par l'eau distillée qui dissout l'azotate et l'azotite et on caractérise ces derniers dans la dissolution.

Méthodes transformant l'acide azotique en un azotate. — Procédé Roussin. — On constate d'abord l'acidité des substances ; on les divise comme toujours en fragments très menus, et on les sature par du *carbonate de chaux* en agitant la masse tant qu'on perçoit une effervescence.

On dessèche au bain-marie ; la masse sèche est broyée au mortier, introduite dans un ballon avec trois fois son poids d'*alcool* à à 90° *qui dissout l'azotate de calcium* et portée au bain-marie jusqu'à commencement d'ébullition.

Le tout est jeté sur une toile, le résidu est lavé à l'alcool qui dissout l'azotate de calcium ainsi que des matières organiques ; la liqueur trouble est filtrée au papier Berzélius, et évaporée ensuite à siccité. On reprend par l'eau qui ne dissout que l'azotate de calcium et, dans cette liqueur, on caractérise ce dernier par les réactions qui lui sont propres. Ce procédé permet d'isoler non seulement l'acide azotique libre, mais encore les azotates que peuvent renfermer les matières organiques. Il faut donc, pour en tirer une conclusion ferme, admettre avec les auteurs, que *l'organisme ne renferme pas d'azotates*. D'ailleurs, l'examen des lésions est là pour confirmer cette conclusion, les azotates ne détruisant pas les muqueuses, contrairement à l'acide azotique libre.

On peut encore saturer l'acide azotique non par du carbonate de chaux, mais par de l'*hydrate de quinine* fraîchement précipité (employé déjà dans la recherche de l'acide sulfurique). On dessèche à nouveau, on épuise par l'*alcool absolu* qui dissout l'azotate de quinine.

La solution alcoolique filtrée est évaporée à consistance sirupeuse ; on épuise le résidu par l'eau distillée chaude et on filtre.

La solution aqueuse d'azotate de quinine permettra de caractériser l'acide azotique.

Si l'acide azotique est en assez grande quantité, par refroidissement, la solution aqueuse, convenablement concentrée au bain-marie, laisse déposer des gouttelettes oléagineuses qui, au bout de quelque temps, prennent l'apparence de la cire.

Ces gouttelettes, abandonnées sous l'eau, finissent par cristalliser en un groupe de cristaux brillants, car l'azotate de quinine fond à chaud en perdant son eau de cristallisation qu'il reprend lentement par le refroidissement.

Pour y caractériser l'acide azotique, il faut traiter cette solution par de la potasse qui déplace la quinine ; dans la liqueur filtrée on caractérise l'acide azotique, qui est passé à l'état d'azotate de potasse, par ses réactions ordinaires.

En résumé, quel que soit le procédé employé, on obtient finalement une liqueur renfermant l'acide azotique ou un azotate soluble mélangé d'un peu d'azotite.

Réactions. — 1º La réaction qui caractérise le mieux l'acide azotique (ou ses sels) est celle qu'il donne en présence de l'*acide sulfurique* additionné de *sulfate ferreux*.

Dans ces conditions, des traces d'acide azotique donnent des vapeurs rutilantes qui, se fixant sur le sulfate ferreux, forment une combinaison caractérisée par une coloration rose des cristaux, ou brune si l'acide azotique est en plus grande quantité.

2º Une réaction moins sensible consiste à chauffer, dans un tube à essai, une partie de la solution additionnée de quelques gouttes d'*acide sulfurique* en présence de *tournure de cuivre*. L'acide azotique, mis en liberté, attaque le cuivre en donnant des vapeurs rutilantes dont on perçoit la teinte jaune en regardant le tube de champ et qui ont une odeur caractéristique.

On pourrait encore recevoir les vapeurs formées dans une solution de sulfate ferreux qui prend une teinte rose ou brune suivant la quantité d'acide azotique.

3º Si on a recueilli l'acide azotique, en distillant les matières,

on a vu qu'à la fin de l'opération il se formait des vapeurs rutilantes qui, absorbées par de la potasse, donnaient de l'azotite et
de l'azotate de potassium.

On peut caractériser, dans ce cas, l'azotite par la réaction de
Sabatier.

On dissout le résidu de l'évaporation de la liqueur renfermant
l'azotite et l'azotate de potassium dans de l'acide sulfurique
concentré. Dans cette liqueur on ajoute une parcelle d'*oxyde
cuivreux* et aussitôt, si la masse renferme un azotite, l'oxyde
cuivreux se dissout en donnant une coloration violet-pourpre
très intense. Cette coloration disparaît lentement.

3º Enfin, on pourra caractériser l'acide azotique par la *coloration rouge* que prend à son contact une dissolution de *brucine*
dans l'acide sulfurique.

Parfois l'expert se trouve appelé à déterminer la nature d'une
tache. Si celle-ci est due à l'acide azotique, elle présentera, sur
les étoffes brunes, une *coloration jaune* que l'ammoniaque fait
passer au jaune orangé ; le tissu est devenu très friable. On pourra
en découper une partie et la mettre à tremper dans l'eau légèrement alcaline. La liqueur filtrée et évaporée, puis reprise par un
peu d'eau présentera les réactions des nitrates.

Conclusions de l'analyse qualitative. — La présence de l'acide
azotique libre dans le tube digestif caractérisera nettement un
empoisonnement par ce toxique.

On ne pourra tirer une même conclusion de la présence d'un
nitrate (car la victime a pu être soumise à une médication nitrée)
qu'à la condition que les *lésions cadavériques* concordent avec un
empoisonnement de cette nature, c'est-à-dire que l'expert, chimiste
ou médecin, ait constaté la présence de taches jaunes sur les
tissus, ainsi que les signes d'inflammation et de destruction dont
nous avons parlé.

L'expert pourra parfois retrouver un peu d'acide azotique
libre dans les urines ; mais dans la plupart des cas il n'en trouvera
pas, ce qui ne doit en rien changer ses conclusions.

Dosage de l'acide azotique. — La caractérisation de *l'acide azotique libre* suffit pour établir l'empoisonnement, *puisque ce composé n'existe par normalement dans notre organisme* ; toutefois, l'expert devra, comme toujours, tâcher de déterminer analytiquement la quantité d'acide que renferme le tube digestif de la victime.

Parmi les nombreux procédés de dosage de l'acide azotique, nous n'en retiendrons qu'un : celui de Schlœsing modifié par Ferdinand Jean.

Il est basé sur la décomposition de l'acide azotique (ou des azotates) par le chlorure ferreux en présence d'acide chlorhydrique en excès, avec mise en liberté de bioxyde d'azote :

$$2\ AzO^3H\ +\ 6\ FeCl^2\ +\ 6\ HCl\ =\ 3\ Fe^2Cl^6\ +\ Az^2O^2\ +\ 4\ H^2O$$

Il suffira donc de recueillir le bioxyde d'azote formé dans une cloche renversée sur le mercure, de lire le volume du gaz et après correction connaissant sa densité. d'en déduire le poids :

$$P = VD \times 0.001293$$

On voit qu'à une molécule de bioxyde d'azote, Az^2O^2, correspondent deux molécules d'acide azotique. Par une règle de trois on déduira donc le poids d'acide azotique renfermé dans le volume de liqueur sur lequel on a opéré. Le mode opératoire est exposé dans le *Traité de Chimie analytique de* Denigès, p. 710, 3ᵉ édition.

Antidotes et traitement. — Aussitôt au contact des muqueuses, ce poison détermine des lésions souvent inguérissables.

Cependant on peut, jusqu'à un certain point, conjurer des dangers plus grands en neutralisant l'acide azotique par de la *magnésie hydratée*, par de l'*eau de savon*, par des *cendres* délayées ou, en dernière ressource, en diluant le toxique par l'administration de grandes quantités d'eau tiède ou froide.

Le traitement est le plus souvent du domaine de la chirurgie (rétrécissements cicatriciels).

L'ACIDE CHLORHYDRIQUE

L'acide chlorhydrique, ou *acide muriatique*, est un gaz dont la solubilité dans l'eau est très grande (de 450 à 500 fois son volume).

C'est la dissolution impure de cet acide, résultant de la condensation dans l'eau des produits gazeux qui se forment pendant la préparation du sulfate de soude, que l'on trouve couramment dans l'industrie et même dans tous les ménages sous le nom d'*esprit de sel*.

Il constitue alors un liquide dense, coloré en jaune par un peu de perchlorure de fer, fumant à l'air, bouillant vers 110°.

Avec les bases, il donne des chlorures dont quelques-uns, notamment les chlorures d'argent, de plomb et de mercure au minimum, sont insolubles dans l'eau. Il dégage du chlore quand on le chauffe avec le bioxyde de manganèse et avec le chlorate de potassium.

Empoisonnements. Doses toxiques. — Les criminels s'adressent plutôt à l'acide sulfurique et à l'acide azotique qu'à l'acide chlorhydrique. Dans cinquante ans, la statistique officielle des empoisonnements en France n'en compte que huit cas.

La dose toxique dépend toujours de la concentration de l'acide et de la quantité qui reste réellement dans l'estomac. *On peut considérer une dose de 15 grammes d'acide du commerce comme mortelle pour l'homme.*

L'acide chlorhydrique agit, de même que l'acide sulfurique et l'acide azotique, comme corrosif ; mais son action est moins intense, moins brutale ; il est, par conséquent, moins dangereux.

L'acide chlorhydrique gazeux pourrait occasionner des accidents par son action irritante sur les muqueuses de l'appareils respiratoire ; ces accidents, qui se produisent dans les usines, sont rares et non mortels.

Symptômes. — Nous retrouvons la douleur brûlante se propageant à travers tout le tube digestif, les vomissements bruns, couleur de café (présence de sang provenant de la corrosion des capillaires stomacaux), faisant effervescence sur le sol.

L'haleine du patient est fumante et donne des vapeurs épaisses quand on en approche un linge imprégné d'une solution ammoniacale.

Le pouls devient faible, la peau se recouvre d'une sueur froide ; enfin la mort arrive, le patient conservant toute son intelligence.

Lésions anatomiques. — On n'observe ni taches, ni eschares autour de la bouche, ni sur les lèvres, le toxique étant moins corrosif que l'acide sulfurique ou l'acide azotique.

Le pharynx présente une coloration blanc grisâtre, la muqueuse, ramollie en certains points, forme une sorte de bouill²e. L'œsophage est rouge, la muqueuse stomacale est ramollie, rouge avec quelques eschares noires, mais pas carbonisées comme par l'acide sulfurique.

Les perforations ne s'observent que si la mort n'est survenue que tardivement.

Recherches de l'acide chlorhydrique. — L'examen des matières doit être fait aussi rapidement que possible pour éviter que l'ammoniaque de la putréfaction ne neutralise l'acide chlorhydrique, car les chlorures existent normalement dans l'organisme.

Les recherches de l'expert doivent porter sur les vomissements, sur la paroi et le contenu du tube digestif. Enfin, il pourra avoir à examiner des taches. La réaction des matières est franchement acide. Si on en approche une baguette trempée dans l'ammoniaque, il se forme d'abondantes fumées blanches de chlorhydrate d'ammoniaque. On peut faire, sur le macéré filtré, un dosage alcalimétrique.

La méthode, en apparence la plus simple, consisterait à distiller au bain-marie, à 115°, les vomissements, le contenu stomacal et la paroi du tube digestif, après les avoir additionnés d'une petite quantité d'eau distillée.

Dans le distillatum on caractériserait, à l'aide du nitrate d'argent, l'acide chlorhydrique.

Dans ce procédé, si les organes ne renferment que peu d'acide, majeure partie en ayant été rejetée par les vomissements, celui-ci ne se dégagera que très difficilement *car il contracte une sorte de combinaison avec les tissus*. Aussi faut-il évaporer la masse à sec, ce qui entraîne la volatilisation de produits empyreumatiques qui troublent la liqueur et peuvent masquer la réaction, en réduisant partiellement le nitrate d'argent.

Mais, dans ce cas, en faisant bouillir cette liqueur avec de l'acide azotique, on détruira les matières organiques et il restera le chlorure d'argent blanc, inattaqué.

D'ailleurs, si on ne constate qu'un très léger précipité de chlorure d'argent, on peut craindre qu'un peu de chlorure de sodium ou de chlorhydrate d'ammoniaque (si la substance est en partie putréfiée) n'ait été entraîné.

On pourra le vérifier en évaporant à siccité ; on constatera, dans ce cas, un léger résidu que n'abandonnerait pas l'acide chlorhydrique libre.

Si l'acide chlorhydrique est en quantité suffisante, on le caractérisera très aisément par ce procédé. On pourra même saturer le distillatum et faire la réaction chlorochromique.

Mais l'acide chlorhydrique, ainsi isolé, pourrait bien provenir du suc gastrique. Aussi Roussin a-t-il indiqué la méthode suivante :

Les organes internes et le produit des vomissements sont divisés en petits fragments et réduits en une bouillie dont on fait deux parties égales :

1º L'une de ces parties est *saturée par un grand excès de carbonate de soude*, exempt de chlorure, et mise à évaporer au bain-marie jusqu'à dessiccation complète.

2º L'autre partie est soumise à la dessiccation *sans saturation préalable*.

Les deux résidus sont calcinés dans deux creusets de porcelaine jusqu'à complète carbonisation.

On épuise séparément par un égal volume d'eau distillée et on filtre.

Chaque solution est alors fortement acidulée par l'acide azotique et additionnée de nitrate d'argent en excès.

Les deux précipités de chlorure d'argent sont recueillis séparément, lavés, calcinés dans des capsules de porcelaine et pesés.

Si la portion saturée par le carbonate de soude a fourni une quantité de chlorure d'argent beaucoup plus considérable que la portion non saturée, il est à peu près certain que de l'acide chlorhydrique libre existait dans les matières analysées.

Ici encore, *l'examen des lésions* doit confirmer cette conclusion.

On a proposé le procédé suivant pour caractériser l'acide chlorhydrique libre : Les matières additionnées d'eau sont filtrées, la solution est divisée en deux parties ; dans l'une, on dose volumétriquement l'acide à l'aide d'une solution alcaline titrée, dans l'autre, on ajoute du chlorate de potassium qui, agissant sur l'acide chlorhydrique libre (et non sur les chlorures), donne du chlore :

$$ClO^3K \;+\; 6HCl \;=\; KCl \;+\; 3H^2O \;+\; 6Cl.$$

Une feuille d'or plongée dans ce mélange se dissout partiellement, surtout si on chauffe quelque temps au bain-marie.

La présence de l'acide chlorhydrique dans le liquide primitif se trouve donc caractérisée par les réactions de l'or dissous : formation de pourpre de Cassius par le chlorure stanneux, précipité d'or métallique par le sulfate ferreux.

Si on remplaçait le chlorate de potassium par le nitrate, on formerait, avec l'acide chlorhydrique, de l'eau régale qui dissoudrait également l'or.

Au lieu de faire réagir sur l'or le *chlore* qui se forme par l'action de traces d'acide chlorhydrique libre sur le chlorate de potassium, on peut recueillir ce chlore par distillation dans une solution aqueuse saturée d'aniline incolore mélangée d'orthotoluidine (Villiers et Fayolle).

Solution aqueuse saturée d'aniline.	100 c. c.
Solution aqueuse saturée d'orthotoluidine.	20 —
Acide acétique cristallisable	30 —

Si la quantité de chlore est très faible, 0 milligr. 1, il se forme une *coloration bleuâtre* qui tourne lentement au rose.

Si la quantité de chlore est plus grande, on obtient, en chauffant légèrement la liqueur, *un précipité de noir d'aniline.*

Cette dernière méthode est plutôt trop sensible.

Conclusions. — Il ne faut conclure à la présence d'acide chlorhydrique que si les quantités trouvées sont très notables.

Si la quantité d'acide libre est faible, on restera dans l'incertitude, à cause de la présence de cet acide dans le suc gastrique, qui en contient environ 3/1000.

Enfin, si l'acide chlorhydrique a été recueilli par distillation des matières, il faudra d'abord s'assurer que celles-ci ne renfermaient pas *d'acide sulfurique*, car, par concentration, ce dernier agirait sur les chlorures abondants de l'économie pour donner naissance à de l'acide chlorhydrique.

Si la magnésie ou une autre base avait été administrée comme contrepoison, l'expert ne pourrait établir sa conviction que sur l'aspect des lésions anatomiques et l'examen des taches relevées sur les vètements de la victime.

Taches. — Ces taches, sur les vêtements, sont d'un *rouge vif* ; elles disparaissent par l'ammoniaque alors même qu'elles sont assez anciennes. On reconnaît leur nature en les faisant macérer dans un peu d'eau distillée tiède, filtrant et traitant par le nitrate d'argent. Le précipité blanc de chlorure d'argent, soluble dans l'ammoniaque, caractérise les taches dues à l'acide chlorhydrique.

Dosage de l'acide chlorhydrique. — Ainsi que nous en avons établi la règle, l'expert chimiste devra procéder à un dosage de l'acide chlorhydrique existant encore dans le tube digestif de la victime, ainsi que dans les vomissements s'ils ont été recueillis.

Ce dosage pourra être effectué soit en poids, soit en volume.

1° *En poids.* — A la liqueur, obtenue par la macération dans l'eau d'un poids déterminé d'organe, on ajoute du carbonate de magnésie pour saturer l'acide chlorhydrique. Dans cette solution, on ajoute quelques gouttes d'acide azotique pour décomposer l'excès de carbonates, on chauffe et on verse, goutte à goutte, une solution de nitrate d'argent jusqu'à ce qu'une nouvelle addition ne donne plus de précipité. On recueille ce précipité de chlorure d'argent sur un filtre, on lave, on sèche à l'étuve, on calcine, dans une capsule tarée, filtre et précipité ; du poids trouvé on retranche le poids des cendres du filtre et on a le chlorure d'argent d'un poids déterminé de matières organiques. On traduit le chlorure d'argent en acide chlorhydrique.

2º *En volume.* — Dans 10 c.c. de la solution de chlorures, additionnée de quelques gouttes d'acide azotique pour décomposer les carbonates solubles, on ajoute du carbonate de magnésie pour saturer l'acide libre, puis 2 ou 3 gouttes d'une solution de chromate de potassium et on verse, à l'aide d'une burette, une solution titrée de nitrate d'argent. Le nitrate d'argent précipite le chlorure en blanc, puis un excès de celui-ci réagit sur le chromate de potassium en donnant du chromate d'argent rouge.

L'apparition de cette teinte rouge marque la fin de l'opération :

$$AzO^3Ag + NaCl = AzO^3Na + Ag.Cl.$$

Du volume versé ae la solution de nitrate d'argent titrée, on déduit le poids du nitrate d'argent employé et, par conséquent, le poids du chlorure de sodium correspondant, d'où l'on déduit celui de l'acide chlorhydrique renfermé dans 10 c.c. de liqueur. Une règle de trois indiquera le poids de l'acide chlorhydrique contenu dans le volume total.

Antidotes. — Comme pour l'acide sulfurique et l'acide azotique, on emploiera l'*hydrate de magnésie* ou, à la rigueur, l'*eau de savon*, les *cendres* délayées dans de l'eau, le *carbonate de soude* en solution très diluée qui, sous le nom de cristaux, existe dans tous les ménages.

Nous venons d'étudier, au point de vue toxicologique, trois acides qui déterminent la mort par leur degré de concentration, en détruisant les tissus organiques, mais qui, convenablement dilués, ne sont pas toxiques.

Nous allons nous occuper à présent d'un acide qui, en solution concentrée, corrode les tissus moins énergiquement que les précédents, mais qui, même en solution diluée, est un toxique puissant agissant sur le sang.

Avec l'*acide oxalique*, l'action corrosive n'est que secondaire, l'action vénéneuse est la principale ; c'est par elle que succombent les victimes.

L'ACIDE OXALIQUE
$C^2O^4H^2$, 2 H^2O

L'acide oxalique est un acide bibasique, appartenant à la chimie-organique, mais ne charbonnant pas quand on le calcine ; par ses réactions, il se place, au point de vue analytique, dans le groupe des acides précipitant par le nitrate de baryum. Il se présente en aiguilles blanches renfermant deux molécules d'eau de cristallisation : $C^2O^4H^2$, $2H^2O$; il est suffisamment soluble dans l'eau. Il existe normalement, à l'état d'oxalate acide de potassium, dans l'oseille (*sel d'oseille*). Les urines renferment souvent de l'oxalate de chaux sous la forme d'*enveloppes de lettre*.

Aujourd'hui, on le prépare en traitant de la sciure de bois par la potasse concentrée.

Les réactions qui intéressent le toxicologiste sont les suivantes :

Il précipite en blanc par le chlorure de calcium, même en présence d'acide acétique.

Chauffé fortement en présence d'acide sulfurique concentré, il perd de l'eau et donne un mélange d'oxyde de carbone et d'anhydride carbonique :

$$C^2O^4H^2 = H^2O + CO + CO^2.$$

Avec l'acide sulfurique étendu, et en présence de corps oxydants, tels que le bioxyde de manganèse, il donne, même à froid ou légèrement chauffé. un dégagement d'anhydride carbonique sans oxyde de carbone :

$$C^2O^4H^2 + SO^4H^2 + MnO^2 = SO^4Mn + 2\ H^2O + 2\ CO^2.$$

Il est à remarquer que l'acide sulfurique étendu n'attaque pas le bioxyde de manganèse seul.

L'acide oxalique réduit les sels d'or à froid avec dépôt d'or métallique.

Il décolore, en présence d'acide sulfurique, le permanganate de potassium.

L'acide oxalique est très répandu dans l'industrie : comme mordant en teinture, pour fabriquer l'encre bleue par dissolution du bleu de Prusse. C'est un toxique violent, de même d'ailleurs que ses sels, auxquels il imprime sa nocivité.

Le *sel d'oseille*, ou oxalate acide de potassium, est, lui aussi, très répandu ; il est fréquemment employé pour enlever les taches d'encre, nettoyer les cuivres (à cause de sa faible acidité), blanchir la paille, etc... Il est très toxique, il présente les réactions de l'acide oxalique et celles de potassium.

Empoisonnements. Doses toxiques. — Bien que cette substance soit très toxique, elle n'a servi que rarement à perpétrer des empoisonnements criminels.

On ne signale que quelques suicides et quelques empoisonnements par erreur : confusion avec des sels purgatifs, tel que le sulfate de soude, le sulfate de magnésie, ou la crème de tartre.

A la dose de quelques grammes, 0 gr. 10 par kilogr. d'animal d'après SABBATANI, il est toxique ; mais, comme toujours, sa toxicité dépend de la *quantité réellement absorbée* et non de celle qui a été ingérée, les vomissements en rejetant la majeure partie en dehors de l'organisme.

Symptômes. — Si la solution ingérée était concentrée, le toxique agit en même temps comme corrosif. Aussi la victime éprouve-t-elle une vive sensation de brûlure à la gorge, le long de l'œsophage, à l'estomac, en même temps qu'elle perçoit une saveur acide très intense.

Dix minutes après l'ingestion surviennent les vomissements répétés et abondants, persistant jusqu'à la mort. Ces vomissements sont acides et plus ou moins brunâtres (sang altéré).

La substance étant absorbée dans l'intestin, les effets toxiques proprement dits apparaissent. La faiblesse est très grande, le pouls est très petit, les pupilles dilatées, les extrémités des doigts prennent une coloration grise. Souvent la mort est précédée de convulsions.

Si la quantité de toxique qui a pénétré dans l'organisme est suffisante, pour occasionner la mort, celle-ci survient très rapidement, en quelques minutes ou trois heures au plus après l'ingestion du poison. Toutefois, la mort peut survenir plus tardivement, au bout de vingt à vingt-cinq jours, à la suite d'accidents consécutifs : eschares. hémorragie. etc.

Lésions anatomiques. — Les muqueuses sont blanches, ramollies, dépouillées de leur épithélium en certains points. Ces signes d'inflammation n'existent à peu près pas avec l'oxalate de potassium.

L'estomac renferme un liquide couleur de café très acide et la muqueuse est blanchâtre, quelquefois même détruite.

Le sang et les tissus présentent une coloration rouge, parfois aussi vermeille que dans l'empoisonnement par l'oxyde de carbone.

Mécanisme de l'intoxication. — La mort ne peut être attribuée exclusivement à la corrosion d'organes importants : estomac, œsophage, intestin. D'ailleurs l'oxalate acide de potassium, qui est aussi fortement toxique, n'est presque pas corrosif. La coloration vermeille que prend le sang pourrait faire croire que l'acide oxalique tue par l'oxyde de carbone qu'il peut dégager :

$$C^2O^4H^2 = H^2O + CO + CO^2.$$

Mais ce fait serait confirmé par l'*examen spectroscopique* du sang qui présenterait les bandes caractéristiques de l'hémoglobine oxycarbonée ; or, on n'observe que les bandes de l'hémoglobine oxygénée.

On ne sait donc pas exactement par quel mécanisme tue l'acide oxalique, c'est-à-dire sur quels éléments anatomiques il agit. Rabuteau le place parmi les *corrosifs*.

Sabbatani attribue l'action toxique des oxalates à la diminution qu'ils produisent dans la concentration de l'ion calcium contenu dans les protoplasmas et dans les liquides de l'organisme.

Élimination. — Quand la mort ne suit pas l'ingestion du toxique, celui-ci est éliminé très rapidement par les urines, soit en nature, soit sous forme d'oxalate de chaux.

Recherches de l'acide oxalique. — 1° Roussin applique à la recherche de cet acide la méthode qui lui permet de séparer l'acide sulfurique et l'acide azotique des tissus.

Les matières organiques et les vomissements, additionnés d'eau distillée, sont jetés sur une toile et on sature la liqueur acide par *l'hydrate de quinine* récemment précipité. On évapore au bain-marie à siccité, on épuise la masse obtenue par *l'alcool à 95°* qui dissout l'oxalate de quinine. On évapore, on reprend par l'eau en additionnant de quelques gouttes *d'ammoniaque*, qui précipite la quinine. On filtre et on caractérise l'acide oxalique, passé à l'état d'oxalate d'ammoniaque, dans le liquide par ses réactions spéciales ;

2° Un meilleur procédé, et qui s'adresse à la fois à la recherche de l'acide oxalique et de l'oxalate acide de potassium, est le suivant : on divise finement les matières, on les additionne *d'alcool à 95°*, puis on acidule par un peu d'acide chlorhydrique. On laisse digérer quelques heures, on exprime, on filtre.

Le liquide est évaporé au bain-marie jusqu'à disparition presque complète de l'alcool. On laisse refroidir, on filtre de nouveau le liquide aqueux. *Cette liqueur renferme l'acide oxalique libre et celui des oxalates*. On neutralise par l'ammoniaque, on ajoute un léger excès d'acide acétique et on précipite par le *chlorure de calcium*. On obtient de l'oxalate de calcium, insoluble dans l'acide acétique. On recueille ce précipité qui renferme tout l'acide oxalique souillé d'impuretés. Pour le purifier, on le dissout dans l'acide chlorhydrique dilué au 100ᵉ versé peu à peu, on filtre et on additionne la liqueur d'acétate de plomb.

Le précipité plombique blanc renferme l'oxalate de plomb et un peu de chlorure de plomb ; on le met en suspension dans l'eau et on fait passer un courant d'hydrogène sulfuré.

Le précipité blanc devient noir par formation de sulfure de plomb.

$$SH^2 + C^2O^4Pb = PbS + C^2O^4H^2$$
$$SH^2 + PbCl^2 = PbS + 2\ HCl$$

l'acide oxalique (et un peu d'acide chlorhydrique) sont mis en liberté. Dans cette solution on peut caractériser l'acide oxalique par ses réactions, l'acide chlorhydrique très dilué ne gênant pas.

Réactions. — On sature la liqueur par quelques gouttes d'ammoniaque et on ajoute du *chlorure de calcium* et de l'acide acétique en léger excès ; il se forme un précipité blanc d'oxalate de calcium insoluble dans l'acide acétique, soluble dans l'acide chlorhydrique.

Le *chlorure* d'or est réduit, l'or métallique forme un miroir ou se dépose en un précipité noir.

Une solution de *permanganate de potassium*, additionnée d'acide sulfurique, est décolorée à froid, etc.

Conclusions. — Il ne faut pas oublier que l'organisme renferme de petites quantités d'oxalates que l'on trouve notamment dans les urines et que les enfants, qui mangent beaucoup de sucre, sont parfois atteints d'oxalurie.

Quelques végétaux alimentaires en renferment également, ainsi que la rhubarbe prise assez souvent comme médicament. L'expert aura donc recours aux *commémoratifs*, c'est-à-dire s'informera de la nature des aliments pris par la victime et de la médication suivie.

Mais les quantités d'acide oxalique que renferment ces substances sont hors de toute proportion avec les doses nécessaires pour amener la mort, l'erreur ne sera donc pas possible.

Dans certaines maladies aiguës : fièvre typhoïde, rhumatisme aigu, l'organisme fabrique aussi de l'acide oxalique dont se chargent les urines ; mais ici encore, les proportions en sont assez faibles. Enfin, avant de formuler les conclusions. il faudra tenir compte des *lésions organiques* observées, et doser l'acide oxalique qui aura été isolé, bien que les vomissements aient rejeté la majeure partie du toxique.

Dosage de l'acide oxalique. — 1° *A l'état de carbonate de calcium.* On précipite l'acide oxalique en milieu acétique à l'état d'oxalate de calcium que l'on peut dessécher à 100° et peser.

On peut encore calciner l'oxalate, ce qui éliminera quelques traces de matières organiques ; il reste du carbonate de chaux :

$$C^2O^4H^2, 2\ H^2O + CaCl^2 = C^2O^4Ca + 2\ HCl + 2\ H^2O$$
$$C^2O^4Ca = CO^3Ca + CO$$

donc du poids de carbonate de chaux on pourra déduire le poids d'acide oxalique correspondant.

Comme par la calcination on a pu transformer un peu de carbonate de chaux en chaux vive :

$$CO^3Ca = CaO + CO^2$$

on régénérera le carbonate en ajoutant au résidu un peu de carbonate d'ammoniaque et en calcinant légèrement ; la chaux vive passe à l'état de carbonate calcique et le carbonate d'ammonium en excès se volatilise.

2° *Par le permanganate de potassium.* — Si on a isolé l'acide oxalique dans un grand état de pureté, en passant par l'oxalate de plomb et traitant par l'hydrogène sulfuré, on peut le doser par le permanganate de potassium en solution titrée :

$$2\ MnO^4K = 2\ MnO + K^2O + O^5$$
$$5\ C^2O^4H^2 + O^5 = 10\ CO^2 + 5\ H^2O.$$

Donc à deux molécules de permanganate de potassium correspondent cinq molécules d'acide oxalique ; on ajoute un peu d'acide sulfurique pour dissoudre l'oxyde brun de manganèse qui se forme et l'on verse. à l'aide d'une burette. la solution titrée de permanganate ; l'apparition persistante de la couleur rose indique la fin de la réaction.

3° *Par perte.* — On peut encore doser l'acide oxalique libre, ou à l'état de sel, en le décomposant en deux molécules d'anhydride carbonique :

$$C^2O^4H^2 + O = 2\ CO^2 + H^2O.$$

Il faut donc l'oxyder ; on emploie à cet effet un mélange d'acide sulfurique étendu et de bioxyde de manganèse qui, par lui-même, à température peu élevée ne dégage pas d'oxygène, mais qui lui donne naissance en présence d'un corps facilement oxydable comme l'acide oxalique. L'anhydride carbonique résultant de cette oxydation se dégage, et, de la perte de poids de l'appareil dans lequel on fait l'opération, on déduit le poids d'acide oxalique correspondant, sachant que deux molécules d'anhydride carbonique ($2CO^2 = 2 \times 44$) correspondent à une molécule d'acide oxalique cristallisé ($C^2O^4H^2, 2H^2O = 126$).

L'appareil dans lequel s'effectue l'opération peut affecter des formes très diverses ; nous n'en décrirons qu'un que le pharmacien peut construire facilement lui-même.

Il se compose de deux petits ballons en verre léger (A et B) qui communiquent par un tube deux fois coudé (C) plongeant jusqu'au fond de B et dépassant à peine le bouchon de A. Deux petits tubes coudés font communiquer l'intérieur des deux ballons avec l'extérieur (fig. 12).

Dans A, on introduit un poids connu d'acide oxalique ou d'oxalate à doser ; si l'acide est libre on le sature par quelques gouttes

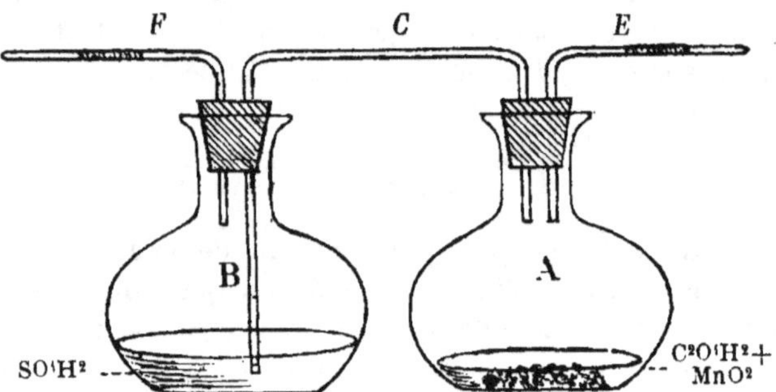

Fig. 12. — Appareil pour doser l'acide oxalique par perte.

d'ammoniaque et on ajoute, pour neuf parties d'acide, onze parties de bioxyde de manganèse pur, exempt de carbonates (un léger excès ne gêne pas).

Dans B, on verse 20 centimètres cubes d'acide sulfurique concentré, puis on ferme le tube E à l'aide d'un bout d'agitateur, ainsi que le tube F.

On pèse le tout, puis on débouche le tube F, E restant obturé, et on aspire à l'aide d'un tube de caoutchouc ; la pression diminuant en A, l'acide sulfurique, par la pression atmosphérique, passe de B en A dès que l'on cesse d'aspirer et, en présence du bioxyde de manganèse, décompose l'acide oxalique en deux molécules d'anhydride carbonique. Le gaz carbonique se dégage en A et, ne pouvant s'échapper par E qui est obturé, repasse à travers le tube C et se dégage par l'extrémité F, en barbotant dans l'acide sulfurique de B où il se dessèche ; la molécule d'eau résultant de la décomposition de l'acide oxalique reste donc dans l'appareil ; seul CO^2 s'en échappe.

On renouvelle l'opération tant que l'acide sulfurique fait effervescence dans A et, finalement, on chauffe doucement ce ballon pour faciliter le dégagement total du gaz.

On aspire alors légèrement en F tout en débouchant E ; l'air extérieur chasse complètement l'anhydride carbonique.

On bouche E et F et on pèse à nouveau ; la perte de poids de l'appareil est due à l'anhydride carbonique qui s'est dégagé. On en déduit le poids d'acide oxalique correspondant que l'on rapporte au poids de la substance mise en expérience.

Cette méthode exige une bonne balance, mais elle a l'avantage de pouvoir s'appliquer au dosage d'un acide impur. pourvu qu'il ne renferme pas de carbonates.

Elle sera appliquée surtout pour le dosage de l'acide oxalique dans une poudre saisie au domicile de l'inculpé.

Antidotes. — Pour insolubiliser l'acide oxalique dans le tube digestif, on administrera de la *magnésie* ou encore de la *craie* délayée dans de l'eau.

On aura soin de favoriser les vomissements qui expulsent le toxique.

Si le poison est un oxalate, on administrera du sulfate de magnésie (20 à 30 grammes), lequel donnera de l'oxalate de magnésie insoluble et un sulfate peu toxique.

L'ACIDE SULFHYDRIQUE

L'acide sulfhydride ou hydrogène sulfuré (SH^2), est un gaz suffisamment soluble dans l'eau (à 15°, 3 vol.) ; cette solution est faiblement acide.

Les métalloïdes de la première famille le décomposent facilement :

$$SH^2 + Cl^2 = 2\ ClH + S$$
$$SH^2 + I^2 = 2\ HI + S$$

Les bases et l'ammoniaque le saturent en donnant des sulfures dont les uns sont solubles (alcalins, alcalino-terreux), et les autres insolubles (métaux proprement dits).

Préparation. — L'hydrogène sulfuré est préparé dans les laboratoires par l'action d'un acide (HCl) sur un sulfure (SFe) ; *mais il se forme extemporanément dans la putréfaction des matières albuminoïdes qui renferment du soufre.*

C'est de cette façon qu'il prend naissance soit dans l'intestin (gaz intestinaux), soit dans les fosses d'aisances et les égouts.

D'autre part, comme les urines, par putréfaction, donnent du carbonate d'ammoniaque (hydratation de l'urée), il s'ensuit que les gaz des fosses d'aisances et des égouts peuvent renfermer de l'hydrogène sulfuré libre ou du sulfhydrate d'ammoniaque, en même temps que du carbonate d'ammoniaque et de l'ammoniaque libre.

Empoisonnements. Doses toxiques. — L'hydrogène sulfuré n'est toxique que s'il peut arriver dans son champ d'action : le *système capillaire.*

Ainsi, *la dissolution d'hydrogène sulfuré,* dont le savant MONGE avait fait sa liqueur favorite et qu'on avale impunément dans les stations d'eaux sulfureuses, n'est pas toxique, car, arrivée dans l'intestin, elle est absorbée lentement par les chylifères et entraînée par le sang veineux dans le poumon, lieu où se font les échanges gazeux ; là, l'hydrogène sulfuré s'exhale avec l'anhydride carbonique et est rejeté dans l'atmosphère (voir le schéma de l'empoisonnement).

En sera-t-il de même pour le *gaz hydrogène sulfuré* ; sera-t-il également inoffensif ? Oui, si l'air n'en renferme que de petites quantités, c'est-à-dire s'il est suffisamment dilué. Mais si l'air respiré en contient une proportion suffisante, le sang va s'en charger dans le poumon et, au lieu de se transformer en sang rouge (oxyhémoglobine), apte à transporter l'oxygène nécessaire à la vie dans les tissus, il prendra *une coloration noire* par suite de la combinaison de l'hémoglobine avec l'hydrogène sulfuré. Plus la quantité de gaz inhalée sera grande et plus sera grand le nombre de globules rouges qui seront, en quelque sorte, annihilés. On comprend donc qu'une certaine proportion d'hydrogène sulfuré dans l'air puisse entraîner la mort des animaux qui le respirent. C'est ainsi que les chevaux succombent dans une atmosphère renfermant 1/250 d'hydrogène sulfuré. D'après Lehmann, un homme succomberait en quelques heures dans une atmosphère qui en renfermerait 0,7 à 0,8 pour 1000.

Nous devons ajouter que, seuls, les chimises peuvent être victimes d'une pareille intoxication, dont on ne cite que quelques rares exemples. Il ne suffit donc pas de respirer de l'hydrogène sulfuré pour être intoxiqué, il faut encore en respirer une quantité suffisante.

Méphitisme. — Si l'hydrogène sulfuré pur n'a pas fait de nombreuses victimes, il n'en est pas de même de ce mélange gazeux, en proportions très variables, d'hydrogène sulfuré, de sulfhydrate d'ammoniaque, de carbonate d'ammoniaque et d'anhydride carbonique auquel il faut attribuer le *méphitisme* des fosses d'aisances et des égouts.

Des ouvriers vidangeurs succombent souvent à l'inhalation d'une certaine quantité de ces gaz, enfermés dans des poches formées par des croûtes de boue desséchée, que leur pic vient brusquement à ouvrir.

D'après HANRIOT, le méphitisme des gaz des fosses d'aisances ne serait pas dû à l'hydrogène sulfuré, qui n'y existe qu'en faible proportion (3/10.000), mais plutôt à l'acide carbonique et peut-être à des bases volatiles toxiques.

Symptômes. — Parfois, après une brusque inhalation de gaz méphitique, la victime, sans pousser un cri, tombe comme une masse.

Dans leur langage imagé, les ouvriers désignent sous le nom de *plomb* cette intoxication foudroyante.

C'est là le tableau de l'empoisonnement par un mélange renfermant de fortes proportions d'*hydrogène sulfuré, qui agit comme un stupéfiant.*

Si, au contraire, les *gaz ammoniacaux* prédominent, les symptômes seront tout différents ; en effet, ceux-ci agissent comme *excitant du système nerveux*, aussi voit-on l'ouvrier *chanter le plomb*, sautiller, rire, puis tomber asphyxié.

D'autres fois, les chants joyeux se changent en des cris de souffrance, la victime éprouve des douleurs terribles à l'estomac, aux articulations, à la tête ; sa respiration est très irrégulière ; elle meurt enfin sans cesser de se plaindre.

Lésions anatomiques. — D'après les auteurs, la putréfaction apparaîtrait plus rapidement qu'après une mort naturelle. *Le sang est noirâtre*, les organes et même les muscles offrent une coloration foncée ; l'aspect du cadavre est donc très différent de celui qu'on observe dans l'empoisonnement par l'oxyde de carbone, (le sang et les organes sont alors d'un rouge vif).

Mécanisme de l'intoxication par l'hydrogène sulfuré. — D'après RABUTEAU, l'hydrogène sulfuré est un *poison hématique :* il donnerait avec l'hémoglobine une combinaison qui empêcherait la formation de l'oxyhémoglobine et, par conséquent, annihilerait le fonctionnement du globule sanguin. La mort, parfois foudroyante, indiquerait encore une action sur le bulbe (système nerveux). L'hydrogène sulfuré paraît bien agir sur le globule sanguin. En effet, si on fait passer ce gaz dans du sang rouge, ce liquide prend une coloration foncée.

De plus, quand on examine du sang rouge au spectroscope, on observe que son spectre présente deux bandes d'absorption, dites bandes de l'oxyhémoglobine, l'une en *D*, dans le jaune, l'autre en *E*, dans le vert. Si on fait passer alors un courant d'hydrogène sulfuré dans ce sang rouge, les deux bandes s'atténuent parce qu'une partie de l'oxyhémoglobine est réduite ; or, le spectre de l'oxyhémoglobine réduite est constitué par une bande d'absorption unique, intermédiaire aux deux autres (bande de Stockes) ; de sorte qu'on voit les deux bandes précédentes s'atténuer à mesure que la bande intermédiaire devient plus foncée (spectre d'ELEMBERG). Le sang a pris une teinte brunâtre.

Mais ce qui prouve qu'il se fait bien en même temps *une combinaison de l'hémoglobine avec l'hydrogène sulfuré* qui n'agit pas seulement comme réducteur, c'est qu'on voit apparaître *une nouvelle bande d'absorption dans le rouge du spectre.*

Si maintenant on fait passer un courant d'oxygène dans ce sang devenu noir, on voit réapparaître les deux bandes en *D* et *E* et disparaître les autres bandes. *Donc l'oxygène peut chasser l'hydrogène sulfuré du sang.*

L'aspect particulier que prend le sang soumis à l'action de l'hydrogène sulfuré serait d'une haute importance au point de vue toxicologique *si le spectre caractéristique apparaissait nettement pour des quantités toxiques de ce gaz* : malheureusement, il n'en est pas ainsi et si on examine le sang d'une victime du *plomb*, on n'aperçoit que le spectre de l'oxyhémoglobine, car la proportion de globules rouges qui a fixé le gaz sulfhydrique est relativement minime. Toutefois, bien qu'à peu près sûr de ne pas réussir, l'expert doit tenter cet examen.

Recherche de l'hydrogène sulfuré. — Les recherches de l'expert, surtout quand l'intoxication a eu lieu dans une pièce ou dans une cave, devront porter sur la composition de l'atmosphère, si toutefois l'analyse des gaz peut être faite peu de temps après l'accident. Il sera probablement frappé soit par l'*odeur d'œufs pourris* caractérisant la présence d'hydrogène sulfuré, soit par l'*odeur ammoniacale* que dégagent les fosses d'aisances.

Les papiers à l'acétate de plomb et au nitrate d'argent noirciront rapidement (SPb, SAg^2).

A l'aide d'un aspirateur, on fera barboter l'air de la pièce dans de l'eau distillée bouillie froide ; l'hydrogène sulfuré s'y dissoudra et on le caractérisera à l'aide du sulfate de diméthylparaphénylènediamine qui, en présence d'hydrogène sulfuré et de perchlorure de fer, prend une belle coloration bleue (FISCHER). A la dissolution aqueuse on ajoute 1 /50 de son volume d'acide chlorhydrique concentré, puis 5 ou 6 milligrammes de diméthylparaphénylènediamine, et enfin deux ou trois gouttes d'une solution étendue de perchlorure de fer. La solution prend une coloration bleue au bout d'une demi-heure.

Dosage de l'hydrogène sulfuré dans l'air. — Bien que la composition du mélange gazeux renfermant de l'hydrogène sulfuré puisse varier d'un instant à l'autre, on pourra y doser ce gaz en en recueillant un volume déterminé sur la cuve à mercure dans une cloche graduée, puis y faisant pénétrer un cristal d'acétate de plomb (imbibé d'acide acétique, car l'oxyde de plomb qu'il renferme souvent fixerait l'anhydride carbonique) ; ou mieux un cristal de sulfate de cuivre, à 5 molécules d'eau. Ces sels fixent l'hydrogène sulfuré et, de la diminution de volume, on déduit le poids de ce dernier. Si l'hydrogène sulfuré est en faible proportion dans l'atmosphère, on pourra encore faire passer un volume déterminé o'air, assez considérable (mesuré avec un aspirateur), dans une solution diluée de potasse. On sature la potasse libre par l'anhydride carbonique (eau de Seltz) pour la, transformer en bicarbonate de potasse qui n'absorbe pas l'iode (alors que la potasse ou le carbonate l'absorbent).

On titre ensuite ce sulfure de potassium formé à l'aide d'une solution titrée d'iode à 12 gr. 7 ;

$$SH^2 + 2\,I = S + 2\,IH$$

Quand tout l'hydrogène sulfuré est décomposé, l'iode qu'on ajoute en excès agit sur de l'empois d'amidon, dont on a versé quelques gouttes dans le verre où l'on fait l'opération, et une belle coloration bleue apparaît (méthode DUPASQUIER).

L'expert chimiste n'a que rarement à rechercher l'hydrogène sulfuré dans le cadavre. Les circonstances de la mort sont en général bien connues et souvent les causes peuvent en être précisées par l'analyse de l'atmosphère de la pièce où a eu lieu l'accident. Cette recherche ne pourrait d'ailleurs être entreprise que sur *le cadavre frais*, puisque la putréfaction des albuminoïdes entraîne la formation d'hydrogène sulfuré. Nous avons déjà dit que l'examen spectroscopique, dans la plupart des cas, ne donnerait aucun résultat ; la mort arrivant avant qu'une partie suffisante du sang ait été modifiée, on n'observe que les bandes de l'oxyhémoglobine. Il faudrait donc déplacer l'hydrogène sulfuré d'un volume déterminé de sang par un courant d'oxygène, recueillir le gaz dans la potasse faible et tâcher d'y caractériser ce toxique par le réactif de FISCHER ou par le nitroprussiate de soude bien· moins sensible (coloration violette), ou bien encore on pourrait recueillir l'hydrogène sulfuré dans des solutions d'acétate de plomb ou de sulfate de cuivre, avec lesquelles il donnera des précipités noirs (SPb, SCu).

Antidotes. — Le pharmacien peut-être appelé à donner ses soins à un ouvrier frappé du *plomb*. On a préconisé les inhalations de chlore, celui-ci décomposant l'hydrogène sulfuré :

$$SH^2 + Cl^2 = S + 2\ HCl$$

Ce sont les *fumigations guytoniennes* (GUYTON DE MORVEAU), qui ne sont pas très recommandables.

Il vaut mieux, si le malade est en état d'asphyxie, l'éloigner immédiatement du lieu de l'accident, pratiquer la respiration artificielle et les tractions rythmées de la langue, *lui faire respirer de l'oxygène* si possible, pour déplacer l'hydrogène sulfuré. Enfin, de temps à autre, lui passer sous le nez un linge arrosé de quelques gouttes d'ammoniaque, non pas tant pour saturer l'hydrogène sulfuré, que pour exciter le bulbe et provoquer les mouvements respiratoires.

L'ACIDE CYANHYDRIQUE

L'acide cyanhydrique CAzH, bien que se plaçant par ses réactions analytiques à côté des chlorures, bromures, iodures et sulfures, est un corps qui appartient à la chimie organique. C'est le nitrile de l'acide formique, c'est-à-dire le corps que l'on obtient *théoriquement* en enlevant d'abord une molécule d'eau au formiate d'ammonium, ce qui donne l'amide formique :

et ensuite une deuxième molécule d'eau, ce qui donne le nitrile formique ou acide cyanhydrique :

C'est un acide faible qui ne saurait agir comme corrosif sur les tissus, mais qui possède une toxicité réelle considérable.

Préparation. Formation. — Cet acide peut être obtenu par décomposition d'un cyanure à l'aide d'un acide fort (GAY-LUSSAC) :

$$(CN)^2Hg + 2\ HCl = HgCl^2 + 2\ CNH$$

ou encore par l'action de l'acide sulfurique étendu sur le ferro-cyanure de potassium (PESSINA) :

$$2\ Fe\ (CN)^6K^4 + 3\ SO^4H^2 = 3\ SO^4K^2 + Fe(CN)^6FeK^2$$
$$+ 6\ CNH$$

Enfin, extemporanément, on peut l'obtenir en solution, dans les pharmacies, par le procédé de CLARKE :

$$CNK + C^4O^6H^6 = C^4O^6H^5K \ (1) + CNH.$$

Il peut se former encore, en petites quantités il est vrai, mais pourtant à doses toxiques, dans les préparations à base d'amandes amères. Celles-ci renferment, dans des cellules différentes, un ferment soluble hydratant : l'*émulsine*, et un glucoside : l'*amygdaline ;* ce glucoside résulte de l'union de deux molécules de glucose avec un composé renfermant de l'aldéhyde benzoïque et de l'acide cyanhydrique ; cette union s'est effectuée avec perte d'eau.

Il s'ensuit que si l'on broie les amandes amères avec de l'eau, le ferment hydratant, l'émulsine, fixe cette eau sur le glucoside ; cette hydratation dédouble l'amygdaline en glucose, acide cyanhydrique et aldéhyde benzoïque :

$$C^{20}H^{27}NO^{11} + 2 \ H^2O = C^7H^6O + 2 \ C^6H^{12}O^6 + CNH.$$

Cette réaction explique les empoisonnements que l'on a observés chez les enfants ayant mangé quelques-unes de ces amandes (cinq à six). L'essence d'amandes amères a occasionné quelques empoisonnements par l'acide cyanhydrique qu'elle renferme.

Mais l'émulsine et l'amygdaline existent également, en des cellules séparées, dans la feuille du laurier-cerise ; ces feuilles, employées pour aromatiser des crèmes, ont occasionné des empoisonnements cyanhydriques. Un employé de mairie meurt pour avoir mangé une crème trop fortement aromatisée par des feuilles de laurier-cerise.

L'eau de laurier-cerise officinale, résultant de la distillation de ces feuilles, renferme 1 gr. pour 1000 d'acide cyanhydrique et doit être administrée avec précaution; 50 *c. c.*, *pris en une seule dose*, *peuvent entraîner la mort.*

Enfin certaines variétés de haricot (Java), riches en acide cyanhydrique, ont pu occasionner quelques empoisonnements. Ces haricots, introduits en France pendant la guerre, ont maintenant disparu de l'alimentation.

(1) Le tartrate acide de potassium est peu soluble et inoffensif.

Caractères de l'acide cyanhydrique. — L'acide cyanhydrique pur, encore appelé *acide prussique*, est un liquide incolore, à odeur d'amandes amères. Il bout à 29°9, c'est-à-dire qu'il émet très facilement des vapeurs toxiques. Il se conserve mal s'il n'est pas dans un très grand état de pureté. Il se dissout dans l'eau ; sa dissolution à 2 pour 100 en poids forme l'acide prussique officinal de la pharmacopée française.

L'acide cyanhydrique donne des sels ; ceux qui sont solubles sont puissamment toxiques, ceux qui sont insolubles, mais attaqués par l'acide chlorhydrique du suc gastrique, le sont également quoiqu'à un moindre degré. Avec l'acide picrique et les alcalis, il donne des isopurpurates d'une coloration rouge intense. (HLASIWETZ).

Le cyanure de potassium est le sel qu'on peut se procurer le plus facilement ; ce cyanure s'oxyde à l'air humide en donnant du cyanate de potassium, aussi tous les cyanures du commerce en renferment-ils en quantités parfois très élevées. Or, le cyanate s'hydrate lui-même facilement à l'air humide en donnant du carbonate de potassium :

$$CNOK + 2H^2O = CO^3KH + NH^3$$

Aussi le cyanure de potassium est-il toujours fortement alcalin (il renferme parfois jusqu'à 30 % de carbonate de potassium) *et, à ce titre, il a une action corrosive sur les muqueuses du tube digestif.*

Les cyanures alcalins présentent une propriété fort intéressante au point de vue toxicologique ; ils se combinent aux **cyanures** métalliques en donnant des cyanures doubles.

Ces cyanures doubles répondent à deux types :

1° Dans le premier groupe, on caractérise facilement l'acide cyanhydrique et les deux métaux qui le constituent. Ex. : Le cyanure d'argent se dissout dans une solution de cyanure de potassium en donnant un cyanure double :

$$CNAg + CNK = CNAg, CNK$$

Cette liqueur précipitera par l'hydrogène sulfuré, ce qui **carac**térise l'argent ; après filtration, on pourra y caractériser le **potas**sium et l'acide cyanhydrique.

Ces cyanures doubles sont toxiques.

2° Dans le deuxième groupe, on trouve des sels doubles tels que le ferrocyanure et le ferricyanure de potassium :

$$4 \, CNK + (CN)^2 \, Fe = Fe \, (CN)^6 \quad K^4$$
$$6 \, CNK + (CN)^6 \, Fe^2 = Fe^2 \, (CN)^{12} \, K^6$$

Or, ces cyanures doubles ne présentent plus les caractères des sels de fer ni des cyanures ; ainsi le sufhydrate d'ammoniaque n'en précipite pas le fer. La soudure entre les molécules de nature différente s'est établie plus fortement que dans les sels du premier type.

De plus, ces cyanures doubles ne sont pas toxiques.

Les cyanures se combinent facilement au soufre en formant de sulfocyanates peu toxiques :

$$CNK + S = CSNK$$

qui donnent avec les sels ferriques une coloration pourpre intense. Le sulfocyanate mercureux, ou *serpent* de *Pharaon*, est vénéneux ; il dégage, en brûlant, des fumées toxiques renfermant de l'acide cyanhydrique.

Les nitro-prussiates sont peu dangereux.

Empoisonnements. Doses toxiques. — Parmi les morts célèbres causées par ce toxique, il faut citer celle de SCHEELE qu'on trouva inanimé dans le laboratoire où il venait de découvrir l'acide prussique.

L'acide cyanhydrique et les cyanures alcalins sont des poisons foudroyants. Or, l'on peut se procurer très facilement du cyanure de potassium, substance employée dans les arts, la galvanoplastie et, autrefois, la photographie, etc. Aussi comprend-on la faveur dont jouit ce toxique, tant auprès des empoisonneurs que de ceux qui ont des idées de suicide. Pourtant ces empoisonnements sont beaucoup plus fréquents à l'étranger qu'en France, où la statistique officielle n'en cite guère que onze cas.

Les doses de 5 centigrammes pour l'acide cyanhydrique et 20 à 30 centigrammes pour le cyanure de potassium sont considérées comme mortelles. Aussi rappellerons-nous que le pharmacien doit toujours titrer l'eau de laurier-cerise que lui livre le commerce, car il est responsable des accidents qui pourraient provenir de l'emploi d'une eau trop chargée en acide cyanhydrique.

Un pharmacien de Montpellier, ayant préparé lui-même son eau de laurier-cerise, négligea de prendre cette précaution. Cette eau, trop riche en principe actif, occasionna la mort d'un de ses clients ; il fut condamné à six mois de prison, perdant ainsi, par sa négligence, tout le bénéfice d'une vie de labeur.

Les empoisonnements accidentels par l'acide cyanhydrique peuvent être attribués à l'eau de laurier-cerise, aux feuilles servant à aromatiser les crèmes, à l'essence d'amandes amères, aux amandes des noyaux de pêches, d'abricots, etc.

Comme nous l'avons déjà dit, le ferrocyanure et le ferricyanure, à la condition d'être purs, passent, pour être inoffensifs.

Les sulfocyanates (sauf celui de mercure), les cyanates et les nitroprussiates ne sont pas toxiques ou le sont très peu.

Symptômes. — L'empoisonnement par l'acide cyanhydrique, ou le cyanure de potassium, est quelquefois aussi foudroyant qu'une attaque d'apoplexie ; la victime tombe en poussant un cri, la respiration est stertoreuse (ronflante), une écume sanglante s'échappe de la bouche, la mort arrive en une à trois minutes.

En voici un exemple :

Un commissaire de police se présente pour faire une perquisition au domicile d'un inculpé ; celui-ci porte vivement à ses lèvres une petite fiole qu'il tenait cachée dans sa main.

Le commissaire lui ayant aussitôt saisi le bras : « C'est inutile, dit-il tranquillement, je suis mort ». Moins d'une minute après il s'affaissa et mourut. Il avait avalé quelques gouttes d'acide cyanhydrique.

Mais, dans la plupart des cas, c'est le cyanure de potassium qui est l'agent toxique ; les phénomènes évoluent plus lentement. C'est d'abord un malaise très pénible, suivi de céphalalgie et de vomissements ; la victime vacille, sa respiration est courte, l'haleine exhale souvent une odeur d'amandes amères, la peau se recouvre d'une sueur froide ; bientôt apparaissent des convulsions avec relâchement des sphincters : défécation, miction involontaire. Enfin, la respiration se ralentit, le visage se cyanose, l'écume apparaît aux lèvres, le malade tombe dans le coma et meurt.

Lésions anatomiques. — L'aspect extérieur ne présente rien de caractéristique.

La bouche peut être pleine d'écume, les mâchoires contractées. Enfin la putréfaction serait retardée.

A l'ouverture du cadavre, on pourra constater l'odeur d'amandes amères ; mais si la mort remonte à quelques jours, on ne la percevra plus, car l'acide cyanhydrique ou le cyanure de potassium sont très altérables ; d'ailleurs, on ne doit pas attacher une grande importance à ce caractère, certains cadavres laissant dégager normalement une odeur semblable.

Mais on perçoit, le plus souvent, une odeur ammoniacale et on peut d'ailleurs constater la présence de l'ammoniaque, ce qui s'explique par une hydratation dans l'estomac, du cyanate de potassium qui accompagne le cyanure :

$$C{\overset{-OK}{\underset{N}{\lessgtr}}} + 2\ H^2O = C{\overset{OH}{\underset{OK}{\lessgtr}}}O + NH^3$$

Enfin, dans l'empoisonnement par le cyanure de potassium, *e contenu stomacal est alcalin* justement à cause de la présence, dans le cyanure du commerce, de carbonate de potassium et, comme ce dernier corps est caustique, si le cyanure a été ingéré en quantité assez grande et en solution concentrée, on pourra, à l'autopsie, relever des lésions analogues à celles qui sont produites par les alcalis caustiques : inflammation des muqueuses, érosions des parois de l'estomac.

D'une façon générale, le sang du cœur est très rouge, les divers organes, reins, foie, poumons, sont congestionnés.

Mécanisme de l'intoxication. — RABUTEAU range l'acide cyanhydrique parmi les *poisons hématiques* ; mais la mort foudroyante qui accompagne son absorption, ou celle des cyanures, montre qu'il doit agir sur tous les éléments cellulaires et notamment sur le système nerveux (bulbe). On en retrouve en effet des traces dans tous les organes, notamment dans le cerveau.

L'examen du sang, dans lequel on a fait passer des vapeurs d'acide cyanhydrique, montre que ce toxique agit sur les globules rouges, en effet, son spectre est un peu différent de celui de l'oxyhémoglobine les bandes d'absorption sont déplacées vers le violet, moins nettes et plus larges ; *un courant d'oxygène prolongé déplace l'acide cyanhydrique*, et fait apparaître le spectre de l'oxyhémoglobine.

Recherche du cyanure dans le cas d'empoisonnement. — Avant tout, l'expert chimiste procédera à l'examen spectroscopique du sang ; il devrait observer un spectre très sensiblement semblable à celui de l'oxyhémoglobine, mais dont les bandes, moins nettes, seraient plus larges et rejetées un peu vers le violet.

En général, cet examen ne présentera rien de particulier, la quantité d'acide cyanhydrique suffisante pour entraîner la mort étant trop faible pour modifier, d'une façon appréciable, le spectre du sang normal.

Les recherches doivent être faites immédiatement après la mort, l'acide cyanhydrique étant un corps très altérable et facilement volatil.

D'après Chelle, l'hydrogène sulfuré de la putréfaction le transformerait en acide sulfocyanique qu'il conviendrait de rechercher dans un cas d'empoisonnement.

Elles doivent porter dans tous les cas (absorption ou inhalation) sur l'estomac et son contenu, les premières portions de l'intestin grêle, le sang, le foie, le cerveau, les reins.

Nous avons déjà dit qu'à l'autopsie on pourrait percevoir une odeur d'amandes amères, mais que, le plus souvent, l'odeur était ammoniacale par suite de la décomposition du cyanate de potassium accompagnant le cyanure.

Avant de procéder à l'isolement du toxique, on peut faire un essai préliminaire en employant la réaction de Schœnbein qui est d'une extrême sensibilité $\frac{1}{300.000}$.

Dans le col du ballon où sont les matières suspectes, on introduit une bande de papier trempée d'abord dans la teinture de gayac et séchée, puis trempée dans une solution de sulfate de cuivre à 2 %. Les vapeurs d'acide cyanhydrique réagissent sur le papier humide et celui-ci se colore en bleu, mais comme les vapeurs ammoniacales réagissent de semblable façon, il faut avoir soin d'ajouter de l'acide *tartrique ou phosphorique* (acides non volatils) qui, tout en saturant l'ammoniaque putréfactif, mettent l'acide cyanhydrique en liberté. D'autres agents, mal connus, bleuissent le gayac : cette réaction est donc peu fidèle.

On peut encore employer le papier picro-sodique (1) dont une bande sera plongée dans l'atmosphère du ballon, maintenue par le bouchon ; si les matières renferment de l'acide cyanhydrique, le papier réactif jaune se colore en rouge sang par formation d'acide isopurpurique ; la réaction se produit en vingt-quatre heures au plus (Guignard).

Denigès a utilisé son réactif alloxanique à la recherche de traces d'acide cyanhydrique par voie microchimique ; il se forme des cristaux d'oxaluramide dont l'aspect est des plus caractéristiques (Bulletin Société Pharmacologie, Bordeaux, 1,1921).

Après ces essais préliminaires, on passe à la méthode plus générale qui consiste à isoler, par distillation, l'acide cyanhydrique mis en liberté par un acide non volatil tel que l'acide tartrique ou phosphorique.

Le sang et les organes finement divisés, sont introduits dans une cornue tubulée. Par la tubulure, munie d'un tube à robinet, on introduit une solution d'acide tartrique ou phosphorique, on fait communiquer le col avec un réfrigérant de Liebig dont l'extrémité plonge dans un récipient refroidi contenant un peu d'eau distillée.

On chauffe au bain de chlorure de calcium, sans dépasser 105° à 110°. On fractionne la distillation en recueillant, pour chaque 100 c. c. de matières, 3 c. c. de liquide et changeant le récipient.

---

(1) Les bandes de papier filtre sont plongées dans une solution d'acide picrique au 100e, séchées à l'abri de la lumière sur des doubles de papier filtre, puis trempées dans une solution au 10e de CO^3Na^2 et séchées comme précédemment

L'acide cyanhydrique se retrouve dans les premières parties. Sur cette liqueur on fera les essais suivants :

1° *Réaction du bleu de Prusse.* — A une partie de ce distillatum, on ajoute quelques gouttes d'une solution de sulfate ferroso-ferrique (sulfate de fer oxydé du commerce ou sulfate ferreux additionné de perchlorure de fer), de la potasse en excès et on fait bouillir ; on a un magma bleuâtre sale produit par l'excès des sels de fer précipités par la potasse ; on ajoute de l'acide chlorhydrique qui dissout les hydrates de fer et alors apparaît la coloration bleue, due au bleu de Prusse formé qui est insoluble dans l'acide chlorhydrique; réaction spécifique sensible à $\frac{1}{100.000}$ (Chelle).

2° *Réaction du sulfocyanate.* — A quelques centimètres cubes de la solution on ajoute quelques gouttes de persulfure ammonique et on fait bouillir jusqu'à décoloration de la liqueur ; on transforme ainsi le cyanure d'ammonium en sulfocyanate qui a la propriété de colorer le perchlorure de fer en rouge intense. On filtre la liqueur et on l'additionne d'acide chlorhydrique, on l'épuise par l'éther dans une ampoule à décantation ; l'éther dissout **l'acide sulfocyanique mis en liberté**, évaporé, il abandonne un résidu qui est repris par quelques c. c. d'eau, on y ajoute alors une à deux gouttes de perchlorure de fer très dilué ; on constate la coloration rouge plus ou moins intense du sulfocyanate ferrique (Lavialle et Varenne).

3° *Réaction du cyanure d'argent.* — La liqueur, distillée sur du borax dans le but d'éliminer l'acide chlorhydrique, est acidulée par une goutte d'acide nitrique et traitée par le nitrate d'argent ; il se forme un précipité blanc de cyanure d'argent insoluble dans l'acide nitrique dilué, soluble dans l'ammoniaque et le cyanure de potassium (sensible à $\frac{1}{350.000}$).

On peut le recueillir et le chauffer dans un petit tube; comme tous les cyanures métalliques, il donne un dégagement de cyanogène :

$$2 \; CNAg = (NC)^2 + Ag^2.$$

Au contact d'une flamme, le cyanogène brûle avec une couleur pourpre.

On peut encore placer ce cyanure d'argent dans un petit tube avec un fragment d'iode ; en chauffant il se sublime de longues aiguilles blanches d'iodure de cyanogène.

Recherche du cyanure de mercure. — Il est un cas où, bien que la mort puisse être attribuée à l'acide cyanhydrique, l'expert ne peut retrouver cet acide dans le distillatum (la distillation ayant été faite en présence d'acide tartrique).

C'est lorsque la mort est due à l'absorption de cyanure de mercure. En effet, celui-ci n'est pas décomposé par les acides faibles, tels que l'acide tartrique.

Mais, dans la liqueur résultant de la destruction des matières organiques (procédé Fréséxius et Babo), on aura retrouvé le mercure à l'état de chlorure mercurique. Si les symptômes sont plutôt ceux de l'intoxication par les cyanures que par les mercuriaux, si les *commémoratifs* font croire à la présence du cyanure de mercure, l'expert pourra traiter par l'eau le tube digestif et son contenu, filtrer, *agiter avec de l'éther qui enlève le cyanure de mercure à sa solution aqueuse*, évaporer l'éther.

Il reste du cyanure de mercure qu'on peut redissoudre dans l'eau ; on traite alors la liqueur par le sulfhydrate d'ammoniaque qui donne du sulfure de mercure et du cyanure d'ammonium ; on filtre, on fait bouillir jusqu'à décoloration : le cyanure d'ammonium donne du *sulfocyanate d'ammonium*, qui, additionné de deux ou trois gouttes d'acide chlorhydique puis de perchlorure de fer très dilué, prend une belle coloration rouge. On pourrait encore, dans ce cas seulement, distiller en présence d'*acide sulfurique* qui mettrait l'acide cyanhydrique du cyanure de mercure en liberté.

Recherche des cyanures toxiques en présence du ferrocyanure de potassium. — Ce cas constitue un problème toxicologique purement théorique. Il faut supposer, en effet, qu'un criminel, *sachant que le ferrocyanure de potassium est considéré comme un corps non toxique*, ait fait prendre à sa victime un mélange de cyanure et de ferrocyanure de potassium pour faire naître le doute dans l'esprit de l'expert qui, ayant isolé de l'acide cyanhydrique, pourrait penser qu'il provient de l'action de l'acide tartrique sur le ferrocyanure.

Pour répondre à cette objection, si l'expert constatait la présence de ferrocyanure de potassium dans le tube digestif, il lui suffirait de distiller la bouillie faite avec ces organes dans un courant d'anhydride carbonique.

L'acide carbonique déplace, en effet, l'acide cyanhydrique des cyanures alcalins mais ne réagit pas sur le ferrocyanure de potassium. Si donc, dans le distillatum, on caractérise l'acide cyanhydrique, c'est que les viscères renfermaient bien réellement cet acide libre ou du cyanure de potassium.

Conclusions de l'analyse qualitative. — Si l'expert trouve de l'acide cyanhydrique dans les viscères et surtout si l'examen médical a signalé la corrosion des voies digestives, il pourra conclure à une intoxication par le cyanure de potassium. En effet, on pourrait lui objecter que certaines boissons : kirsch, liqueur de noyaux, etc., renferment de l'acide cyanhydrique, mais elles en contiennent des quantités très faibles, comparativement à celles qu'on isolera dans un empoisonnement criminel. Pourtant, rappelons que certaines crèmes, aromatisées avec des feuilles de laurier-cerise, ont occasionné des accidents mortels. Les *commémoratifs* mettront sur la voie de cette cause d'erreur.

On pensait autrefois que la putréfaction pouvait donner naissance à de l'acide cyanhydrique ; or, non seulement il n'en est pas ainsi, mais encore la *putréfaction détruit l'acide cyanhydrique introduit dans l'organisme.*

Enfin, on a objecté que la salive *renfermant normalement du sulfocyanate de potassium*, ce sel devait être entraîné avec le bol alimentaire dans l'estomac ; de sorte que dans le traitement des matières organiques par les acides, le sulfocyanate pourrait bien donner naissance à de l'acide cyanhydrique ; mais ce déplacement n'a lieu que si on distille en présence *d'acide sulfurique*, or, nous avons acidulé les matières avec de *l'acide tartrique*.

Dans tous les cas, l'expert devra tenter de doser l'acide cyanhydrique qu'il a pu retirer des viscères.

Dosage de l'acide cyanhydrique. — Ce dosage pourra se faire par pesée à l'état de cyanure d'argent ; mais la liqueur doit être exempte d'acide chlorhydrique ; pour cela, on prend un volume connu du distillatum, *on le rectifie sur le borax qui fixe les acides autres que l'acide cyanhydrique*. On acidule légèrement le nouveau distillatum par l'acide nitrique et on précipite par le nitrate d'argent. On chauffe pour agglomérer le précipité, on filtre, on recueille sur un filtre taré, on lave, on sèche à 100°.

Or, 134 grammes du CNAg correspondent à 27 grammes de CNH. Du poids trouvé on déduira donc le poids d'acide cyanhydrique correspondant.

Enfin, on peut doser volumétriquement l'acide cyanhydrique par les procédés de LIEBIG, de BUIGNET, de FORDOS et GÉLIS (1), ou de Chelle (2).

Antidotes et traitement. — 1° Dans le cas très rare où l'intoxication serait due à une inhalation d'acide cyanhydrique, il faudrait faire respirer de l'oxygène, pratiquer la respiration artificielle et asperger le visage d'eau froide, afin de modérer la congestion de l'encéphale.

2° Dans le cas le plus fréquent, où l'intoxication est due à l'ingestion de cyanure de potassium, il faut provoquer les vomissements par l'eau tiède, l'émétique ou les titillations de la luette.

Comme contrepoison, on pourra administrer un mélange de 4 grammes de sulfate de fer et de 4 grammes de carbonate de soude dissous dans un verre d'eau, afin d'essayer ainsi de former dans le tube digestif, du ferrocyanure de potassium inoffensif. *Les inhalations d'oxygène*, déplaçant l'acide cyanhydrique de sa combinaison avec l'hémoglobine, constituent le meilleur des contrepoisons ; enfin on provoquera la respiration artificielle, si le cœur bat encore.

On a beaucoup recommandé, dans ces derniers temps, le *nitrate de cobalt* à la dose de 0 gr. 50 à 1 gramme en solution aqueuse.

Le nitrite d'amyle serait un très bon antidote.

Enfin, on ne négligera pas les affusions d'eau froide à la face.

(1) Voir DENIGÈS : *Traité de Chimie analytique.*
(2) CHELLE. — *Bull. Soc. Pharm.*, 1, 1920, Bordeaux.

L'ACIDE BORIQUE

Le lecteur sera sans doute surpris de trouver le plus inoffensif des antiseptiques populaires dans la liste des acides toxiques.

Pourtant, nombreux sont les accidents qu'il a provoqués par son emploi inconsidéré dans le traitement des plaies, le lavage des cavités naturelles ou chirurgicales ; quelques-uns même ont été suivis de mort.

La littérature toxicologique relate également quelques empoisonnements-suicides mortels par des doses d'acide borique voisines de 15 grammes.

Sans insister sur la recherche facile d'un toxique ingéré à si haute dose (Denigès, *Précis d'analyse*, p. 804), aidée d'ailleurs par les commémoratifs, il nous a paru intéressant de signaler le danger que présente la vente de cet antiseptique par tout autre que par les pharmaciens.

L'emploi de l'acide borique pour la conservation des matières alimentaires est interdit par la loi sur les fraudes.

On pourra le caractériser dans les cendres en les reprenant par l'eau, évaporant, calcinant et mélangeant le résidu dans un tube à essai avec du methylsulfate de potassium.

Le tube chauffé laisse dégager des vapeurs qui, enflammées devant un fond noir, laissent percevoir une teinte verte pour $1/10^e$ de milligramme d'acide borique.

CHAPITRE X

L'Oxyde de carbone. — L'Acide carbonique
L'Air confiné

———

Nous venons de passer en revue le groupe des toxiques minéraux en y comprenant deux corps appartenant à la chimie organique, l'acide oxalique et l'acide cyanhydrique, mais que l'on peut placer, au point de vue analytique, à côté des acides minéraux,

Il nous reste à étudier les toxiques qui appartiennent au groupe des poisons organiques.

Ici, nous suivrons la nomenclature chimique ; alcools, éthers, acides, etc., mais nous étudierons d'abord un corps neutre, ne trouvant sa place dans aucun de ces groupes : *l'oxyde de carbone*. Comme le *gaz d'éclairage* doit sa toxicité surtout à ce composé, nous l'étudierons ensuite ; enfin, *l'anhydride carbonique* étant étroitement rattaché à l'oxyde de carbone, dont il dérive par simple oxydation, son étude suivra celle de ces deux gaz.

L'OXYDE DE CARBONE

L'oxyde de carbone prend naissance dans bien des réactions, notamment dans la déshydratation de l'acide oxalique par l'acide sulfurique :

$$C^2O^4H^2 + SO^4H^2 = SO^4H^2,\ H^2O + CO + CO^2$$

Au point de vue toxicologique, nous rappellerons que ce gaz, si dangereux, se forme constamment dans la combustion incomplète du charbon.

Propriétés physiques. — C'est un gaz incolore, inodore, insipide, plus léger que l'air, de densité : 0,967. *Il se diffuse avec la plus grande facilité à travers la fonte portée au rouge.*

Propriétés chimiques. — C'est un corps neutre à la teinture de tournesol, ne troublant pas l'eau de chaux, brûlant avec une flamme bleue en donnant de l'anhydride carbonique.

Le chlorure cuivreux, en solution ammoniacale ou chlorhydrique, l'absorbe facilement en donnant une combinaison cristallisable que l'on peut détruire par la chaleur ou en faisant le vide au-dessus de cette liqueur. L'oxyde de carbone est un réducteur, car il tend à s'oxyder pour donuer dé l'anhydride carbonique ; ainsi, il réduit l'acide iodique avec mise en liberté d'icde

$$5 \ CO + 2 \ IO^3 \ H = H^2O + 5 \ CO^2 + 2 \ I$$

Empoisonnement et doses toxiques. — Les empoisonnements par l'oxyde de carbone pur sont fort rares ; ils ne peuvent guère se produire que dans les laboratoires ou dans les mines.

Mais, si l'oxyde de carbone pur a fait peu de victimes, il n'en est pas de même du mélange de l'oxyde de carbone avec d'autres gaz plus ou moins toxiques. Nous voulons parler de la *vapeur de charbon.* On appelle vulgairement vapeur de charbon les gaz provenant de la combustion lente du charbon et qui renferment, en proportions variables, mais d'une façon constante, *de l'anhydride carbonique et de l'oxyde de carbone.*

C'est à ce dernier gaz que ces vapeurs doivent leurs propriétés délétères ; l'anhydride carbonique, quoique y existant en plus fortes proportions, est en effet beaucoup moins toxique.

Les empoisonnements par la vapeur de charbon sont parfois accidentels, le plus souvent suicides ; les femmes surtout y cherchent une mort que l'on croit généralement sans souffrance et qu'une poignée de charbon permet de se procurer aisément. Le rôle de l'expert-chimiste est nul dans ce cas, puisque, à côté de la victime, on trouve le réchaud ou le fourneau cause de l'accident.

Mais, fréquemment, ces intoxications sont accidentelles et l'expert peut avoir à intervenir pour déterminer à quel phénomène doit être attribuée la mort. Celle-ci est due assez souvent au mauvais tirage d'un poêle mobile, ou poêle à combustion lente, qui laisse dégager, dans une pièce mal aérée, l'oxyde de carbone formé dans cette combu tion incomplète.

Il arrive arsez souvent que ce gaz toxique, passant à travers les fissures d'une cheminée, va porter la mort dans un appartement voisin.

Enfin, les émanations de fours à plâtre, renfermant de grandes proportions d'oxyde de carbone, peuvent s'infiltrer à travers les murs des maisons avoisinantes et y porter la mort pendant le sommeil des habitants.

Mais, le plus souvent, l'oxyde de carbone prend naissance de la façon suivante : dans un fourneau, sur un lit de bois enflammé, on place une couche épaisse de charbon ; celui-ci s'enflamme au contact du bois, il se forme de l'anhydride carbonique qui traverse la couche supérieure du charbon non encore enflammée mais portée à une haute température ; dans ces conditions, le gaz carbonique est réduit et de l'oxyde de carbone prend naissance :

$$CO^2 + C = 2\,CO.$$

Si un bon tirage n'entraîne pas ces gaz dans une cheminée, l'oxyde de carbone ne brûle qu'en partie au-dessus du fourneau avec *une flamme bleue* et se répand dans la pièce.

Lorsqu'on voit briller cette flamme bleue au-dessus d'un foyer, c'est que l'oxyde de carbone, en partie brûlé seulement, se répand, s'il n'est rejeté au dehors par un bon tirage, dans l'atmosphère de la pièce et comme il est *insipide, inodore, incolore*, rien n'avertit de sa présence ; les premiers accidents font leur apparition et la victime, trop faible alors pour s'échapper, succombe.

D'autres fois, les intoxications sont dues à des poêles dont les parois fêlées laissent passer le gaz délétère, ou qui ne sont pas pourvus, à l'intérieur, d'un revêtement en briques réfractaires (poêles dits de corps de garde). Le poêle est rapidement porté au rouge, *l'oxyde de carbone diffuse à travers la fonte* et se répand dans la pièce, surtout si à ce moment, pour ralentir la combustion, on a eu l'imprudence de fermer tant soit peu la clef, afin de diminuer le tirage. Des calorifères mal construits ont occasionné souvent des empoisonnements larvés par l'oxyde de carbone.

Il est facile de comprendre comment, dans certains cas, des personnes résolues au suicide n'ont pu accomplir leur projet en se servant de réchauds à charbon mis au préalable sur une fenêtre pour en activer l'allumage. Tout le charbon étant allumé, il se dégage de l'anhydride carbonique et non de l'oxyde de carbone ; or, l'anhydride carbonique est bien moins toxique que ce dernier.

Doses toxiques. — *Un litre d'oxyde de carbone par mètre cube d'air rend l'atmosphère irrespirable pour les animaux*, d'après Gréhant, à condition de les y laisser séjourner pendant un temps suffisamment long.

Les expériences de Mosso lui ont permis de démontrer que la mort pouvait survenir en moins d'une demi-heure dans une atmosphère en renfermant 1/233. Par conséquent, les vapeurs de charbon seront d'autant plus toxiques qu'elles renfermeront de plus grandes proportions de ce gaz.

La souris blanche, très sensible à l'action toxique de l'oxyde de carbone, constitue un excellent réactif physiologique.

Gaz d'éclairage. — 1° L'oxyde de carbone, qui fait toujours partie du gaz d'éclairage, est le *seul gaz toxique* de ce mélange gazeux.

2° Les carbures d'hydrogène, qui le constituent en majeure partie, sont inactifs et peuvent seulement asphyxier et non intoxiquer. L'acétylène n'est pas toxique, et, au point de vue de l'hygiène publique, son usage vaudrait bien mieux que celui du gaz de houille.

Pour ces raisons, nous allons étudier le gaz d'éclairage à côté de l'oxyde de carbone.

Un gaz d'éclairage renferme toujours les composés gazeux suivants, en proportions qui varient avec le mode de préparation :

Hydrogène	10 à 45	en moyenne.
Hydrogène protocarboné	40 à 45	—
Éthylène et autres carbures	7 à 9	—
Oxyde de carbone	12 à 14	—

C'est à l'*oxyde de carbone* qu'il doit sa toxicité, c'est aux *hydrocarbures aromatiques* qu'il doit son odeur.

Cette odeur est tellement prononcée et si caractéristique qu'en général, à moins d'être surpris pendant le sommeil, on se rend compte de la présence du gaz d'éclairage dans un appartement, bien avant que la proportion en soit mortelle ; en ouvrant alors largement les fenêtres on échappe au danger.

Mais, s'il en est ainsi lorsqu'une fuite de gaz se produit dans une pièce, il n'en est plus de même lorsque celle-ci s'étant produite dans le sol, les gaz cheminent à travers la terre dont la croûte superficielle solide, surtout pendant l'hiver, les empêche de s'échapper. Ils arrivent ainsi jusqu'à un mur, passent à travers les interstices des pierres et envahissent un appartement. A ce moment, *le gaz qui a conservé toute sa toxicité, a perdu presque complètement son odeur* et est donc devenu beaucoup plus dangereux.

En effet, pendant son passage à travers la terre, il s'est débarrassé en partie *des hydrocarbures aromatiques* qu'il entraînait ; ce sont ces hydrocarbures qui noircissent les terrains où passent les conduites de gaz et leur donnent l'odeur spéciale que tout le monde connaît.

Empoisonnement par le gaz. — Les empoisonnements par le gaz sont parfois accidentels, assez souvent suicides. Ils sont occasionnés par les fuites de gaz, le plus souvent inconnues ou négligées, qui se produisent en général dans l'appartement même où a lieu l'accident. Mais quelquefois, par le mécanisme que nous venons d'indiquer, la fuite s'est produite dans le terrain environnant à trente ou quarante mètres de l'habitation où a eu lieu l'intoxication.

Trois à cinq pour cent de gaz d'éclairage mêlé à l'air de la respiration suffirait (EULINGER et POKRONOBSKY, GRÉHANT) pour produire des effets mortels chez l'homme.

Symptômes. — On admet deux périodes dans l'intoxication par le gaz oxyde de carbone :

1° Une période d'excitation dans laquelle on observe l'accélération du pouls et de la respiration et parfois des convulsions.

2° Une période de dépression ou d'anesthésie dans laquelle on observe un ralentissement du pouls et de la respiration, ainsi que l'insensibilité.

Dans certains cas, la première période est supprimée ; la victime tombe privée de mouvement et de sensibilité ; les battements cardiaques, très faibles, s'éteignent presque aussitôt.

Ce sont ces cas exceptionnels qui ont fait dire communément que la mort par la vapeur de charbon était sans souffrance.

Mais il n'en est pas généralement ainsi ; la victime succombe dans les angoisses d'une longue et terrible agonie : maux de tête, vertiges, obscurcissement de la vue, suivis parfois de vomissements ; bientôt les mouvements deviennent difficiles, les jambes vacillent, se refusent à la marche, et la malheureuse victime, qui sent l'asphyxie venir, est dans l'impossibilité de faire les quelques pas qui la séparent de la fenêtre, c'est-à-dire du salut.

Lésions anatomiques. — Après la mort, le corps conserve sa chaleur, sa souplesse et se putréfie lentement.

Ce qu'il y a de remarquable sur le cadavre frais, c'est l'*éclat persistant* de la cornée, la *coloration rouge* ou rosée de la peau en certains endroits, notamment à la face interne des cuisses, à la poitrine, au cou, au visage, l'*écume rosée* qui s'échappe de la bouche.

La rougeur est encore plus marquée dans les organes internes, les muscles, le poumon (*œdème carminé* de LACASSAGNE), les organes parenchymateux.

Le sang est fluide et rutilant, surtout si on l'observe immédiatement après la mort. Les urines, sauf dans le cas où la mort est immédiate, *renferment toujours du sucre*.

Mécanisme de l'empoisonnement par l'oxyde de carbone. — L'oxyde de carbone est le type des *poisons hématiques globulaires*. C'est en se fixant sur l'hémoglobine du sang et la transformant en un composé : l'*hémoglobine oxycarbonée*, qu'il annihile la fonction oxydante du globule sanguin et entraîne la mort.

On sait, en effet, que l'hémoglobine, matière ferrugineuse rouge du globule sanguin, fixe dans le poumon l'oxygène de l'air en se transformant en oxyhémoglobine peu stable.

Cette oxyhémoglobine, entraînée par le torrent circulatoire, apporte dans le système capillaire l'oxygène nécessaire à la vie des tissus ; en brûlant les déchets de l'organisme, il donne naissance à la chaleur animale. Puis, passant dans le sang veineux, le globule rouge qui a cédé son oxygène revient s'en charger à nouveau dans le poumon pour recommencer son cycle vital.

Mais, si ce globule se trouve en présence d'une atmosphère renfermant de l'oxyde de carbone, il fixera ce gaz en se transformant en un composé *beaucoup plus stable* que l'oxyhémoglobine : *l'hémoglobine oxycarbonée* ou *carboxy-hémoglobine*.

Celle-ci, ne se scindant pas dans le système capillaire, ne peut céder à l'organisme l'oxygène qui lui est nécessaire ; l'oxyde de carbone tue donc en rendant le globule inerte ; l'hématose (oxydation) devient aussi impossible que si le sang se trouvait subitement privé de ces mêmes globules.

Si un petit nombre de globules seulement sont atteints, la victime n'éprouvera que du malaise ; si la proportion des globules frappés est plus considérable, les 2 3 environ, la fonction vitale ne pouvant s'accomplir, la mort s'ensuivra.

Cette transformation de l'oxyhémoglobine en hémoglobine oxycarbonée est facilement caractérisée par l'examen spectroscopique.

Lorsqu'on examine, au spectroscope, du sang rouge (artériel), en en diluant quelques gouttes dans une petite cuve à faces parallèles, on observe le *spectre de l'oxyhémoglobine qui présente deux bandes d'absorption très nettes, d'égale intensité*, l'une dans le jaune, voisine de la raie *D* de Frauenhoffer, l'autre dans le vert, voisine de la raie *E* (fig. 13, n° 1).

Si, maintenant on ajoute à cette solution quelques gouttes d'un réducteur tel que le sulfhydrate d'ammoniaque ou, de préférence, l'hydrosulfite de sodium qui agit instantanément, celui-ci s'empare de l'oxygène que retient faiblement l'hémoglobine et l'on aperçoit *le spectre de l'hémoglobine réduite qui ne présente plus qu'une seule bande d'absorption* : c'est la bande de STOCKES, du nom du savant qui l'a découverte.

Cette bande occupe une position intermédiaire à celles qu'occupaient les deux précédentes (fig. 13, n° 2).

Quand on examine du sang rouge dans lequel on a fait passer de *l'oxyde de carbone*, on retrouve les deux bandes d'absorption à peu près identiques à celles que présentait le sang artériel bien

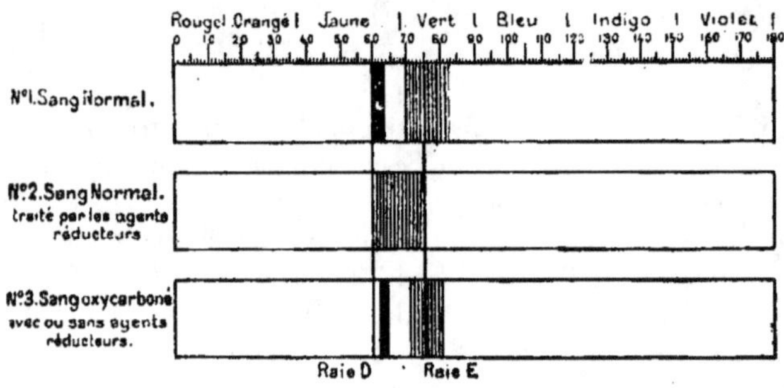

Fig. 13.

que légèrement rejetées sur la droite ; mais si on ajoute le même réducteur. *ces deux bandes ne se réunissent plus en une seule, elles restent immuables dans leur position* (fig. 13, n° 3).

C'est là ce qui différencie nettement le spectre d'absorption de l'oxyhémoglobine de celui de la carboxy-hémoglobine.

Toutefois, afin d'éviter des erreurs qui pourraient avoir des conséquences judiciaires très graves (et j'en connais un cas), il faut toujours avoir recours à la méthode si sûre des *spectro-photographies* qui, seule, permet de déterminer, d'une façon précise, la position des bandes d'absorption de la carboxyhémoglobine (LEWIN, MIETHE ET STENGER, C. R. Ac. Sc., 9 juillet 1906).

Il ne faut pas oublier, en effet, que d'autres pigments hématiques donnent des spectres d'absorption caractérisés par deux bandes obscures ; c'est ainsi que l'*hématine alcaline* (1), qui prend assez

---

(1) L'hémoglobine se dédouble facilement, par les alcalis, en une matière ferrugineuse : l'hématine, et en une matière albuminoïde ; la globuline : or, dans la putréfaction du sang, il se forme de l'ammoniaque qui peut parfaitement effectuer ce dédoublement.

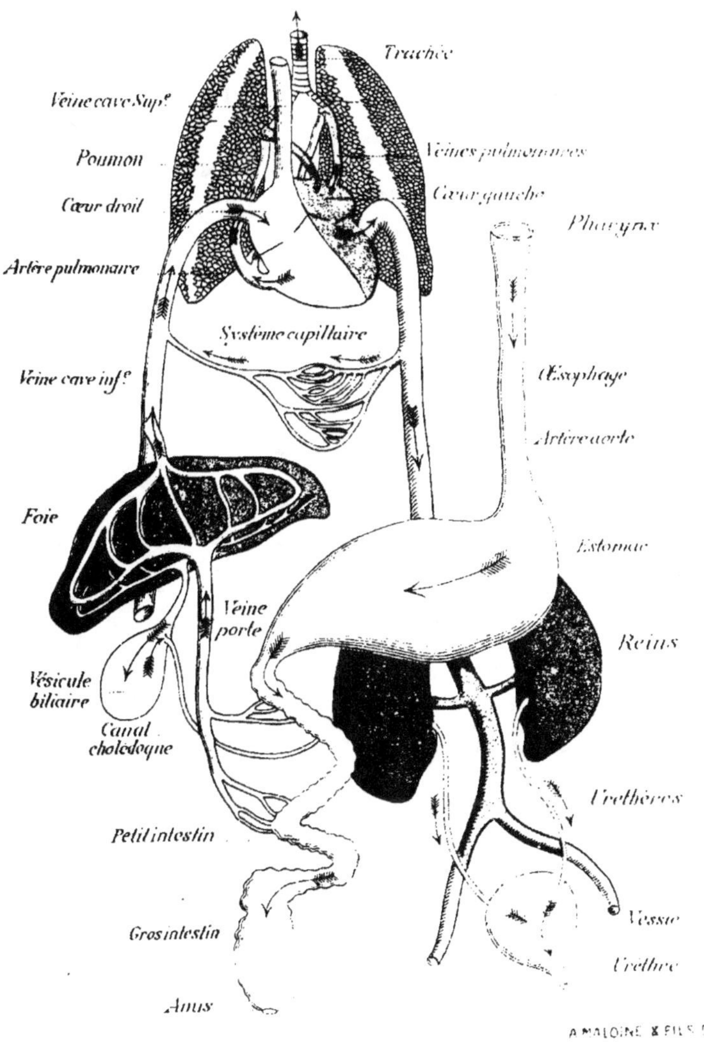

Schéma de l'empoisonnement par le D.ᵗⁱ Forces Macou
Trachée
Veine cave Sup.ᵉ
Poumon
Cœur droit
Artère pulmonaire
Veines pulmonaires
Cœur gauche
Pharynx
Système capillaire
Veine cave inf.ᵉ
Œsophage
Artère aorte
Foie
Estomac
Veine porte
Reins
Vésicule biliaire
Canal cholédoque
Urethères
Petit intestin
Gros intestin
Vessie
Urethre
Anus
A. MALOINE & FILS, EDIT

souvent naissance dans le sang en putréfaction, se transforme, par addition d'un réducteur, tels que l'hydrosulfite de sodium ou le sulfhydrate d'ammoniaque, en *hématine alcaline réduite* ou *hémochromogène* caractérisée par deux bandes d'absorption très apparentes, l'une, plus foncée, du côté du rouge, l'autre, moins intense dans le vert. Ce spectre, confondu avec celui de l'hémoglobine oxycarbonée dans une expertise médico-légale, pourrait faire conclure, à tort, à un empoisonnement par l'oxyde de carbone.

Voici les positions relatives des bandes d'absorption, la division 80 du micromètre coïncidant avec la raie D du spectre solaire ; pour l'oxyhémoglobine :

$$a = 84 - 89 \qquad b = 95 - 105$$

pour la carboxyhémoglobine :

$$a = 85 - 90 \qquad b = 98 - 105$$

pour l'hémochromogène :

$$a = 89 - 94 \qquad b = 103 - 108$$

Mais si, *dans le même sang oxycarboné*, on fait passer pendant *longtemps* un courant d'*oxygène*, celui-ci parvient à déplacer l'oxyde de carbone et si, alors, on ajoute du sulfhydrate d'ammoniaque, on observe à nouveau le spectre de l'hémoglobine réduite.

C'est là un point qu'il importe de retenir : *l'oxygène en excès finit par déplacer l'oxyde de carbone.*

Recherche de l'oxyde de carbone dans l'air. — L'expert peut avoir à rechercher l'oxyde de carbone dans l'atmosphère d'une pièce ou dans le sang d'un cadavre.

La recherche de ce corps dans une atmosphère quelconque revient à une véritable analyse de gaz.

Nous allons en exposer la méthode en supposant le cas le plus complexe, cas où l'air à analyser renferme du gaz d'éclairage. On puise dans l'atmosphère à analyser, soit à l'aide d'un aspirateur, soit encore en vidant dans la pièce un grand flacon plein d'eau, un certain volume gazeux et on absorbe successivement les divers gaz qui constituent ce mélange au moyen de réactifs spéciaux, employés dans un ordre déterminé.

Rappelons que le gaz d'éclairage renferme :

Carbures d'hydrogène	CH et C^2H^2
Oxyde de carbone.	CO
Anhydride carbonique en petite quantité.	CO^2
Hydrogène sulfuré	SH^2

Il y aura, en plus, l'oxygène et l'azote de l'air auquel s'est mélangé le gaz :

1° On mesurera un certain volume de gaz dans une cloche graduée, sur le mercure, en le ramenant par le calcul à 0° et à 760 mm. On y introduira alors, à l'aide d'un fil de fer, un **cristal d'acétate de plomb** trempé dans l'acide acétique afin de saturer l'oxyde de plomb libre qui souille souvent ce sel et qui pourrait absorber l'anhydride carbonique.

Le mercure monte dans la cloche et le cristal noircit (SPb) ; la diminution de volume observée est due à l'absorption de l'*hydrogène sulfuré* ;

2° On retire le cristal d'acétate de plomb et on le remplace par une pastille de potasse fondue, fixée à l'extrémité d'un fil de fer. En six ou huit heures, tout l'*anhydride carbonique* est absorbé, la diminution de volume (ramenée à 0° et à 760 mm) représente le volume de l'anhydride carbonique existant dans le mélange.

L'absorption est plus rapide si on a eu soin de mouiller la potasse ; mais, dans ce cas, il faut tenir compte de la tension de la vapeur d'eau, quand on ramène le volume à 0° et à 760 mm, en employant la formule bien connue :

$$Vo = \frac{Vt}{1 + at} \times \frac{H - F}{760}$$

3° Au moyen d'une pipette courbe, on introduit sous la cloche une solution de pyrogallol (triphénol), puis une pastille de potasse et on agite. L'absorption de l'*oxygène* est presque instantanée ; la solution se colore en noir.

Pour effectuer la nouvelle lecture de volume, il faut enlever la solution aqueuse, soit à l'aide de la pipette de Doyère, soit à l'aide d'éponge à la ficelle débarrassée de toute trace d'air. On a ainsi le volume d'oxygène.

4º L'*éthylène* et l'*acétylène* seront absorbés par l'acide sulfurique fumant de Nordhausen : l'absorption ne se fait que lentement et par agitation.

5º L'*oxyde de carbone* sera absorbé par une solution récente de chlorure cuivreux dans l'ammoniaque.

Avant de lire le volume restant, il importe de se débarrasser de l'ammoniaque gazeux au moyen de boules de coke trempées dans de l'acide phosphorique.

6º Le volume résiduel représente l'*azote*, l'*hydrogène* et le *méthane*.

On l'introduit dans un eudiomètre à mercure avec un volume ou un volume et demi d'oxygène et on fait jaillir l'étincelle :

$$H^2 + O = H^2O$$
$$CH^3 + 4\,O = CO^2 + 2\,H^2O.$$

On absorbe l'anhydride carbonique par la potasse, puis l'oxygène en excès par le pyrogallol et le gaz restant est de l'*azote*.

Dans bien des cas, l'expert chimiste n'aura qu'à constater la présence de l'oxyde de carbone dans l'atmosphère de la chambre où on a trouvé le cadavre ; c'est une simple recherche qualitative qu'il pourra conduire de la façon suivante :

1º **Recherche.** — On recueille un plein flacon de l'air incriminé, on y ajoute 50 à 60 c.c. de sang défibriné (pour empêcher sa coagulation) et on agite.

L'oxyde de carbone déplace l'oxygène de l'hémoglobine, et si on ajoute quelques gouttes de ce sang dans une cuve pleine d'eau (1 /1000), on observe, au spectroscope, le spectre de l hémoglobine oxycarbonée à peu près identique à celui de l'oxyhémoglobine, mais ne donnant pas la bande de Stockes par le sulfhydrate d'ammoniaque ou mieux l'hydrosulfite de soude. On ne doit pas oublier que si l'air contient peu d'oxyde de carbone, le sang renfermera de l'oxyhémoglobine et un peu d'hémoglobine oxycarbonée ; on aura donc la superposition des deux spectres et on apercevra surtout celui qui prédominera.

Aussi est-il préférable de faire passer l'air de la pièce, *préalablement privé d'oxygène* (1), dans une solution de *sang très dilué* ; l'examen au spectroscope montre alors la transformation de l'hémoglobine en carboxyhémoglobine, même pour de très faibles proportions d'oxyde de carbone.

L'air est recueilli par déplacement dans un flacon gradué de quatre litres ; l'oxygène en est éliminé par agitation avec une solution d'hydrosulfite de sodium ; le gaz restant, déplacé par un courant d'eau, passe lentement à travers une solution de sang au 1 %.

De temps à autre, on en prélève quelques gouttes qu'on examine au spectroscope.

Dès qu'apparaît le spectre de la carboxyhémoglobine, on note le volume gazeux passé à travers le sang et on en déduit la proportion approximative d'oxyde de carbone existant dans l'air. Ce dispositif permet, d'après KONN-ABREST, de déceler 1/20000e de ce gaz dans l'atmosphère.

HOPPE-SEYLER recommande d'agiter le sang oxycarboné avec de la potasse ; ce derner garde une teinte rouge alors que le sang ordinaire prend une teinte brune (réaction peu fidèle).

On peut encore déceler la présence de l'oxyde de carbone dans l'air par la réduction du *chlorure de palladium* ; mais il faut débarrasser l'atmosphère qui le renferme de l'hydrogène sulfuré par l'acétate de plomb et de l'ammoniaque par l'acide sulfurique.

Cette méthode a été rendue plus pratique par l'emploi d'un papier *au chlorure de palladium* neutre obtenu en plongeant des feuilles de papier buvard dans une solution à 1 p. 100 de ce sel, séchant à l'obscurité et découpant en bandelettes de couleur jaunâtre.

Une de ces bandes, plongée au préalable à demie dans l'eau, est suspendue dans l'atmosphère à étudier ; au bout de quelques

____

(1) Le meilleur absorbant de l'oxygène est l'hydrosulfite de sodium, préparé extemporanément en versant dans un flacon rempli de tournure de zinc, une solution de bisulfite du commerce dédoublé, bouchant hermétiquement et abandonnant pendant une heure.

minutes, la partie humide vire au gris, puis au brun et même au noir, suivant la teneur en oxyde de carbone ; cette variation de teinte est rendue plus apparente par comparaison avec la partie sèche de la bande ; l'hydrogène sulfuré donnant une réaction semblable, il convient d'en débarrasser l'atmosphère suspecte en le faisant absorber par l'acétate de plomb. (DESGREZ ET LABAT, C. R. Ac. Médecine, 3 juin 1919).

2º Dosage. — La proportion d'oxyde de carbone contenue dans l'air peut être déterminée par la réduction de l'acide iodique et dosage de l'iode mis en liberté (DITTE-GAUTIER) :

$$5\ CO + 2\ IO^3H = 5\ CO^2 + H^2O + I^2$$

GAUTIER opère de la façon suivante : L'air est d'abord filtré dans un tube étroit garni de coton de verre, puis lavé dans la potasse, enfin séché sur la baryte qui retient l'anhydride carbonique et sur l'anhydride phosphorique. Le courant d'air sec passe alors dans deux tubes tarés, reliés entre eux par un rodage, placés dans une étuve à 100º-105º. Le premier de ces tubes est rempli d'acide iodique anhydre et le deuxième renferme du cuivre réduit, pulvérulent. *L'iode mis en liberté est volatilisé et vient se fixer sur le cuivre.* On pèse le dernier tube et son augmentation de poids indique le poids de l'iode fixé d'où on déduit la proportion d'oxyde de carbone contenu dans l'atmosphère.

Si on veut se contenter de caractériser la présence de l'oxyde de carbone dans l'atmosphère d'une pièce, on peut recevoir les vapeurs d'iode qui se dégagent du tube à acide iodique, chauffé à 100º, dans du *chloroforme qui prend alors une coloration lilas plus ou moins intense*, mesurable d'ailleurs au colorimètre par comparaison avec des solutions chloroformiques d'iode titrées.

Il suffit d'opérer sur 3 lit. 5 d'air pour y déceler $\frac{1}{200.000}$ d'oxyde de carbone (méthode de choix).

Les propriétés physiques de l'oxyde de carbone ont servi de base à d'autres méthodes qui permettent de déceler sa présence dans une atmosphère et même de l'y doser.

Des appareils ont été construits qui utilisent la propriété

classique que possède la mousse de platine d'absorber ce gaz à froid *avec un dégagement de chaleur proportionnel à sa masse* ; ils peuvent rendre de très grands services dans l'étude des *atmosphères grisouteuses des mines* (toximètres de RACINE, de GUASCO).

Recherche de l'oxyde de carbone dans le sang. — 1° Quelques centimètres cubes de sang, ou même d'exsudat putride sanguin, prélevés dans la plèvre d'un cadavre exhumé au bout de trois mois (Martin), traités par une solution de *tanin* à 2 gr. 50 p. 100, donnent un coagulum qui se colore, en quelques heures, *en rose franc* ; le sangormal, traité comparativement par ce réactif, donne un coagulum marron, puis gris.

2° On sait que dans l'intoxication par l'oxyde de carbone, l'hémoglobine du globule rouge s'est transformée en hémoglobine oxycarbonée, présentant un spectre à allure particulière à peu près identique à celui de l'oxyhémoglobine, mais ne donnant pas la bande de STOCKES par les réducteurs.

Il semble donc que la caractérisation d'une intoxication par ce gaz soit des plus faciles.

Malheureusement, la mort arrive, non quand tous les globules rouges ont été atteints par l'oxyde de carbone, mais bien quand un nombre relativement assez faible de ces globules sont devenus incapables de contribuer à l'hématose.

Il s'ensuit que le sang de la victime renferme de fortes proportions d'oxyhémoglobine et peu de carboxyhémoglobine. Quand on examinera le sang dilué à 1 % environ au spectroscope, on apercevra bien les deux bandes d'absorption, en *D* et en *E*, très nettes. Mais quand on voudra constater l'absence de la bande de STOCKES, par addition de sulfure ammonique ou d'hydrosulfite de soude, on ne sera pas étonné de la voir apparaître, car elle proviendra de la réduction de l'oxyhémoglobine qui existait encore en grande quantité dans le sang.

La limite de sensibilité du spectroscope dans la recherche directe de l'oxyde de carbone est des plus restreintes (25 % environ) ; il faut donc renoncer à étudier, au moyen de cette méthode, le sang qui ne contient qu'une faible proportion de ce gaz toxique, car si l'on se contentait de l'examen spectroscopique direct, on pourrait fort

bien méconnaître des intoxications oxycarboniques pourtant tout
à fait certaines.

Divers artifices ont été proposés pour augmenter la sensibilité
de cette méthode. Ils reviennent tous, en définitive, à opérer *sur
un volume assez considérable du sang à examiner* ; on en chasse
l'oxyde de carbone et on concentre ce gaz dans *un volume beaucoup
plus faible de sang pur, afin d'en transformer la totalité de l'hémoglobine en carboxyhémoglobine.* Les résultats, dans ces conditions,
penvent devenir très nets.

Nous ne décrirons que le procédé donné par MOITESSIER et
BERTIN-SANS.
Ces auteurs ont démontré que, sous l'influence du ferrocyanure
de potassium, le carboxyhémoglobine se dédouble en *oxyde de*

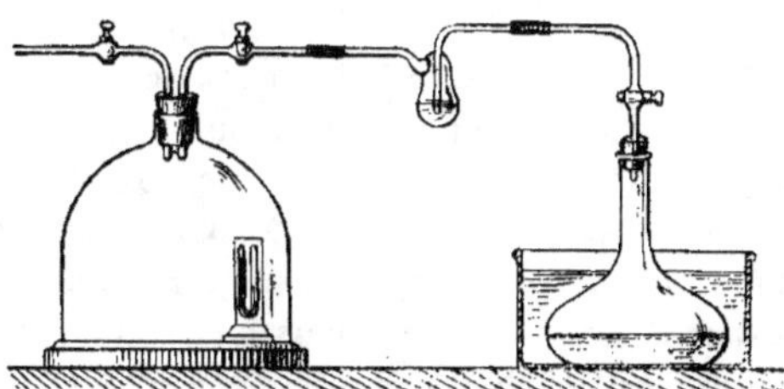

Fig. 14. — Appareil de Bertin-Sans et Moitessier.

carbone libre et en une modification de l'hémoglobine. *la méthémo-
globine.* On opère alors de la façon suivante : on dilue le sang à
examiner avec deux tiers d'eau, on y ajoute du ferrocyanure de
potassium pulvérisé et on introduit le tout dans une carafe à fond
large, pouvant être chauffée au bain-marie vers 40°. Cette carafe
est reliée, par un tube à robinet, à un petit flacon laveur contenant
quelques centimètres cubes de sang pur très dilué. Ce flacon laveur
communique, d'autre part, avec une cloche dans laquelle on peut
faire le vide.

Le vide étant fait à l'aide d'une trompe ou d'une pompe, on
ouvre doucement les robinets de manière à faire passer dans le
laveur les gaz de la carafe, air et oxyde de carbone ; on répète
l'opération en faisant à nouveau le vide dans la cloche ; la solution

sanguine du petit flacon laveur est ensuite examinée au spectroscope. Si l'on dispose d'une quantité suffisante du sang à analyser,
on peut ainsi rendre la méthode spectroscopique très sensible
(fig. 14).

S'il n'existe plus de sang dans le cœur et les vaisseaux d'un
cadavre exhumé, la recherche spectroscopique de ce toxique peut
être effectuée sur l'exsudation putride de la plèvre (MARTIN).

Cette méthode est fort bonne ; elle permettrait de retrouver
l'oxyde de carbone fixé dans la faible proportion des sept centièmes ;
mais il en est une encore plus parfaite qui consiste à extraire
d'abord les gaz du sang, soit à l'aide d'une pompe à mercure, soit
à l'aide de la trompe de SPRENGEL (cours de physique). On facilite
le dégagement de l'oxyde de carbone en additionnant le sang
chauffé à 100° d'acide lactique ou phosphorique. Les gaz recueillis,
on les analyse. On fait absorber l'hydrogène sulfuré, provenant
de la putréfaction partielle du sang, par l'acétate de plomb acétique, l'anhydride carbonique par la potasse, l'oxygène par le
pyrogallate de potasse ; il reste encore de l'oxyde de carbone et
de l'azote. On fait sbsorber le premier par le chlorure cuivreux
chlorhydrique : *La diminution du volume gazeux donne la proportion
de ce gaz existant dans le sang ;* mais on ne doit effectuer cette
lecture qu'après avoir séparé l'azote du réactif et en prenant la
précaution de le débarrasser de vapeurs chlorhydriques à l'aide
d'une solution concentrée de potasse ; pour bien caractériser le
toxique dans la solution de chlorure cuivreux chlorhydrique, on
additionne celle-ci de potasse qui précipite l'hydrate de cuivre et
met l'oxyde de carbone en liberté. On le recueille dans une toute
petite éprouvette et on l'enflamme. Il brûle avec une flamme
bleue caractéristique, en laissant de l'anhydride carbonique qui,
dissous dans l'eau, rougit le tournesol.

Conclusion de l'analyse du sang. — Le sang, normalement,
renferme de très petites quantités d'oxyde de carbone, 0 c.c. 1 à
0 c.c. 2 %. D'autre part, le chloroforme, d'après DESGREZ, se
décompose dans l'organisme en donnant de l'oxyde de carbone.

Mais ces qualités sont hors de proportion avec celles que l'on

peut retirer du sang des victimes d'une intoxication par ce gaz :
8 à 16 c. c. d'oxyde de carbone pour 100 c. c. de sang dans certains
cas.

.En général, la présence de ce toxique dans le sang ne fera
d'ailleurs que confirmer une conclusion dont les commémoratifs
avaient déjà montré la probabilité.

Antidotes et traitement. — Nous avons vu que l'oxygène en
excès finissait par déplacer l'oxyde de carbone du sang ; aussi le
vrai traitement consiste-t-il, si l'empoisonnement a été léger, à
soustraire le malade aux vapeurs délétères, à faire cesser la constriction des vêtements, *à lui faire respirer largement de l'air ou mieux
de l'oxygène*, à provoquer des vomissements pour débarrasser
l'estomac.

Si la victime est insensible, on pratiquera la respiration artificielle, les tractions rythmées de la langue, les inhalations d'*oxygène pur*, si possible à l'aide d'appareils spéciaux permettant de le
faire pénétrer dans les alvéoles pulmonaires ; on fera des asper-
sions d'eau froide.

On aura recours à des frictions vinaigrées sur tout le corps, en
prolongeant le traitement durant deux ou trois heures.

Enfin, le patient revenant à lui, on le couchera dans un lit chaud
et on lui administrera des cordiaux ; la convalescence sera toujours
fort longue.

ACIDE CARBONIQUE ET AIR CONFINÉ

L'action de l'anhydride carbonique sur l'organisme est surtout
intéressante au point de vue de l'hygiène publique.

Préparation, formation. — Ce gaz est obtenu dans nos laboratoires en traitant le marbre (CO_3Ca) par un acide dilué (HCl).

Mais il s'en forme de grandes quantités dans tous les phénomènes
vitaux.

La respiration transforme l'oxygène de l'air en anhydride carbonique qui est exhalé par l'homme, les animaux et les plantes
mêmes.

Le combustible, brûlé constamment dans les usines, dans nos

appartements, se transforme en ce composé. Toutefois, malgré le déversement constant dans l'atmosphère de ce gaz délétère, la composition de l'air se maintient à peu près constante, et cela grâce à l'existence de grands régulateurs naturels :

1° *La fonction chlorophylienne des plantes* qui décompose l'anhydride carbonique sous l'influence de la lumière solaire pour fixer le carbone dans les tissus végétaux en rendant l'oxygène à l'air ;

2° *Les carbonates de la mer* qui se transforment en bicarbonates, en fixant de l'anhydride carbonique, quand la pression de ce gaz augmente dans l'atmosphère.

Grâce à ces phénomènes, la proportion de ce corps se maintient à peu près constante dans l'air : elle varie entre un et six dix-millièmes. Toutefois, si l'anhydride carbonique se dégage en grande abondance dans un espace clos, il devient toxique pour les êtres qui s'y trouvent enfermés.

Ce gaz prend naissance en grande quantité dans les fermentations alcooliques.

En effet, quand le moût (jus de raisin) fermente, les glucoses (sucre de raisin) sont dédoublés par des cellules vivantes, les ferments, en anhydride carbonique et alcool :

$$C^6H^{12}O^6 = 2\ C^2H^6O + 2\ CO^2.$$

Propriétés. — C'est un gaz très dense ; un litre pèse 1 gr. 97. Il est incolore, inodore, et possède une petite saveur aigrelette et piquante.

Il s'unit aux hydrates métalliques en donnant des carbonates généralement insolubles, sauf les alcalins. Ainsi, il troublera l'eau de chaux ou de baryte, par la formation de carbonate de calcium ou de carbonate de baryum insolubles.

L'anhydride carbonique, passant sur du charbon porté à haute température, est réduit en oxyde de carbone.

Nous avons vu que c'est ainsi que ce dernier gaz prend naissance, quand on allume par la partie inférieure un fourneau rempli de charbon.

L'anhydride carbonique n'est pas un gaz combustible, car c'est un corps saturé qui ne peut plus fixer d'oxygène :

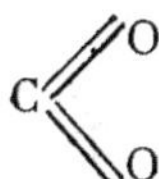

Il n'est pas comburant, parce qu'il ne cède que très difficilement son oxygène ; il ne peut donc entretenir la combustion. *C'est pour cela qu'une bougie ne pourra brûler dans une atmosphère en renfermant de trop fortes proportions.*

Empoisonnement par l'anhydride carbonique. — Ces empoisonnements sont purement accidentels ; nous avons vu, en effet, que dans les cas de suicide par les *vapeurs de charbon*, la mort était due surtout à l'oxyde de carbone, bien que la proportion d'anhydride carbonique y soit plus considérable.

Des empoisonnements accidentels, provoqués uniquement par l'anhydride carbonique, sont observés fréquemment dans nos campagnes, où des ouvriers imprudents descendent dans des cuves remplies de ce gaz, provenant de la fermentation du raisin et que sa lourde densité a empêché de se mêler à l'atmosphère ambiante.

Ces accidents n'arriveraient pas si l'ouvrier ou le propriétaire avait pris la précaution bien simple de plonger d'abord, à l'aide d'une ficelle, *une bougie allumée dans la cuve*. La bougie s'éteint, en effet, même dans une atmosphère qui ne renferme pas une proportion suffisante de ce gaz pour être mortelle. Dans ce cas, la cuve doit être aérée avant d'y laisser descendre l'ouvrier.

Les empoisonnements par l'anhydride carbonique pur pourraient encore se produire dans certaines grottes où ce gaz, provenant de la dissociation des carbonates par le feu central, se dégage par des fissures du sol et, à cause de sa grande densité, forme une couche inférieure d'une atmosphère irrespirable. Telle est la grotte du Chien, à Pouzzoles. Parmi ces sources naturelles d'anhydride carbonique, on peut encore citer les vallées empoisonnées de Java.

L'anhydride carbonique existe également dans les eaux gazeuses naturelles (eau de Vichy) ou artificielles (eau de Seltz) ; mais, dans ce cas, il ne peut être toxique, car au fur et à mesure de son absorption, il est rejeté dans l'atmosphère par les poumons.

Enfin, il se forme de grandes quantités d'anhydride carbonique dans le méphitisme des égouts et des fosses d'aisances ; mais ces gaz, ainsi que nous l'avons déjà dit, doivent leur toxicité surtout à l'hydrogène sulfuré et au sulfure ammonique.

Air confiné. — De nombreux accidents, parfois suivis de mort, sont attribués à l'air confiné.

L'air confiné est la dénomination qu'on donne à une atmosphère limitée : salle mal ventilée, dans laquelle un grand nombre de personnes ont respiré pendant de longues heures.

Cette respiration a eu pour effet de remplacer une partie de l'oxygène par de l'anhydride carbonique irrespirable ; mais, en outre, l'air s'est *chargé d'un agent toxique puissant : émanations miasmatiques* provenant de l'exhalaison pulmonaire et constituées par un principe animalisé qui est mal connu, mais extrêmement toxique. Ce poison serait une kenotoxine ou toxine de la fatigue. *C'est cet agent toxique qui rend si dangereux l'air confiné.*

Les *miasmes* se comportent physiquement comme la vapeur d'eau de l'exhalation pulmonaire qui les entraîne hors de l'organisme : *ils se condensent en même temps qu'elle.*

D'après le Dr HENRIET, la pollution de l'air atteint son maximum *à son point de saturation par la vapeur d'eau*, de sorte que sa toxicité croîtra avec l'élévation de la température ; c'est vers 25° C. dans une atmosphère saturée de vapeur d'eau, qu'apparaissent tous les malaises dus à *l'air confiné.* Il est donc de la plus haute importance, au point de vue de la santé publique, de veiller à ce que *cette température critique de l'air confiné* (HENRIET) ne soit pas atteinte, et cela par l'installation de ventilateurs rafraîchissants à air sec qui, tout en abaissant la température de la pièce aux environs de 23°, s'opposeront à la saturation de l'atmosphère par la vapeur d'eau.

La condensation de la vapeur d'eau entraînant les *miasmes* sur les murs des ateliers, il conviendra de les badigeonner fréquemment à l'aide d'un lait de chaux à 15 %.

Aussi le pharmacien, quand il siège dans un conseil d'hygiène départemental, doit-il se préoccuper de la bonne ventilation des lieux de réunion, des salles d'école, des salles de spectacle, etc.

On raconte que dans l'Hindoustan, pendant la guerre des Anglais, cent cinquante-six prisonniers furent enfermés, à Calcutta, dans une chambre de 7 mètres de côté, n'ayant d'autres ouvertures que deux petites fenêtres donnant sur une galerie. Après six heures de réclusion, 96 individus étaient morts et, bientôt après, 27 autres succombaient ; 23 seulement purent sortir vivants, douze heures plus tard, c'est-à-dire le lendemain.

Dose toxique. — Quant à la dose de gaz carbonique qui rend irrespirable une atmosphère limitée, il est difficile de la fixer.

Pourtant, on peut dire que l'homme éprouve un malaise réel *quand il respire longtemps dans une atmosphère en renfermant* 5/1000ᵉ ; l'effet est plus marqué à mesure qu'en augmente la proportion. A la dose de 10/100ᵉ l'air est immédiatement asphyxiant.

Symptômes. — Ils consistent dans l'impossibilité des mouvements, la perte de connaissance, le ralentissement de la circulation et de la respiration, le refroidissement des extrémités et enfin la mort. Ce toxique agit donc comme les anesthésiques.

Lésions. — L'empoisonnement par l'anhydride carbonique ne laisse sur le cadavre aucun signe apparent, ni à l'examen externe ni à l'autopsie.

L'examen spectroscopique du sang ne fournit aucun renseignement utile, il est d'une couleur plus brune que dans l'intoxication par l'oxyde de carbone.

Mécanisme de l'intoxication. — Non seulement l'anhydride carbonique tue parce qu'il empêche le sang de s'hématoser dans une atmosphère privée d'oxygène, mais encore *parce qu'il possède une action toxique propre.*

Ce gaz se dissout dans le sang, mais sans contracter avec l'hémoglobine une combinaison semblable à celle que forme l'oxyde de carbone ; ce n'est donc pas un poison hématique. Rabuteau le considère comme un *névro-musculaire*, c'est-à-dire comme un agent agissant à la fois et sur le système nerveux et sur le système musculaire.

Recherche de l'anhydride carbonique dans les cas d'empoisonnement. — L'expert devra se borner, dans une intoxication de cette nature, à constater que le gaz carbonique se trouve en excès dans l'atmosphère où la victime a succombé.

Il ne pourra le rechercher duns le cadavre, car il ne contracte aucune combinaison spéciale avec le globule rouge et, d'autre part, *l'on sait que le sang renferme toujours normalement, de l'anhydride carbonique* qu'il va rejeter dans le poumon.

L'anhydride carbonique étant un des éléments constants de l'air, il faudra l'y doser.

A cet effet, on pourra suivre le procédé Thénard, c'est-à-dire faire passer, à l'aide d'un aspirateur, un volume d'air connu dans une solution d'hydrate de baryte ; il se formera du *carbonate de baryum* qu'on recueillera, séchera et pèsera et dont on déduira le poids de gaz carbonique renfermé dans cent parties d'atmosphère.

Si, comme l'indique Pettenkofer, on fait passer un volume d'air déterminé dans une solution titrée d'hydrate de baryte, du changement de titre de cette liqueur on pourra déduire le poids d'anhydride carbonique.

Enfin, on pourra suivre la méthode qui a permis à Boussingault de déterminer la quantité de ce gaz existant normalement dans l'air (1) :

A l'aide d'un aspirateur A de volume connu, on fait passer un volume déterminé d'air à travers quatre tubes en U. Le premier, B, est rempli de ponce sulfurique et empêche la vapeur d'eau de l'aspirateur de passer dans les autres tubes. Les deux suivants, C et D, renferment de la ponce imbibée de potasse ; *ils absorbent l'anhydride carbonique*. Enfin, le dernier, E, rempli de ponce sulfurique absorbe la vapeur d'eau de l'air qui le traverse.

---

(1) Sambuc : *Traité de chimie minérale.*

Comme on a taré les tubes à potasse à l'avance, *l'augmentation de leur poids*, à la fin de l'opération, est due à la quantité d'anhydride carbonique que renfermait le volume d'air qu'on a fait passer sur cette potasse.

Cette méthode est la meilleure.

Miasmes. — La recherche dans l'air confiné des *émanations miasmatiques*, ou principes animalisés, est difficile; elle est importante, car on sait qu'un homme peut succomber dans un milieu peu chargé en anhydride carbonique, mais renfermant ces agents toxiques (kénotoxines).

On peut en démontrer la présence en suspendant, dans la pièce, une carafe remplie d'eau glacée. Il se forme sur les parois extérieurs du vase une rosée qu'on recueille dans une soucoupe.

L'eau ainsi obtenue, abandonnée à elle-même pendant vingt-quatre heures, *ne doit pas sentir mauvais*.

Evaporée avec quelques gouttes d'acide sulfurique, elle ne doit pas donner *un résidu noir*, à odeur de corne grillée.

Dans le cas contraire, l'atmosphère renferme des vapeurs animalisées, des émanations miasmatiques dangereuses pour la santé et susceptibles même d'occasionner la mort au bout d'un temps suffisamment prolongé.

Antidotes et traitement. — Le pharmacien peut être appelé à donner des soins, surtout dans nos campagnes, à un ouvrier sorti inanimé d'une cuve qu'il était en train de nettoyer, ou qu'on a retiré, asphyxié, d'une cave mal aérée où se trouvait du vin en fermentation.

Dans ce cas, il faut transporter la victime au grand air et pratiquer la respiration artificielle.

On lui introduira, à l'aide d'un soufflet, de l'air dans la bouche, ou mieux de l'oxygène, tout en élevant et abaissant les bras et dilatant la poitrine pour favoriser la sortie du gaz toxique. On fera, s'il est nécessaire, la traction rythmée de la langue.

Enfin, toutes les fois que l'occasion s'en présentera, on n'oubliera pas de rappeler aux ouvriers qu'ils ne doivent pas descendre dans une cuve, ou pénétrer dans une cave où se fait une fermentation, sans s'assurer au préalable qu'une bougie peut y brûler. Si la bougie pâlit, menace de s'éteindre, il faut ventiler la pièce avant d'en permettre l'accès.

CHAPITRE XI

Poisons organiques : Alcool, Ether, Chloroforme, Phénol, Aniline.

ALCOOLS

Si les hydrocarbures ne possèdent pas, à proprement parler, de propriétés toxiques, il n'en est pas de même des alcools.

L'alcool éthylique renferme toujours de petites quantités de ses isomères supérieurs, notamment d'alcools propylique, butylique et amylique, en proportions plus ou moins considérables suivant son origine; il entre dans ce groupe de toxiques que l'on pourrait appeler les *poisons volontaires ou sociaux*.

Produit de la civilisation, il tend à la détruire par l'abus que les hommes en font.

A ce titre, l'étude de l'alcool intéresse surtout l'hygiéniste. Mais, nous rappelant le rôle que le pharmacien est souvent appelé à jouer dans les conseils d'hygiène départementaux, nous nous occuperons rapidement de cette question.

Alcool de vin. — L'alcool de vin ou alcool éthylique C^2H^6O, provenant du dédoublement du glucose pendant la fermentation du raisin, est le plus employé dans la consommation; c'est d'ailleurs le moins toxique. Mais on lui a bientôt substitué, dans les pays du Nord où les céréales remplacent la vigne, les alcools de grains et les alcools de pommes de terre.

Or, ceux-ci renferment, à côté de l'alcool éthylique, des alcools supérieurs dont la toxicité va en s'exaltant à mesure que croît leur poids moléculaire, et, notamment, de l'*alcool amylique* $C^5H^{12}O$, dont l'action sur l'organisme est infiniment plus nocive que celle de l'alcool de vin.

Ils renferment encore, en petite quantité, du furfurol $C^5H^4O^2$, produit éminemment toxique, auquel on attribue la plupart des accidents graves provenant de l'abus de ces boissons (1).

Nous indiquerons quelques-unes des propriétés de l'alcool éthylique qui peuvent avoir leur application dans les recherches toxicologiques.

Propriétés. — L'alcool éthylique, ou esprit de vin, est un liquide incolore, très fluide, à odeur agréable, à saveur caustique et brûlante ; sa densité à 0° = 0,78. Il bout à 78°4.

L'alcool brûle à l'air avec une flamme bleuâtre en donnant de l'anhydride carbonique.

Mais on peut l'oxyder d'une façon moins violente ; il donne alors sucessivement de l'aldéhyde et de l'acide acétique avec élimination d'eau :

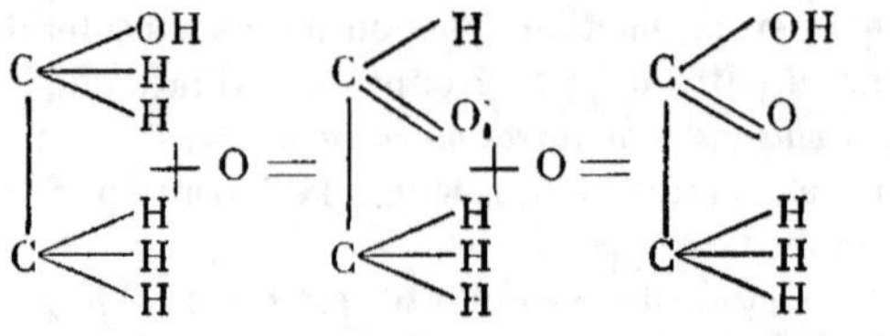

$$
\begin{array}{ccccc}
C\!\!\begin{array}{l}OH\\H\\H\end{array} & & C\!\!\begin{array}{l}H\\O\end{array} & & C\!\!\begin{array}{l}OH\\O\end{array} \\[2mm]
\Big| \quad +O= & & \Big| \quad +O= & & \Big| \\[2mm]
C\!\!\begin{array}{l}H\\H\\H\end{array} & & C\!\!\begin{array}{l}H\\H\\H\end{array} & & C\!\!\begin{array}{l}H\\H\\H\end{array}
\end{array}
$$

Alcool   Aldéhyde   Acide acétique

Sa transformation en aldéhyde a lieu sous l'influence de mélanges oxydants, notamment du dichromate de potassium et de l'acide sulfurique :

$$4\,SO^4H^2 + Cr^2O^7K^2 = SO^4K^2 + (SO^4)^3Cr^2 + 4\,H^2O + O^3$$

Le dichromate de potassium n'est attaqué par l'acide sulfurique qu'en présence d'un corps avide d'oxygène, l'alcool par exemple,

(1) En vertu d'une loi récente (1923), seuls les alcools de fruits sont livrés à la consommation de bouche.

qui fixe cet oxygène pour donner de l'aldéhyde, et le mélange,
qui était touge, devient alors vert.

Enfin, l'alcool s'unit aux acides avec perte d'eau, en donnant
des éthers à odeur pénétrante et caractéristique ; avec l'acide
butyrique il donne :

$$C^4H^7OOH + C^2H^5OH = H^2O + C^4H^7O - OC^2H^5$$

ou butyrate d'éthyle à odeur de fraise.

C'est d'ailleurs à la formation d'éthers semblables, pendant
le vieillissement, que les vins doivent leur bouquet.

Les caractères particuliers des alcools méthylique, propylique,
butylique, amylique, seront donnés dans le cours de chimie
organique.

Empoisonnement. Doses toxiques. — Les empoisonnements
par l'alcool sont toujours volontaires et inconscients, car les
accidents de l'alcoolisme sont lents et progressifs et, dans la plupart des cas, le malade ne consent à s'en apercevoir que lorsque
le mal est déjà sans remède.

L'attention des gouvernements est appelée journellement sur
cet empoisonnement social dont la gravité menace l'existence des
peuples, démoralise les populations et remplit les asiles d'infirmes,
de fous, d'épileptiques et d'idiots.

Le pharmacien, représentant dans les villages l'élément intel-
lectuel, doit joindre tous ses efforts à ceux du médecin pour enrayer
le fléau.

Intoxication aiguë. — L'intoxication aiguë par l'alcool porte le
nom d'*ivresse*. Lorsqu'elle est produite par un vin naturel, elle
est relativement peu grave, tandis que celle qui provient de l'abus
d'un vin rehaussé avec des alcools de pomme de terre (présence
d'alcool amylique), où de liqueurs de mauvaise qualité, est beaucoup plus dangereuse ; elle diminue considérablement les forces
musculaires, et, si elle est répétée, entraîne la déchéance physique
et morale d'un être qui finit par n'avoir plus rien d'humain.

La lutte contre l'alcoolisme s'organise tous les jours de plus en plus dans notre pays ; elle ne donne malheureusement pas de résultats très appréciables et cela peut-être à cause de l'intolérance trop grande de ceux qui, du premier coup, voudraient couper le mal dans sa racine.

Mieux vaudrait essayer de remonter lentement le courant et prêcher, au lieu de l'abstention absolue de toutes liqueurs alcooliques, la substitution du vin aux absinthes et autres liqueurs frelatées. L'ouvrier y trouverait l'excitation dont il a besoin pour le soutenir dans l'effort de sa tâche journalière et dont peut-être, mal nourri, il ne saurait se passer, et le mal, quoique existant toujours, ferait de bien moins grands ravages.

L'intoxication par les alcools est généralement une intoxication lente ; pourtant, à la suite de paris stupides, on voit parfois des jeunes gens succomber après avoir bu, coup sur coup, de nombreux verres de liqueur, ou avalé, d'un seul trait, un demi-litre d'absinthe ou de rhum.

Symptômes. — On n'a que trop souvent sous les yeux les symptômes de l'intoxication aiguë par les spiritueux.

Elle présente plusieurs phases en corrélation avec les quantités croissantes d'alcool.

C'est d'abord, si la dose est peu considérable, une période d'excitation avec sensations agréables : augmentation de la force musculaire, facilité d'élocution (le vin fait parler les timides) ; la durée de cet état particulier, bien connu, n'est pas longue. Elle cesse au bout de deux ou trois heures, si l'absorption d'alcool n'est pas continuée (griserie).

Une plus forte dose d'alcool détermine la véritable ivresse dont les symptômes sont très différents. L'un des caractères les plus communs est l'incertitude des mouvements des jambes qui vacillent. La parole s'embarrasse, devient pâteuse. Parfois surviennent les vomissements ; les yeux sont hagards, la sensibilité s'affaiblit. L'ivrogne se livre alors à la joie excessive ou à de véritables accès de fureur pendant lesquels il peut aller jusqu'à commettre des crimes.

Enfin, l'absorption d'une quantité plus considérable d'alcool anéantit peu à peu l'intelligence. La circulation se ralentit, la température s'abaisse, les phénomènes de paralysie se généralisent, l'homme tombe là où il se trouve, ivre-mort, et dans cet état de dégradation, d'abjection morale, il devient un objet de risée pour les enfants, un objet de dégoût pour ses semblables.

Cet alcoolisme aigu entraîne très souvent la mort à la suite de complications diverses ; refroidissement insensible jusqu'à la mort, méningite, pneumonie, asphyxie par des matières glaireuses, etc.

Lésions. — A l'autopsie, on constate l'inflammation de toutes les muqueuses ; une forte odeur d'alcool se dégage de l'estomac ouvert.

Mécanisme. — Rabuteau place l'alcool parmi les poisons hématiques ; mais c'est plutôt un neurotique.

Recherche du toxique. — Cette recherche devra être faite aussi rapidement que possible et porter sur le tube digestif et son contenu, sur les urines, le sang, le foie et le cerveau.

Après avoir délayé les matières dans de l'eau, on distille, en condensant soigneusement les vapeurs à l'aide d'un réfrigérant de Liebig, et on recueille le tiers du volume contenu dans la cornue.

On redistille la liqueur plus ou moins colorée sur du carbonate de soude anhydre qui s'empare de l'eau et on recueille un liquide présentant les propriétés caractéristiques de l'alcool : odeur, densité, inflammabilité.

Ce liquide réduit le mélange d'acide sulfurique et de dichromate de potassium qui devient vert.

Oxygé par la mousse de platine, il se transforme en acide acétique.

On peut encore caractériser de très petites quantités d'alcool par la formation d'iodoforme. On chauffe une partie du distillatum et on y ajoute quelques gouttes d'une solution de potasse et un fragment d'iode. S'il contient de l'alcool, il se forme un précipité jaune, en lamelles hexagonales, à odeur caractéristique ; c'est de l'iodoforme.

Enfin, on peut transformer l'alcool, par l'acide sulfurique et l'acide butyrique, en butyrate d'éthyle à odeur de fraise.

Conclusions. — D'une façon générale, la quantité d'alcool retrouvée dans l'estomac d'un homme qui a succombé à un empoisonnement aigu est assez considérable ; aussi ne décrirons-nous pas les méthodes permettant de retrouver des traces d'alcool, la présence de si faibles quantités de toxique ne pouvant autoriser une conclusion d'intoxication.

La pluspart de ces méthodes sont basées sur la réduction par l'alcool d'un mélange de dichromate de potassium et d'acide sulfurique, liqueur qui passe du jaune orangé au vert.

Dosage de l'alcool. — Il est très difficile de doser l'alcool mélangé à des matières organiques.

On pourra distiller, dans le vide, la masse à analyser, notamment le contenu stomacal ; rectifier plusieurs fois par distillation fractionnée la liqueur distillée et l'agiter avec du carbonate de soude anhydre qui retiendra la majeure partie de l'eau. Enfin, on prendra la densité du liquide obtenu dans une dernière opération. Si la quantité en est trop faible, on effectuera le dosage de l'alcool sur le distillat obtenu en traitant un volume déterminé de sang ou d'urine, additionné de quelques centimètres cubes d'acide picrique saturé dans l'appareil de Schlœsing-Aubin ; à cet effet, on emploie une solution de dichromate de potassium à 19 grammes par litre, que l'on titre à l'aide d'une solution d'alcool au millième en opérant comme suit : on mesure 5 c. c. d'alcool titré dans une série de tubes à essai ; dans le premier on a fait écouler 0,5 c. c. de dichromate, on ajoute 5 c. c. d'acide sulfurique pur et on chauffe ; la liqueur prend une *coloration vert-bleu.*

Dans le deuxième tube on fait écouler 1 c. c. de dichromate et on opère de même ; la liqueur prend une *coloration vert-jaune* dénotant un léger excès de réactif ; avec 0.9 c. c., la coloration de la liqueur est *vert-bleu.* C'est ce changement de teinte du vert-bleu au vert-jaune qui traduit la fin de la réaction et qui permet ainsi de titrer la solution de dichromate avec laquelle on pourra doser la proportion d'alcool retirée par distillation dans le vide, soit du contenu de l'estomac, soit d'un volume déterminé de sang, 10 à 15 c. c. par exemple (GRÉHANT-NICLOUX).

Les teneurs du sang en alcool supérieures à 3 p. 1.000 correspondent, même chez les alcooliques invétérés, à l'état d'ébriété au moment de la mort (BALTHAZARD).

Traitement. — Je m'étendrai assez longuement sur le traitement de l'ivresse grave, le médecin ne disputant pas au pharmacien le triste privilège de soigner les gens ivres. D'autre part, pour peu intéressantes que soient les victimes de ce vice, l'humanité veut qu'on leur donne les soins que nécessite leur état.

Assez souvent, si l'ivresse n'est pas trop profonde, il suffit de laisser le malade cuver son vin à l'abri du froid. Un peu d'eau tiède, en débarrassant l'estomac, pourra dissiper rapidement son ivresse ; la guérison sera activée par le repos. Il n'en restera qu'un malaise général qui n'empêchera pas le coupable de recommencer.

Il faut rejeter les vomitifs : ipéca ou ipéca stibié, qui dépriment trop le malade.

L'administration de quelques gouttes d'ammoniaque dans un verre d'eau serait sans grand effet ; dans la théorie physique du contre-poison, nous avons vu que ce corps activait la circulation que l'alcool avait ralentie.

Si l'homme est ivre-mort, il sera difficile de le faire vomir, l'état de réplétion de l'estomac ne permettant pas l'abaissement du diaphragme. Dans ce cas, il faudrait avoir recours à la pompe gastrique, ce que ne peut faire le pharmacien, et empêcher le refroidissement par des lotions vinaigrées ou alcoolisées en ayant soin d'envelopper le malade de linges chauds.

En un mot, il faut favoriser l'élimination rapide de l'alcool en rétablissant la respiration, la circulation et les fonctions de la peau.

L'ETHER

L'histoire toxicologique de l'éther, si importante pour le chirurgien, n'offre pas un grand intérêt pour le pharmacien.

L'éther, employé en thérapeutique ou en chirurgie, est un éther oxyde provenant de la condensation de deux molécules d'alcool éthylique :

$$C^2H^5O|H \qquad HOC^2H^5.$$

Cette déshydratation étant industriellement obtenue à l'aide de l'acide sulfurique, l'éther qui en résulte est improprement appelé *éther sulfurique* ; ce dernier, qui n'a aucun usage pratique, répondrait à la formule :

$$C^2H^5OH \qquad HOSO^2OH.$$

L'éther sulfurique du commerce contient, en général, de petites quantités d'alcool ; c'est celui qui entre dans la préparation des potions. L'éther anesthésique est l'oxyde d'éthyle pur :

$$C^2H^5 - O - C^2H^5.$$

Propriétés. — Ce dernier est un liquide incolore, très fluide, à odeur bien connue, à saveur âcre et brûlante ; sa densité est de 0,73. Il bout à 35°5, ce qui permet de le séparer facilement, par distillation fractionnée, des liquides auxquels il est mélangé. Il est très peu soluble dans l'eau et très inflammable. Les réactions de l'éther rappellent celles de l'alcool : comme ce dernier, il réduit le mélange d'acide sulfurique et de dichromate de potassium, en s'oxydant.

Pourtant, en présence d'iode et de potasse, il ne donne pas d'iodoforme quand il est absolument exempt d'alcool : mais, presque toujours, il en renferme de petites quantités, ce qui permet d'obtenir cette réaction.

Empoisonnement. Doses toxiques. — On ne connaît que quelques empoisonnements suicides par l'éther. Les inhalations d'éther anesthésique dans les opérations chirurgicales sont parfois suivies de mort. mais moins souvent que les inhalations de chloroforme.

L'éthéromanie est un vice qui entraîne rapidement la déchéance physique et a pu occasionner quelques accidents mortels. (Buveurs d'éther).

Mécanisme. — L'odeur d'éther est le seul signe que l'on puisse percevoir à l'ouverture du cadavre.

L'éther agit sur les cellules nerveuses de la moelle et du cerveau. RABUTEAU le range parmi les cérébro-spinaux.

Ce toxique se localise dans le sang, le foie et surtout le cerveau. Il s'élimine en nature.

Recherche du toxique. — On sépare l'éther des viscères par distillation au bain-marie. Les quantités qu'on en retire sont fort petites : car l'éther, bouillant vers 35°, ne peut exister à l'état liquide dans le corps dont la température est de 37° à 38°.

L'odeur est le meilleur caractère.

Les vapeurs d'éther, passant dans une liqueur renfermant de l'acide sulfurique et du dichromate de potassium, la réduisent et la coloration passe du jaune au vert.

Avec l'iode et la potasse, il ne donnerait pas d'iodoforme s'il ne renfermait pas des traces d'alcool, ce qui n'arrive pour ainsi dire jamais.

Les *commémoratifs*, ou l'examen des flacons trouvés à côté de la victime, permettront de conclure sans difficulté à l'intoxication par l'éther.

Antidotes. — Il faut soustraire le patient aux émanations éthérées, rétablir la respiration et veiller à ce que la circulation ne soit pas gênée.

LE CHLOROFORME

Le chloroforme est un composé organique qui dérive théoriquement de la substitution, à trois atomes d'hydrogène, de trois atomes de chlore dans la formule du méthane :

Cet agent anesthésique a été découvert en France par Soubeiran, en 1831.

Son action est huit à dix fois plus intense que celle de l'éther ; elle est plus rapide et plus complète, précédée d'une très courte période d'excitation et suivie de l'abolition totale de la sensibilité et du mouvement.

Toutefois, son administration en inhalations n'est pas sans présenter un certain danger, bien diminué d'ailleurs aujourd'hui par l'emploi d'un chloroforme anesthésique chimiquement pur (Codex).

Le chloroforme préparé à partir de l'acétone ne donne pas des effets anesthésiques aussi constants que le chloroforme de l'alcool. Cette irrégularité proviendrait, d'après Wade et Finnemore, de la présence dans ce dernier d'une faible proportion de chlorure d'éthyle, 0 gr. 05 % qui rendrait plus rapide et plus régulière son action anesthésique.

Propriétés. — C'est un liquide incolore, très mobile, de densité = 1,48, bouillant à 60°8 ; il possède une odeur éthérée. Ses vapeurs sont lourdes, brûlent difficilement avec une flamme rouge, fuligineuse, bordée de vert ; pendant cette combustion, il se forme de l'acide chlorhydrique.

Il est peu soluble dans l'eau, soluble dans l'alcool et l'éther.

Il ne réduit pas le mélange d'acide sulfurique et de dichromate de potassium.

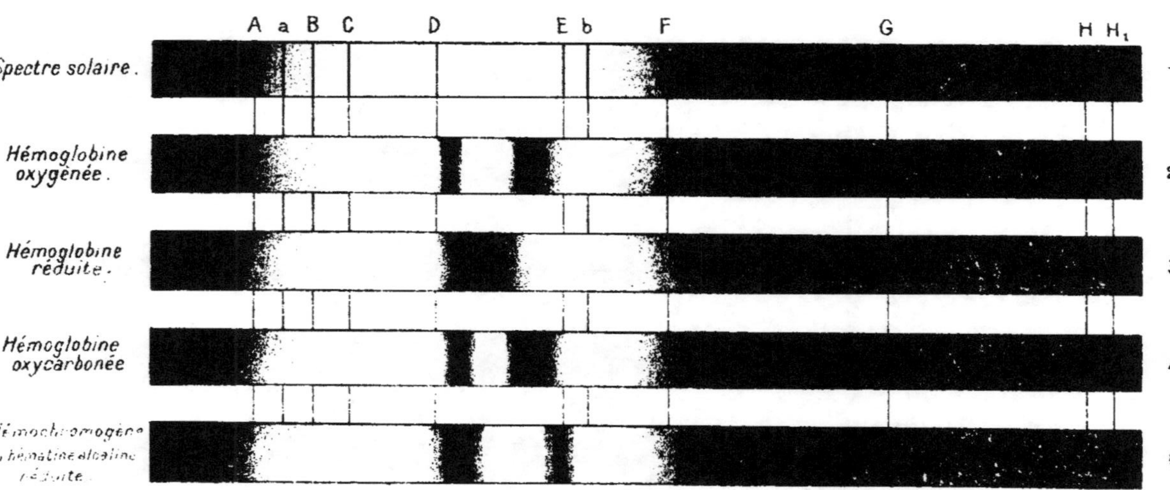
FONZES-DIACON. _ Toxicologie.
A. MALOINE ET FILS, Edit.rs
A a B C D E b F G H H1
Spectre solaire.
1
Hémoglobine oxygénée.
2
Hémoglobine réduite.
3
Hémoglobine oxycarbonée
4
Hémochromogène ou hématine alcaline réduite.
5
Monrocq, imp

Les vapeurs de chloroforme passant dans un tube porté au rouge, mélangées à de la vapeur d'eau, donnent de l'acide chlorhydrique et de l'oxyde de carbone :

$$CHCl^3 + H^2O = 3\ HCl + CO$$

Si on fait passer des vapeurs de chloroforme, entraînées par de l'air et de la vapeur d'eau, sur de la chaux portée au rouge, on réalise une décomposition totale du chloroforme en carbonate et en chlorure de calcium :

$$2\ CHCl^3 + O + 2\ H^2O + 4\ CaO =$$
$$CO^3Ca + 3\ CaCl^2 + 3\ H^2O + CO$$

Empoisonnement. Doses toxiques. — Les intoxications par le chloroforme surviennent, la plupart du temps, pendant une anesthésie précédant une opération chirurgicale et doivent être attribuées à une inhalation excessive ou mal surveillée des vapeurs de cet anesthésique.

Le malade meurt sur la table d'opération et l'expert chimiste n'a pas à intervenir. On admet que la mort peut survenir lorsque l'organisme renferme 2 à 3 grammes de vapeurs de ce toxique.

Mais il est un cas où le pharmacien a sa large part de responsabilité dans de semblables accidents ; c'est quand il a délivré du *chloroforme anesthésique impur.*

Ce produit est, à l'heure actuelle, livré dans un très grand état de pureté par les maisons de produits chimiques, mais il peut, chez le pharmacien, subir une altération qui le transforme en un produit très toxique.

Il s'altère, en effet, très facilement, au contact de l'air humide, sous l'influence de la lumière ; du gaz phosgène $COCl^2$, ou oxychlorure de carbone, prend naissance avec mise en liberté d'acide chlorhydrique.

Afin d'éviter la formation de ce corps très dangereux, le Codex indique d'ajouter, au chloroforme pur, cinq millièmes en poids d'alcool qui en assure la conservation ; il recommande en outre de le conserver dans des flacons de petite capacité en verre coloré, entièrement remplis, bien bouchés (ou encore en ampoules), que l'on doit conserver dans un endroit frais et à l'abri de la lumière.

Il convient de ne pas laisser de flamme ou de réchaud sans tirage dans la salle où s'effectue la chloroformisation, pour éviter la formation d'un peu de gaz chloroxycarbonique très toxique.

On relève dans les statistiques quelques empoisonnements suicides par ingestion de chloroforme. *Une dose de 4 grammes* peut entraîner la mort, bien que des doses beaucoup plus considérables ne l'aient pas occasionnée, les vomissements ayant rejeté la majeure partie du toxique. Les criminels emploient parfois la chloroformisation pour se débarrasser, sans violence apparente, de leur victime.

Symptômes. Lésions. — Les effets produits par l'ingestion du chloroforme liquide sont les suivants : sensation de brûlure très vive à l'épigastre, vomissements pouvant éliminer la majeure partie du poison et empêcher une issue fatale.

Le chloroforme est ensuite absorbé par les villosités intestinales et produit une insensibilisation qui arrive plus lentement que dans l'inhalation de ses vapeurs.

Le pouls se ralentit, la circulation s'affaiblit, la victime meurt dans le coma.

Dans les cas de guérison, l'élimination s'effectue surtout par les poumons.

A l'ouverture du cadavre, on perçoit l'odeur du chloroforme. Les muqueuses du tube digestif son enflammées (corrosif).

Mécanisme de l'intoxication. — Le chloroforme est un poison cérébro-spinal d'après RABUTEAU. Aussi se localise-t-il surtout dans le cerveau qui en retient une plus forte proportion que les autres organes : le foie en fixe aussi une certaine quantité au passage.

Recherche du toxique. — Cette recherche devra être entreprise le plus rapidement possible, car le toxique s'élimine très vite, à cause de sa grande tension de vapeur.

Les recherches devront porter sur les vomissements, le tube digestif et son contenu, le sang et surtout le foie et le cerveau. Ces organes, s'ils ne sont pas putréfiés, exhaleront l'odeur du chloroforme.

Si l'estomac renferme une quantité assez grande de chloroforme, on pourra l'en retirer par disillation d'une bouillie faite avec les organes et de l'eau. Le chloroforme bout en effet à 60°8.

Mais il vaut mieux avoir recours à la décomposition de ce composé au rouge par la vapeur d'eau et l'oxygène de l'air, décomposition qui donne naissance à l'acide chlorhydrique :

$$2\ CHCl^3 + H^2O + O^2 = 2\ CO^2 + 6\ HCl$$

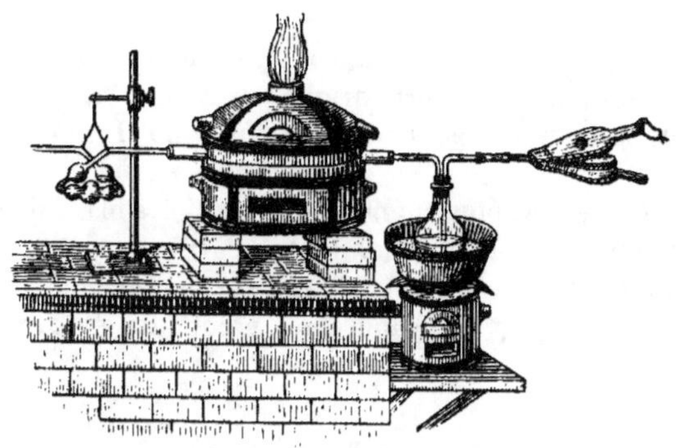

Fig. 15. — Recherche du chloroforme.

On dispose l'opération de la façon suivante :

Dans un grand ballon, plongeant dans un bain-marie, on introduit les matières réduites en bouille claire.

On y adapte un bouchon percé de deux trous dans lesquels s'engagent deux tubes de verre coudés à angle droit ; l'un plongeant jusqu'au fond du ballon, et mis en communication avec une soufflerie, l'autre, dépassant à peine le bouchon, s'engage dans un tube de porcelaine contenant des fragments de pierre ponce placés dans un fourneau à réverbère ou sur une grille à gaz.

Au tube en porcelaine fait suite un tube à boule de Lɪᴇʙɪɢ renfermant une solution d'azotate d'argent (fig. 15).

On chauffe alors le bain-marie de façon à ce que la température du ballon soit d'environ 40°, et on fait passer un lent courant d'air, sans chauffer le tube de porcelaine.

Si les matières renfermaient un peu d'acide chlorhydrique libre, celui-ci serait entraîné, et, arrivant dans la solution de nitrate d'argent, donnerait un précipité blanc de chlorure d'argent.

Mais ce cas ne se produit que fort rarement.

Cette première vérification faite, on porte au rouge le tube de procelaine et on fait de nouveau passer le courant d'air, le bain-marie étant toujours à 40°-50°, température inférieure au point d'ébullition du chloroforme mais suffisante pour que celui-ci soit entraîné lentement par le courant d'air chargé de vapeur d'eau.

Le mélange arrive dans le tube et s'y décompose en anhydrique carbonique et acide chlorhydrique et celui-ci est précipité à l'état de chlorure d'argent dans le tube de Lɪᴇʙɪɢ (Pᴇʀʀɪɴ et Dᴜʀᴏʏ).

Quand on ne voit plus augmenter le précipité blanc de chlorure d'argent, on arrête l'opération ; on recueille ce précipité et on vérifie qu'il est bien insoluble dans l'acide nitrique et soluble dans l'ammoniaque, le cyanure de potassium et l'hyposulfite de sodium.

Causes d'erreur. — Le précipité de chlorure d'argent indique en général la présence du chloroforme ; il faut pourtant signaler quelques causes d'erreur, d'ailleurs faciles à éviter.

1° L'acide chlorhydrique du suc gastrique pourrait être entraîné par le courant d'air et donner du chlorure d'argent.

Mais on a eu soin de vérifier, au début, qu'il n'y avait pas entraînement d'acide chlorhydrique. D'ailleurs, on pourrait fixer l'acide chlorhydrique par un peu de potasse.

2° Si on opère en milieu alcalin, une autre cause d'erreur peut se produire.

La victime a pu être soumise à une médication au chloral ; or, cet hypnotique, par les alcalis, donne du chloroforme :

$$C\!\!\begin{array}{c}\diagup O \\ \diagdown H\end{array}\!\!-\!\!C\!\!\begin{array}{c}\diagup Cl \\ \!-Cl \\ \diagdown Cl\end{array} + HOK = C\!\!\begin{array}{c}\diagup OK \\ =O \\ \diagdown H\end{array} + C\!\!\begin{array}{c}\diagup H \\ \!-Cl \\ \!-Cl \\ \diagdown Cl\end{array}$$

et ce chloroforme, décomposé dans le tube porté au rouge, réagira sur le nitrate d'argent.

S'il y a doute à cet égard, il faudra consulter les commémoratifs, et, en l'absence de ces derniers, on pourra faire une première opération *en milieu acide*, après addition d'acide tartrique et une deuxième opération *en milieu alcalin*.

Si le précipité de chlorure d'argent ne se forme que dans la deuxième opération, c'est que l'acide chlorhydrique provient du chloral.

Dosage. — Le précipité de chlorure d'argent, recueilli, séché et pesé, pourra permettre de calculer approximativement la quantité de chloroforme contenue dans les viscères : mais il ne faut pas oublier que les vomissements auront pu en expulser la majeure partie.

On a proposé, au lieu de recevoir l'acide chlorhydrique provenant de la décomposition du chloroforme dans une solution de nitrate d'argent, de faire passer le mélange de vapeur d'eau, d'oxygène et de chloroforme, sur de la chaux vive très pure placée dans le tube de porcelaine.

L'acide chlorhydrique formé serait absorbé par cet oxyde et resterait donc dans le tube. On en dissoudrait le contenu dans l'acide nitrique et on précipiterait, dans cette solution, le chlorure de calcium par du nitrate d'argent (SCHMIEDEBERG).

Cette méthode n'offre aucun avantage sur la précédente.

NICLOUX traite les organes divisés, ou le sang, par cinq fois leur volume d'alcool fort, légèrement acidifié par l'acide tartrique, dans un appareil à reflux de Schœsing-Aubin. Le liquide qui distille, 1/3 du volume environ, est recueilli dans une éprouvette renfermant 10 c. c. d'alcool à 95° qui dissout le chloroforme.

Cette solution est alors saponifiée par la potasse :

$$CHCl^3 + 4\ KoH = 3\ KCl + CO^2HK + 2\ H^2O$$

puis, après neutralisation, le chlore y est dosé par la méthode de Mohr (NO³Ag titré).

Antidotes. — On provoquera et facilitera les vomissements et on fera respirer de l'oxygène ou de l'air pur au malade.

Il importe de veiller à ce que les voies respiratoires soient libres et si la langue est repliée en arrière, obstruant le larynx, il faut la tirer au dehors et l'y maintenir.

Enfin, on réchauffera le malade en l'entourant de bouillotes chaudes, mais en ayant grand soin de ne pas le brûler s'il est dans un état absolu d'insensibilité.

Le chloral. — L'hydrate de chloral : C^2HCl^3O. H^2O est un médicament hypnotique dont l'abus a pu occasionner quelques accidents mortels ; il est toutefois peu toxique et peut être admi-ministré à la dose de 1 à 5 grammes.

Il paraît agir sur l'organisme par son action propre et non par son dédoublement en chloroforme et acide formique ; en effet, il est éliminé en nature par le rein, de sorte qu'on le retrouve dans les urines. Celles-ci renferment alors, en même temps, de l'acide chloralurique qui réduit la liqueur de Felhing, mais elles présentent un *pouvoir rotatoire gauche* alors que les urines, renfermant du glucose, sont dextrogyres.

Dans un cas d'empoisonnement accidentel, on recherchera le chloral dans le contenu du tube digestif, le sang, les urines, en utilisant sa transformation, par l'action des alcalis. en chloroforme et formiate, après avoir vérifié toutefois l'absence de *chloroforme libre* par une première opération en milieu acide (voir p. 287).

LE PHÉNOL

Au nombre des poisons que l'on peut isoler par distillation des matières suspectes figure le phénol : C^6H^5OH, corps se combinant aisément aux bases, d'où le nom d'*acide phénique* sous lequel il est connu dans l'industrie et en médecine.

Propriétés. — Le phénol est un corps solide à la température ordinaire ; il cristallise en longues aiguilles incolores ; il est fusible à 42°5 ; il bout à 182°, mais peut être entraîné par la vapeur d'eau.

Il est peu soluble dans l'eau (3,25 %), mais miscible en toutes proportions à l'alcool ; aussi, dans les pharmacies ajoute-t-on toujours un peu d'alcool au phénol pour l'empêcher de cristalliser et pouvoir le manier plus facilement.

Bien que n'ayant pas la réaction acide au tournesol (c'est un phénol), il donne avec les alcalis des phénates cristallisés.

Chauffé sous pression avec l'ammoniaque, il donne de l'aniline :

$$C^6H^5 \mid OH \qquad H \mid AzH^2$$

Traité par l'acide azotique, il se transforme, en présence d'un peu d'acide sulfurique qui facilite la réaction, en trinitrophénol ou acide picrique ; $C^6H^2 (AzO^2)^3OH$, cristallisant en aiguilles colorées en jaune vif.

Avec de l'eau de brome, il donne du tribromophénol ; $C^6H^2 Br^3OH$.

Empoisonnement. Doses toxiques. — Les propriétés antiseptiques du phénol en ont fait un désinfectant de premier ordre, utilisé par la chirurgie pour le pansement des plaies. Le phénol impur, mélangé de crésylol, est employé en grande quantité pour la désinfection des locaux ; aussi se trouve-t-il facilement entre toutes les mains.

Nombre d'accidents mortels lui sont imputables ; dans les statistiques criminelles anglaises, il tient le premier rang parmi les poisons relevés dans les cas de suicide ; en France, il a donné lieu surtout à quelques empoisonnements accidentels notamment à la suite d'erreurs de médicaments commises par des garde-malades pendant la nuit. On ne relève, à son actif, qu'un petit nombre de tentatives d'empoisonnements criminels, car son odeur, si pénétrante et si connue, en rend la dissimulation dans les aliments presque impossible.

Quelques grammes, 10 à 15 gr., peuvent occasionner la mort. Les homologues du phénol et les polyphénols ont également des propriétés toxiques.

Symptômes. Lésions — Après ingestion du toxique, le patient éprouve une sensation de brûlure dans l'estomac.

Les vomissements sont parfois absents, parfois peu abondants. Le malade tombe dans l'insensibilité, le pouls faiblit, les battements du cœur sont peu perceptibles ; le corps se couvre d'une sueur froide et le patient meurt rapidement. La dose toxique serait de 15 grammes environ.

Le phénol concentré étant un véritable corrosif, on observera tous les signes d'inflammation des muqueuses avec extravasations sanguines et *plaques ecchymotiques blanchâtres, caractéristiques.*

L'odeur du phénol est nettement perçue à l'autopsie non seulement dans l'estomac, mais dans le foie, le sang et même l'urine, et cela si nettement que, presque toujours, l'empoisonnement par ce toxique est caractérisé et diagnostiqué sans le secours de l'analyse chimique.

Le sang est brunâtre et, caractère important, *les urines ont une couleur brun foncé ou vert olive et sont albumineuses.*

Ce dernier caractère s'observe, pendant la vie, peu de temps après l'ingestion de phénol.

Enfin la putréfaction est retardée.

Rabuteau range le phénol parmi les poisons corrosifs.

Thoinot le considère comme une substance nécrosante qui, comme le sublimé, coagule le protoplasma.

Recherche du toxique. — C'est principalement dans le tube digestif, y compris le contenu et les vomissements, qu'on retrouvera le phénol, mais on pourra encore le retrouver dans le sang, les urines, le cerveau et le foie.

Pour l'isoler, on se base sur ce que, bien que son point d'ébullition soit supérieur à celui de l'eau (186°), *il est entraîné facilement par la vapeur d'eau.*

Donc, après avoir fait une bouillie claire avec les organes convenablement divisés et de l'eau distillée, *on ajoute de l'acide tartrique ou sulfurique pour décomposer les phénates*, tels que le phénate d'ammoniaque formé pendant la putréfaction, et on distille jusqu'à ce qu'òn ait recueilli le tiers du liquide.

Le distillatum présente alors nettement l'odeur du phénol, celle-ci étant sensible au 1/28,000. Mais il est bon d'isoler le toxique en nature, surtout si les matières ont subi un commencement de putréfaction dont l'odeur peut masquer celle du phénol.

A cet effet, on agite le distillatum avec de l'éther qui enlève ce toxique à l'eau ; ce solvant, par évaporation. spontanée, abandonne le phénol qui apparaît alors avec son odeur caractéristique.

On reprend le résidu par de l'eau alcoolisée qui dissout facilement ce composé et on fait les réactions caractéristiques suivantes :

1° La solution aqueuse, additionnée de *perchlorure de fer*, prend une coloration bleu violacé.

2° L'*eau bromée* donne un précipité blanc, floconneux, volumineux, de tribromophénol sensible au $\frac{1}{100.000}$ (réaction commune à plusieurs phénols).

3° La solution de phénol additionnée d'*ammoniaque* en excès et d'*hypochlorite de soude* sans excès, se colore en bleu en chauffant légèrement. Sensibilité : $\frac{1}{100.000}$.

4° Le phénol pur (extrait par l'éther d'une solution aqueuse) traité par un mélange d'*acide nitrique fumant* et d'*acide sulfurique concentré*, donne de l'acide picrique qui colore l'eau en jaune ; par addition d'ammoniaque, il se forme du picrate ammonique d'un jaune plus intense ; avec le cyanure de potassium, la liqueur devient brun rouge.

5° JACQUEMIN a donné une réaction très sensible et caractéristique du phénol. Si, dans de l'hypochlorite de soude, on verse la solution de phénol additionnée d'une goutte d'aniline, *on aperçoit une magnifique coloration bleue*, virant au rouge par un acide, redevenant bleue par un alcali.

Ces réactions sont très sensibles et faciles à exécuter. On en a indiqué une foule d'autres peu intéressantes et moins sensibles.

Conclusions de l'analyse qualitative. — Le phénol trouvé dans les viscères peut-il provenir d'une autre cause que l'empoisonnement ?

Il ne peut guère y avoir d'indécision sur ce point, car les doses de poison que l'on parvient à isoler sont presque toujours assez considérables pour qu'on n'ait pas de doute sur la réalité de l'empoisonnement.

Il est vrai que les urines normales renferment du phénol combiné à l'acide sulfurique, mais en des proportions si faibles que l'expert ne saurait s'y tromper (1 milligramme par 24 heures).

En outre, les urines, renfermant une quantité appréciable d'acide phénique, présentent une coloration foncée, vert olive ou gris noirâtre.

Mais l'expert devra toujours avoir recours aux commémoratifs pour savoir si la victime n'a pas été soumise à une médication phéniquée telle que pulvérisation phéniquée dans la gorge, ce qui entraîne la déglutition d'une certaine quantité de ce toxique.

Enfin, après une exhumation, il devra vérifier si le phénol trouvé n'a pas été mélangé à la sciure de bois de la bière pour retarder la putréfaction. Cette cause d'erreur est la plus importante. L'expert devra toujours s'éclairer, dans ses conclusions, par la *description des lésions* observées à l'autopsie.

D'ailleurs, pour lever tout doute, l'expert devra procéder à un dosage du phénol retiré du cadavre.

Dosage. — La méthode la plus simple, et pourtant suffisamment précise, consiste à faire réagir de l'eau bromée *titrée* sur la solution de phénol. Dans ces conditions, il se forme un précipité blanc floconneux de tribromophénol :

$$C^6H^5OH + 6\ Br = C^6H^2Br^3OH + 3\ BrH$$

Il faut donc préparer une solution titrée d'eau bromée ; à cet effet, on fait dissoudre du brome dans une solution de bromure de potassium, on ramène au litre. Puis on fait dissoudre *un poids connu de phénol cristallisé pur* dans un litre d'eau.

On en prélève 10 c. c. et on y verse l'eau bromée à l'aide d'une burette ; chaque goutte détermine la formation d'un précipité blanc de tribromophénol qu'on laisse se déposer au fond du verre ; on ajoute ainsi l'eau bromée jusqu'à ce qu'il n'y ait plus formation de précipité.

On lit le volume d'eau bromée versé et on en déduit que ce volume renferme la quantité de brome nécessaire pour précipiter tout le phénol renfermé dans 10 c. c. ; or, d'après l'équation :

$$C^6H^5OH + 6\ Br = C^6H^2Br^3OH + 3\ BrH$$

on voit qu'à 94 de phénol correspondent 480 de brome. Donc à la quantité q de phénol contenue dans 10 c. c. correspondront : $\dfrac{480 \times q}{94}$ de brome.

Par une règle de trois, on calculera le poids de brome renfermé dans le litre d'eau bromée et, ce titre fixé, cette solution servira à titrer une solution quelconque de phénol en suivant le même mode opératoire

Antidotes. — Pour empêcher les effets du phénol, il faut le faire entrer en combinaison afin d'annihiler son action corrosive. Mais si l'on administre des carbonates alcalins, le phénol n'est pas suffisamment énergique pour en déplacer l'anhydride carbonique.

On devra donc administrer un *lait de chaux* ou de *magnésie calcinée*, ou, ce qui vaudrait mieux, une dissolution de *chaux dans de l'eau sucrée* ; le sucrate de chaux est une combinaison faible qui est décomposée par le phénol.

On pourra encore administrer de l'huile pour préserver la paroi de l'estomac et, comme toujours, il sera bon de provoquer ou de favoriser les vomissements.

L'ACIDE PICRIQUE

Le trinitrophénol ou acide picrique $C^6H^2 (AzO^2)^3 OH$ est une matière colorante jaune, très amère, cristallisant en aiguilles fusibles à 122°5, rougissant fortement la teinture de tournesol.

Il est soluble dans l'eau, l'alcool, la benzine, l'éther, l'alcool amylique et le chloroforme.

Traité par une solution ammoniacale de sulfate de cuivre, il fournit immédiatement un précipité vert cristallin de picrate de cuivre ammoniacal ; cette réaction permet de caractériser un milligramme d'acide picrique dans 5 c. c. d'eau.

Il coagule l'albumine et précipite les alcaloïdes, ainsi que le bleu de méthylène.

L'addition à une solution d'acide picrique alcalinisée par la soude de quelques gouttes de cyanure de potassium au 1/5 y provoque, à chaud, l'apparition d'une coloration rouge d'isopurpurate pouvant être fixée sur la laine ou la soie.

Enfin, sous l'influence des réducteurs, la coloration jaune de l'acide picrique passe au rouge intense par formation d'acide picramique.

L'acide picrique est employé comme explosif et en teinturerie ; il teint, sans mordant, la laine et la soie ; son pouvoir colorant est si intense que 0 gr. 001 teinte un litre d'eau d'une façon appréciable.

Il est prescrit comme fébrifuge, mais c'est surtout son emploi bien connu comme anesthésique local dans le pansement des brûlures, qui permet de se le procurer facilement sans attirer l'attention.

Le trinitrotoluol et le dinitrobenzène, utilisés également dans la fabrication des explosifs, sont d'un maniement dangereux pour les ouvriers par suite de leur toxicité élevée.

Empoisonnement, doses toxiques. — Sa toxicité n'est pas très élevée, toutefois son maniement dans les usines de guerre où, sous le nom de mélinite, il constitue un explosif des plus puissants, a pu occasionner quelques accidents mortels chez des ouvriers dont la perméabilité rénale laisait à désirer.

Les symptômes qui suivent son ingestion vont nous montrer à quel titre son étude mérite d'entrer dans un cours de toxicologie.

Symptômes, lésions. — Au début d'un empoisonnement par l'acide picrique apparaît le cortège habituel : nausées, vomissements, diarrhée.

Les reins sont douloureux ; les urines, très fortement acides, sont rougeâtres, parfois hématuriques, abondantes au début, rares par la suite, puis, l'acide picrique se diffusant dans toute l'économie, la sclérotique devient jaune et les tissus cutanés prennent une teinte ictérique donnant toute l'apparence d'une maladie de foie.

Pour produire ce faux ictère, but poursuivi par les simulateurs dans l'espoir d'éviter un départ pour le front, il suffit d'une dose de 0 gr. 20 ; l'élimination par les urines, qui prennent alors une teinte acajou plus ou moins foncée, commence au bout de six heures et se poursuit pendant plusieurs jours.

Cette coloration ictérique est due à la transformation dans l'organisme, par un phénomène de réduction, de l'acide picrique jaune en acide picramique rouge (DERRIEN), et cette persistance de l'acide picramique (ou de ses sels) dans les urines du simulateur va permettre au toxicologiste de démontrer l'origine du faux ictère et d'entraîner, par suite, une condamnation bien justifiée en Conseil de guerre.

Recherche du toxique. — C'est sur l'urine surtout qu'on l'effectuera, les cas de mort étant des plus rares.

Pendant la dernière guerre, les pharmaciens militaires ont dû appliquer maintes fois les nombreuses réactions publiées pour dépister cette simulation.

En temps de paix, pendant leur stage dans les hôpitaux militaires, les pharmaciens auront encore l'occasion d'effectuer de semblables recherches, car les mauvaises traditions se perpétuent dans les casernes.

Or, de nombreux expérimentateurs ont publié leurs méthodes et ces méthodes n'ont pas toutes la même valeur. Aussi, afin de ne pas encombrer cet article d'un trop long historique, nous profiterons de l'expérience avertie du professeur GRIMBERT (1) pour ne signaler que les réactions qui lui ont donné les meilleurs résultats.

Méthode Rupeau-Derrien. — *Mode opératoire de Grimbert.* — Il importe d'abord de se souvenir que, dans l'organisme, par un phénomène de réduction, l'acide picrique se transforme en acide picramique :

$$C^6H^2 (Az\ O^2)^3\ OH + H^8 = C^6\ H^3\ (AzH^2)\ (AzO^2)\ 2 + 3H^2O$$

forme sous laquelle il passe en très grande partie dans les urines, de sorte que celles-ci ne renferment à peu près jamais d'acide picrique libre.

C'est donc l'acide picramique, *indice certain de l'ingestion d'acide picrique*, dont il faudra caractériser la présence dans les urines.

On fait subir aux urines un premier traitement ayant pour but d'en isoler les acides picrique et picramique : on en défèque 100 c. c. à l'aide d'acétate de plomb neutre au 1 /3 ; dans le liquide filtré, on verse 20 c. c. d'acide sulfurique dilué au 1 /4 en volume. Après une nouvelle filtration, on agite la liqueur, dans une ampoule à robinet, avec 5 c. c. de chloroforme qui s'empare des deux acides ; cette liqueur, filtrée sur du coton, sera soumise aux deux épreuves suivantes.

(1) GRIMBERT. Jour. Pharmacie et Chimie, 1916 (7) 13 et 177.

Réaction de présence (RUPEAU). — La réaction de RUPEAU s'applique également à ces deux acides dont elle permet de déceler des traces (0 gr. 002 d'acide picrique par litre)

Ce réactif est une solution de 5 gr. de sulfate ferreux et de 5 gr. d'acide tartrique dans 200 c. c. d'eau que l'on mélange, par parties égales, à une solution saturée de sel marin afin de lui donner une plus grande densité.

On prélève 1 c. c. de liqueur chloroformique dans un tube à essai de faible diamètre et on alcalinise par deux gouttes d'ammoniaque. La coloration du chloroforme, à peine teinté de jaune, passant au *jaune rougeâtre*, est un indice de la présence de l'acide picramique (picramate rouge d'ammoniaque).

On ajoute encore quelques gouttes d'ammoniaque et un peu d'eau distillée de façon à obtenir une couche aqueuse de un centimètre au-dessus du chloroforme ; à l'aide d'un tube très effilé, on fait arriver, au fond du tube à essai, un demi-centimètre cube de réactif de RUPEAU lequel vient former, entre le chloroforme et le liquide ammoniacal, un *anneau rouge-sang* caractérisant la présence des acides picrique ou picramique.

Cette première épreuve est d'une telle sensibilité que, si elle est négative, elle peut être considérée comme éliminatoire.

Réaction de contrôle (DERRIEN). — Si cette épreuve est positive, on la contrôlera par la diazoréaction de DERRIEN, basée sur l'obtention d'une couleur azoïque rouge par la copulation du β-naphtol en milieu ammoniacal avec les sels de diazonium dérivés de l'acide picramique.

On épuisera, par une nouvelle dose de 10 c. c. de chloroforme, le liquide restant dans l'ampoule, on les joindra au chloroforme précédemment mis de côté ; celui-ci sera desséché par agitation sur un peu de sulfate de soude anhydre, puis évaporé au bain-marie dans une capsule de porcelaine. Le résidu sera repris par 3 c. c. d'eau distillée, et c'est sur cette liqueur, en général faiblement colorée en jaune, qu'on effectuera la diazoréaction.

Dans un petit tube à essai, 2 c. c. de cette solution seront traités par 1 goutte d'acide sulfurique au 1/4 et 2 gouttes d'une solution *d'azotite de sodium* au 1/10000 ; le tube sera plongé dans un bain-marie bouillant *exactement pendant une minute,* puis refroidi sous un courant d'eau.

On verse alors dans le tube 3 gouttes d'ammoniaque saturée de β-naphtol, puis on agite avec un peu d'éther.

L'éther se sépare coloré en violet ou en rouge violacé si le liquide renferme des traces d'acide picramique.

Cette réaction, d'une extrême sensibilité, ne se produit qu'avec l'acide picramique qui, lui, ne peut provenir que de l'acide picrique ; elle constitue donc une preuve indiscutable de l'ingestion de ce toxique, alors même que l'urine ne renfermerait pas d'acide picrique libre, cas de beaucoup le plus fréquent.

Grimbert a déclaré, en effet, n'avoir pu retrouver ce dernier acide libre dans les urines d'un sujet qui en avait absorbé 1 gr. 50, alors que les réactions de Rupeau et de Derrien lui auraient permis de caractériser l'acide picramique vingt jours après ingestion de 0 gr. 25 d'acide picrique.

Nous bornerons là les méthodes de recherches toxicologiques de l'acide picrique, car l'expert n'aura à l'effectuer que bien rarement dans le sang ou les viscères.

Antidote. — Dans les usines de guerre, c'est le lait qui est le principal antidote avec surveillance de la perméabilité rénale.

LA CRÉOSOTE

La créosote, mélange de phénols et de gaïacol :

$$C^6H^4 \begin{cases} OH \\ OCH^3 \end{cases}$$

est un toxique corrosif comme le phénol, mais moins énergique ; il n'a pas occasionné d'empoisonnements, car, comme médicament, il est bien moins répandu que le phénol.

ACIDES DIVERS — ACIDE SALICYLIQUE

Les acides organiques de la série grasse (acides acétique, tartrique, citrique), en solutions très concentrées, seraient faiblement corrosifs, mais il n'y a pas d'empoisonnement par ces corps à signaler.

Parmi les acides de la série aromatique, seule l'histoire de l'*acide salicylique* présenterait quelque intérêt, mais plutôt au point de vue de l'hygiène publique que de la toxicologie.

Il cristallise en prismes blancs, fusibles à $+ 159°$ répondant à la formule $C^7H^6O^3$; il est peu soluble dans l'eau, plus soluble dans les dissolvants neutres.

Son action antiseptique puissante l'a fait utiliser pour la conservation des matières alimentaires et notamment de certaines boissons, telles que la bière et le vin.

Cette pratique est illicite, car la loi sur les fraudes proscrit l'emploi de l'acide salicylique comme conservateur, à cause de son action irritante et toxique à la longue. Pour le rechercher dans ces liquides, on les acidule avec un peu d'acide chlorhydrique, afin de le libérer de ses combinaisons, puis on épuise par l'éther ; après décantation, la solution éthérée est évaporée au bain-marie et le résidu est repris par un peu de benzine ; enfin, le résidu qu'abandonne ce dernier solvant après filtration et évaporation, est traité par une solution très diluée de perchlorure de fer ; l'apparition d'une *belle coloration violette* caractérise l'acide salicylique.

Alcalis organiques et Amides

L'ANILINE

$$C^6H^5A_3H^2$$

L'étude de l'aniline, et des matières colorantes qui en dérivent, trouverait mieux sa place dans un traité sur les matières alimentaires et leurs falsifications ; nous ne nous en occuperons pas.

Signalons toutefois que le conseil d'hygiène de la Seine a émis un vœu en faveur de l'interdiction de l'emploi des couleurs d'aniline pour la teinture des cuirs de cordonnerie.

En effet, les chaussures jaunes, teintes en noir par ce procédé, peuvent parfaitement déterminer, par la voie cutanée, de véritables empoisonnements parfois mortels.

Symptômes. — Nausées, vertiges, éblouissements, syncopes, collapsus avec cyanose de la face ; urines noires.

Suppression des chaussures teintes à l'aniline.

LE VÉRONAL

$$(C^2H^5)^2 \, C \, (CO)^2 \, (Az \, H)^2 \, CO$$

Le *véronal* ou diéthylmalonyl-urée est un hypnotique puissant à la dose de 0,50 à 1 gr. ; délivré sans difficulté en assez grande quantité par les pharmaciens, sur ordonnance médicale, il devient de plus en plus le poison auquel les névropathes ont recours pour s'endormir sans souffrance dans la mort ; il tend à se substituer à la morphine. C'est un produit cristallisé, blanc, fondant entre 188° et 191°, légèrement amer, peu soluble à froid, beaucoup plus dans l'eau bouillante (1 p. 12) ; l'alcool chaud, l'éther et le chloroforme le dissolvent bien. L'accumulation des radicaux carbonyles dans sa molécule lui communique une réaction légèrement acide.

Il ne présente aucune réaction colorée caractéristique, mais donne un précipité blanc abondant avec le sulfate acide de mercure et le réactif de MILLON ; chauffé avec de la soude, il laissera dégager de l'ammoniaque (réaction commune à toutes les amides).

Empoisonnement. — L'ingestion de 8 à 10 gr. de véronal peut entraîner la mort après un cortège de troubles qui rappellent l'empoisonnement morphinique : coma, myosis, affaiblissement du pouls, enfin paralysie respiratoire.

Dans les cas moins graves, l'élimination s'effectue par les urines qui prennent une coloration jaune orange.

Recherche. — La recherche du toxique sera grandement facilitée par les commémoratifs : boîte de cachets, ordonnance médicale. On pourra tenter de l'isoler du contenu stomacal, mais c'est principalement sur les urines que les recherches devront porter.

Le contenu de la vessie dont la couleur jaune orange a été déjà signalée sera acidifié par l'acide acétique et déféqué par une solution de chlorure de calcium ; après filtration, le liquide acidifié par l'acide chlorhydrique sera épuisé par l'éther dont l'évaporation abandonnera un résidu cristallin.

Ce résidu sera purifié par redissolution dans l'éther, puis on en traitera une partie par quelques gouttes d'une solution alcoolique de soude ; chauffé légèrement après volatilisation de l'alcool, il se dégagera d'abord de l'ammoniaque en abondance ; puis on percevra une odeur rappelant celle de la toile neuve. Sur l'autre partie du résidu on pourra constater la précipitation par le réactif de MILLON.

Traitement. — Des vomissements, ou mieux des lavages de l'estomac, débarrasseront l'organisme du poison ; il faudra ensuite combattre l'hébétude et la somnolence, réchauffer le malade et, si possible, lui faire respirer de l'oxygène.

CHAPITRE XII

Alcaloïdes végétaux

Nous avons déjà indiqué, dans les notions générales, que, dans le but de rechercher une substance toxique au sein des matières organiques, il fallait soigneusement les broyer, de façon à en faire une pulpe, puis diviser cette masse en trois parties égales dont une doit être précieusement conservée en vue d'une contre-expertise.

La deuxième partie, après addition d'eau, sera soumise à la distillation pour en isoler les *poisons volatils* ; dans le résidu on recherchera les *poisons minéraux* en suivant les méthodes déjà signalées.

Enfin la troisième partie sera consacrée à la recherche des *poisons alcaloïdiques*, en général d'origine végétale.

Il faudra donc :

1° Extraire la substance alcaloïdique des matières organiques ;

2° Caractériser l'alcaloïde ainsi séparé.

L'extraction des alcaloïdes s'effectue par des méthodes générales applicables à toutes ces substances. Mais avant d'en indiquer les principes, il convient de définir rapidement ce qu'est un alcaloïde.

Les alcaloïdes sont des substances *azotées basiques*, c'est-à-dire *pouvant se combiner aux acides* pour donner des sels analogues aux sels ammoniacaux ; ces composés sont le plus souvent d'origine végétale et, dans les plantes, existent à l'état de sels : ainsi le méconate de morphine dans le pavot.

A côté des alcaloïdes végétaux se placent des poisons analogues, fabriqués par les animaux, poisons auxquels on a réservé les noms de *leucomaïnes* quand on les retire des tissus, des secrétions des animaux vivants ou des cadavres frais, et de *ptomaïnes* quand on les extrait des tissus putréfiés.

Propriétés générales. — Les alcaloïdes renferment tous de l'azote, du carbone et de l'hydrogène. La plupart renferment également de l'oxygène et, parmi ceux-ci, les uns sont fixes et d'autres volatils, mais ne se volatilisant sans altération qu'à basse pression.

Les *alcaloïdes oxygénés* sont solides, cristallisables, de couleur blanche, de saveur amère.

Les *alcaloïdes non oxygénés* sont des liquides huileux, volatils à la pression ordinaire ; ils ont une odeur vireuse. Certains alcaloïdes s'altèrent facilement sous diverses influences, notamment par la putréfaction ; aussi la recherche toxicologique de ces composés est-elle souvent rendue impossible par suite de la destruction du poison lui-même.

Les alcaloïdes se combinent avec les acides et forment des *sels très solubles dans l'eau ou l'alcool* et cristallisables.

Par contre, *les alcaloïdes libres sont insolubles ou très peu solubles dans l'eau* (à quelques exceptions près).

En revanche, ils sont très solubles dans l'éther et autres dissolvants neutres : chloroforme, benzine, sulfure de carbone, alcool, etc.

Cette solubilité est telle que, en agitant avec un de ces solvants, notamment l'éther, une solution aqueuse renfermant un alcaloïde libre, *l'éther enlève cet alcaloïde à l'eau.*

Si on agite à plusieurs reprises la dissolution aqueuse avec de l'éther, en décantant chaque fois, on peut lui enlever, à peu près en totalité, l'alcaloïde ; la séparation sera d'autant plus parfaite que ce dernier sera moins soluble dans l'eau.

Par évaporation spontanée, l'éther ou le dissolvant neutre abandonnera l'alcaloïde qu'il avait dissous.

Les solubilités des alcaloïdes et de leurs sels dans l'eau et dans d'autres dissolvants sont des données physiques fort importantes à connaître, car c'est sur ces propriétés que sont basés les procédés de séparation de ces toxiques dans les cas d'empoisonnement.

En résumé, *les alcaloïdes libres sont bien moins solubles dans l'eau que dans les dissolvants neutres, non miscibles à l'eau, qui, par agitation, les enlèvent à leurs dissolutions aqueuses.*

Mais, inversement, *les sels d'alcaloïdes sont plus solubles dans l'eau que dans les dissolvants neutres*, de sorte que si on agite une solution éthérée d'un alcaloïde avec un acide dilué, il se formera un sel d'alcaloïde qui passera en dissolution dans l'eau.

Sur ces propriétés générales, qui ne comportent qu'un assez petit nombre d'exceptions, sont basées les méthodes d'extraction des alcaloïdes.

Glucosides. — A côté des alcaloïdes, nous devons placer des corps ayant une constitution chimique tout à fait différente, les *glucosides*, mais qui, étant solubles dans les mêmes solvants neutres, seront isolés par les mêmes méthodes ; aussi convient-il de les rapprocher au point de vue toxicologique.

Les glucosides sont généralement d'origine végétale, *mais ne sont nullement basiques* ; ils résultent de l'union d'une ou plusieurs molécules de glucose : $C^6H^{12}O^6$, avec des corps à fonction chimique semblable ou différente.

Cette union s'étant effectuée avec élimination d'eau, il en résulte que la fixation d'eau sur leur molécule (sous l'influence de corps hydratants, comme les acides, les bases et les ferments de l'organisme), mettra en liberté du glucose et un corps parfois excessivement toxique.

Méthodes générales d'extraction des alcaloïdes. — Avant 1850, on ne connaissait aucune méthode permettant d'isoler les alcaloïdes des matières organiques.

Ce fut à propos d'une retentissante affaire d'empoisonnement par la nicotine que le célèbre chimiste belge, STAS, imagina la méthode qui porte son nom. Cette méthode, légèrement modifiée, est encore suivie aujourd'hui dans les expertises toxicologiques.

Méthode de Stas. — Elle se repose sur les principes suivants :

1º Les alcaloïdes en se combinant aux acides donnent des sels qui sont en général très solubles dans l'eau et dans l'alcool ;

2º Les sels d'alcaloïdes en solution sont décomposés par les alcalins : alcalis libres, carbonates et même bicarbonates ; l'alcaloïde (A) est mis en liberté avec dégagement d'anhydride carbonique :

$$HCI, A + CO^3NaH = NaCl + A + CO^2 + H^2O ;$$

3º L'alcaloïde ainsi mis en liberté sera enlevé à sa dissolution aqueuse par agitation avec de l'éther et celui-ci, par évaporation spontanée, l'abandonnera.

Mode opératoire. — Les matières organiques, divisées en menus fragments, sont mélangées avec deux fois leur poids d'alcool à 95°.

Cette addition d'alcool a pour but de coaguler les albuminoïdes et, si l'intoxication est due à un alcaloïde libre, d'en faciliter la dissolution (l'alcool dissolvant mieux les alcaloïdes que l'eau).

Après quelques heures de contact, on ajoute 1 à 2 grammes d'*acide oxalique* ou mieux d'*acide tartrique*, afin de transformer l'alcaloïde en un sel très soluble dans l'eau alcoolisée.

Supposons que l'intoxication soit due à la morphine libre, celle-ci se trouvera dans la dissolution à l'état de tartrate de morphine très soluble.

Si l'empoisonnement était dû à l'absorption du chlorhydrate de morphine, on aurait une solution tartrique de chlorhydrate de morphine.

On maintient la liqueur au bain-marie à 65º ou 70º, pendant quelques instants.

On filtre, et on évapore à *température peu élevée*, en faisant passer dans la liqueur un courant d'air pour faciliter l'évaporation, ou mieux en distillant dans le vide, *la chaleur pouvant altérer les alcaloïdes*. Après avoir chassé la majeure partie de l'alcool, on filtre pour séparer les corps gras que ce dernier avait dissous et qui sont insolubles dans l'eau faiblement alcoolisée, on poursuit l'évaporation, toujours à basse température pour ne pas altérer le sel d'alcaloïde, soit dans le vide, soit en abandonnant la liqueur sur l'acide sulfurique ; on concentre presque jusqu'à siccité.

Le résidu, quelques centimètres cubes, renferme le sel d'alcaloïde et des matières organiques. On le reprend par l'alcool absolu à froid qui ne dissout que le sel, on filtre et on évapore de nouveau, à la température ordinaire, soit à l'air libre, soit dans le vide.

Cette partie de l'opération a pour but de débarrasser le plus possible le sel d'alcaloïde des impuretés qui l'accompagnent.

L'alcool chassé, il reste comme résidu le sel d'alcaloïde renfermant un excès d'acide tartrique. On l'additionne d'une petite quantité d'eau, on verse cette liqueur dans une éprouvette bouchée à l'émeri et on ajoute, par petites quantités, du bicarbonate de soude pur et pulvérisé, en agitant après chaque addition et cela tant qu'il se produit une effervescence : on sature ainsi l'acide libre. On ajoute alors un petit excès de bicarbonate de soude pour décomposer le sel et mettre l'alcaloïde en liberté, puis on verse dans l'éprouvette 4 à 5 volumes d'éther ; on agite plusieurs fois et on abandonne au repos.

Le sel d'alcaloïde a été décomposé par le bicarbonate et l'alcaloïde libre, très peu soluble dans l'eau, s'est dissous dans l'éther qui forme une couche supérieure. On décante quelques centimètres cubes de cette liqueur dans une capsule de verre et on abandonne, dans un endroit bien sec, à l'évaporation spontanée. Le résidu laissé par l'éther a un aspect tout différent suivant que l'alcaloïde qu'on vient ainsi d'isoler est non oxygéné et liquide (nicotine) ou oxygéné et solide (strychnine).

1° *Alcaloïde liquide.* — Par évaporation, l'éther abandonne sur les parois de la capsule des stries huileuses qui se réunissent au fond du récipient. Légèrement chauffé, ce résidu exhale une odeur piquante ou suffocante, suivant l'alcaloïde ; si cet essai laisse à penser que les matières suspectes renferment un alcaloïde liquide, on verse dans l'éprouvette, où se trouve encore la liqueur alcaline que surnage l'éther, 1 à 2 c. c. de solution forte de potasse, pour être bien sûr de mettre l'alcaloïde en liberté, et on agite de nouveau pour que celui-ci se dissolve dans l'éther.

On décante l'éther après repos, mais si on évaporait simplement celui-ci, l'alcaloïde qu'on obtiendrait serait fortement souillé de matières animales qui en masqueraient les propriétés et les réactions.

Aussi ajoute-t-on à cet éther, tenant en solution l'alcaloïde libre, 2 à 3 c. c. d'eau acidulée par 1/5 de son poids d'acide sulfurique pur, et on agite bien le mélange.

L'alcaloïde libre passe à l'état de sulfate insoluble dans l'éther, très solubla dans l'eau : l'êther retient toutefois les matières animales grasses et, en le décantant, on obtient une solution aqueuse renfermant le sulfate d'alcaloïde pur.

On opère ainsi au lieu d'évaporer d'abord et de traiter ensuite le résidu par l'acide sulfurique dilué, et cela, parce que pendant l'évaporation, il pourrait y avoir perte de l'alcaloïde volatil.

Cette solution aqueuse acide est additionnée de potasse en léger excès, qui forme du sulfate de potasse et met l'alcaloïde en liberté ; on agite avec de l'éther pur, *celui-ci dissout l'alcaloïde libre* ; on décante et on abandonne l'éther à l'évaporation spontanée dans un endroit frais, car les alcaloïdes liquides étant volatils, il faut éviter toute élévation de température.

On obtient ainsi un résidu huileux, à odeur forte ; c'est un alcaloïde liquide pur qu'on caractérisera par des réactions spéciales.

2° *Alcaloïde solide et fixe.* — Rappelons que les matières organiques ont été traitées par l'alcool et l'acide tartrique ; puis, après évaporation à basse température, le résidu a été repris par quelques centimètres cubes d'alcool absolu, filtré, évaporé à nouveau et enfin repris par l'eau. Dans cette liqueur introduite dans une éprouvette, le bicarbonate de soude a mis l'alcaloïde en liberté, puis l'éther a dissous cet alcaloïde.

On a prélevé une petite quantité d'éther et on l'a mis à évaporer dans une capsule de verre ; s'il ne reste aucun résidu, avant de conclure à l'absence de tout alcaloïde, il faut ajouter, dans l'éprouvette, 1 à 2 c. c. d'une solution de potasse forte, agiter, prélever un nouveau volume d'éther et l'évaporer. Cette fois, on obtiendra sûrement un résidu si les matières traitées renfermaient un alcaloïde.

En effet, le bicarbonate de soude. base faible, a pu ne pas

déplacer l'alcaloïde, alors que la potasse, base énergique, le déplacera sûrement.

Mais le résidu, renfermant l'alcaloïde, *est fortement souillé d'impuretés* ; aussi a-t-il l'aspect d'une liqueur incolore ou laiteuse, tenant des corps solides en suspension, et laissant dégager une faible odeur animale, et non une odeur forte et désagréable comme dans le cas précédent.

Ce résidu bleuit le tournesol.

Ici encore, il importe *d'isoler l'alcaloïde cristallisé à l'état de pureté*, pour pouvoir ensuite le caractériser nettement.

On évapore alors tout l'éther décanté, sans craindre de perte pendant l'évaporation, *puisque l'alcaloïde est fixe*, et on verse sur le résidu quelques centimètres cubes d'eau acidulée de 1/5 d'acide sulfurique pur.

L'alcaloïde se dissout à l'état de sulfate et les matières grasses qui le souillaient, insolubles dans l'eau, restent sur la paroi de la capsule.

On décante soigneusement la liqueur acide, on l'abandonne sur l'acide sulfurique pour qu'elle se concentre et enfin on l'additionne d'une solution très concentrée de carbonate de potasse (1). On reprend par de l'alcool absolu (2) qui dissout l'alcaloïde libre et, par évaporation, l'abandonne cristallisé.

Critique de la méthode de Stas. — La méthode de Stas repose d'abord sur la solubilité de *tous les sels organiques d'alcaloïdes dans l'alcool ;* or, quelques-uns n'y sont pas solubles, notamment l'oxalate de brucine ; aussi vaut-il mieux employer *l'acide tartrique* de préférence à l'acide oxalique.

Elle repose ensuite sur la solubilité des alcaloïdes libres dans l'éther : or, quelques-uns y sont fort peu solubles et leur séparation nécessite l'emploi de grandes quantités de ce dissolvant : tel a strychnine.

---

(1) La solution très concentrée de carbonate de potasse retient l'eau et ne se mélange pas à l'alcool que l'on ajoute ensuite.

(2) On reprend par l'alcool absolu et non par l'éther, parce que l'alcool abandonne l'alcaloïde bien cristallisés, ce que ne fait pas toujourr l'éther.

D'autres sont solubles dans l'éther quand ils sont amorphes, mais insolubles dès qu'ils sont cristallisés ; ainsi la morphine cristallisée est totalement insoluble dans ce dissolvant.

Mais si on a soin de mettre en liberté l'alcaloïde par le bicarbonate de soude, *en présence de l'éther même* et en agitant après chaque addition de bicarbonate, la morphine se sépare à l'état amorphe et se dissout au fur et à mesure dans l'éther sans avoir le temps de prendre l'état cristallin.

Nous avons vu encore que, quand on veut purifier un alcaloïde liquide en dissolution dans l'éther, on agite cette dissolution avec une liqueur faiblement sulfurique ; il se forme un sulfate d'alcaloïde qui se dissout dans la solution aqueuse, l'éther retenant les corps gras. Or, dans le cas de la coniicine, l'acide sulfurique dilué n'enlève pas à l'éther tout l'alcaloïde qu'il faut donc rechercher et dans la solution aqueuse et dans la solution éthérée.

Modification de la méthode de Stas. — Afin de remédier à ces inconvénients, certains auteurs ont proposé l'emploi de dissolvants neutres autres que l'éther.

Ainsi, dans le cas de la morphine qui, à l'état cristallisé, est insoluble dans l'éther, on a proposé l'emploi de l'éther acétique qui la dissout alors fort bien.

D'autres recommandent l'emploi du chloroforme qui, d'ailleurs, ne dissout pas non plus la morphine cristallisée ; de la benzine (DRAGENDORFF) qui offre le même inconvénient.

Certains toxicologistes (ERDMANN et ULSAR) ont préconisé, comme dissolvant neutre, l'alcool amylique. Ce dissolvant doit être, en général, rejeté, car les vapeurs qu'il émet pendant les concentrations sont désagréables et toxiques. Le point d'ébullition de ce liquide est assez élevé : 127° pour l'alcool amylique normal, 131°6 pour l'alcool isoamylique, ce qui rend les évaporations au bain-marie fort longues.

Or, si on chauffe au-dessus de 100°, pour hâter la marche de l'opération, on s'expose à perdre, par volatilisation, les alcaloïdes liquides volatils ou à les altérer.

Enfin nous verrons que *cet alcool dissout facilement les ptomaïnes* et peut occasionner ainsi des erreurs.

De plus, la toxicité propre de ce corps empêche toute expérimentation physiologique sur les animaux.

Méthode Stas-Otto. — OTTO a apporté une modification heureuse à la méthode de STAS, d'où le nom de STAS-OTTO donné quelquefois à cette méthode perfectionnée.

Elle consiste à traiter *la solution acide*, renfermant les sels d'alcaloïdes, *par l'éther, avant d'y ajouter un alcali.*

Ce traitement offre les avantages suivants :

1º L'éther enlève les corps gras dissous dans le liquide acide et, par conséquent, facilite la purification ultérieure de l'alcaloïde ;

2º Certains corps de la famille des glucosides, qui se sont dissous dans la liqueur alcoolique acide sans contracter une combinaison bien stable, puisqu'ils ne sont pas basiques, se dissolvent dans l'éther et sont ainsi séparés des alcaloïdes. Exemple : la digitaline.

Il faudra donc, dans cette méthode, examiner le résidu de l'évaporation de *l'éther de lavage* qui pourra renfermer un glucoside et des corps gras.

Après avoir lavé à l'éther, on le décante et on ajoute, à la liqueur acide, *un alcali* (carbonate ou bicarbonate de soude, de potasse, d'ammoniaque), afin de mettre en liberté l'alcaloïde que l'on dissout alors dans une nouvelle quantité d'éther. Celui-ci, par évaporation, abandonnera l'alcaloïde pur.

Méthode de Dragendorff. — Ce savant a cherché à appliquer à l'extraction des alcaloïdes une méthode permettant d'effectuer des séparations successives de divers groupes de ces corps.

Chacun de ces groupes comprenant un petit nombre de composés toxiques, cette opération simplifie, en les limitant, les recherches.

Mode opératoire. — Les matières organiques convenablement divisées, sont mélangées avec 10 % d'acide sulfurique étendu au 1 /5.

On laisse digérer à une température d'environ 50º pendant quelques heures.

Le liquide est exprimé à la presse ou à travers un linge ; on recommence le traitement une deuxième fois avec 100 parties d'eau pour bien épuiser la masse.

On réunit les liqueurs acides renfermant les alcaloïdes à l'état de sulfates et les glucosides libres, tels que la digitaline, en solution ; on concentre à consistance sirupeuse (non à siccité, ce qui les altérerait).

Ce résidu, introduit dans un flacon, est additionné d'alcool à 95° (3 à 4 fois son volume) et mis à digérer vingt-quatre heures.

L'alcool dissout les sels d'alcaloïdes et les glucosides et précipite des matières organiques (albuminoïdes) ; on filtre, on chasse l'alcool par distillation à basse température et le résidu aqueux, légèrement acide, renfermant les sels d'alcaloïdes et les glucosides, est porté à 50 c. c. et traité par l'*éther de pétrole*.

Ce dissolvant enlève les corps gras et quelques principes non alcaloïdiques tels que le phénol et l'acide picrique.

La *liqueur acide*, séparée de l'éther de pétrole, est traitée par la *benzine*, 20 à 30 c. c., qui enlève et abandonne, par évaporation, certains principes, non basiques, tels que : cantharidine, digitaline, colchicine, etc.

La *liqueur acide*, décantée, est ensuite traitée par le *chloroforme* qui enlève et abandonne une nouvelle série de composés, parmi lesquels : la théobromine, la narcéine, la papavérine, la picrotoxine, etc.

La *liqueur acide*, décantée, est alors additionnée d'*ammoniaque* qui sature l'acide sulfurique et met en liberté les alcaloïdes proprement dits (corps à fonctions basiques).

On épuise cette *solution alcaline* par du *pétrole* léger qui enlève et abandonne une série de composés, parmi lesquels :

```
Strychnine à l'état cristallisé
Acotinine      —        —
Brucine        —     amorphe
Nicotine       —     liquide
Cicutine. etc., etc.            •
```

On décante la *liqueur alcaline*, et on traite par la *benzine* qui enlève :

```
Atropine à l'état cristallisé
Vératrine à l'état amorphe.
```

Enfin, on agite la *liqueur alcaline* avec du *chloroforme* qui dissout la morphine amorphe seulement.

Aussi achève-t-on le traitement par l'*alcool amylique* qui enlève la morphine cristallisée. Telle est, en résumé, la méthode de séparation proposée par DRAGENDORFF.

Elle présente des avantages par les classifications ou groupements qu'elle établit entre les produits à isoler.

Mais cette séparation en groupes ne saurait être parfaite : on retrouve parfois les mêmes alcaloïdes dans plusieurs d'entre eux ; car, tout en étant plus solubles dans certains dissolvants que dans d'autres, ils ne laissent pas que de se dissoudre plus ou moins dans plusieurs d'entre eux.

La méthode de STAS-OTTO étant la plus simple, c'est celle que nous conseillerons de suivre.

Réactifs des alcaloïdes. — Quand, en suivant une des méthodes précédemment indiquées, on croit avoir isolé une substance alcaloïdique, il faut, pour s'en assurer, avoir recours à un *réactif général des alcaloïdes*, c'est-à-dire à un réactif qui donne naissance, avec tous les alcaloïdes, à un phénomène chimique nettement appréciable, tel que la formation d'un précipité. Un bon réactif doit donc :

1º Précipiter le plus grand nombre d'alcaloïdes possible ;

2º Donner une réaction nettement appréciable avec des traces d'alcaloïde.

Mais n'oublions pas que, dans les traitements que nous avons fait subir à des viscères toujours plus ou moins putréfiés, nous avons dû forcément dissoudre quelques-uns de ces alcaloïdes animaux, *leucomaïnes* ou *ptomaïnes*, qui, eux aussi, sont précipités par les réactifs généraux des alcaloïdes.

Aussi, ne faut-il pas ajouter une trop grande importance aux indications données par les réactifs généraux et, dans tous les cas, il convient non seulement de caractériser la présence d'une substance alcaloïdique, mais encore, à l'aide de réactifs spéciaux, *de déterminer la nature exacte* de l'alcaloïde isolé.

Nous allons passer en revue les plus sensibles de ces réactifs généraux :

1º *Iodure de potassium ioduré. Réactif de* BOUCHARDAT. —
C'est le plus sensible.

Iode	12.7
Iodure de potassium	Q. S.
Eau	1.000

Il faut éviter un excès d'iodure de potassium qui redissoudrait
plus ou moins les précipités formés.

Les solutions de tous les alcaloïdes précipitent, par ce réactif,
en brun ; les colorations ne sont pas identiques mais sont insuffi-
samment distinctes pour caractériser chacun d'eux.

La teinte varie du rouge brun au rouge kermès ; les précipités
sont plus nets avec les chlorhydrates d'alcaloïdes. On pourra
opérer de la façon suivante : on évapore la solution éthérée de
l'alcaloïde, isolé par la méthode de STAS, dans un verre de montre
renfermant un 1 /2 c. c. d'acide chlorhydrique au 1 /20 ; on ajoute
ensuite le réactif qui donne des précipités volumineux et parfaitement visibles. (Éviter toute trace d'alcool qui dissout les précipités).

2º *Iodure double de mercure et de potassium* ou *réactif de* MAYER.

Sublimé corrosif.	13 gr. 546
Iodure de potassium	48 gr. 8
Eau	1.000 c. c.

Ce réactif donne, avec les solutions d'alcaloïdes, des *précipités
blanc*, *blanc jaunâtre* ou *jaune citron* ; sa sensibilité serait très
grande ; c'est qu'ainsi il pourrait déceler la présence de $\frac{1}{150.000}$ de
strychnine.

Dosages. — Les deux réactifs dont nous venons de parler
peuvent permettre d'effectuer un dosage d'alcaloïde.

Après avoir déterminé la nature de l'alcaloïde à doser, on fait
une solution avec un sel pur de ce même alcaloïde en poids connu
(poids à peu près égal à celui du résidu à doser).

On en place 10 c. c. dans un verre et on cherche quel est le volume du réactif général qu'il faut y verser, à l'aide d'une burette, pour précipiter complètement l'alcaloïde.

On titre ainsi le réactif général pour un alcaloïde déterminé ; on s'en sert alors pour effectuer le dosage de la solution d'alcaloïde à analyser.

La fin de la réaction c'est-à-dire le moment où le réactif ne précipite plus, est assez difficile à saisir ; le mieux est de filtrer de temps à autre la liqueur à titrer et d'en porter une goutte sur une une goutte d'alcaloïde en solution servant de réactif témoin. La présence de petites quantités d'alcaloïdes putréfactifs fausse toujours les résultats fournis par ces méthodes qui, d'ailleurs, ne sont jamais bien exacts.

On peut encore effectuer un dosage volumétrique indirect d'un alcaloïde de nature chimique connu, engagé dans une combinaison avec un acide également connu.

On dissout un poids donné de ce sel d'alcaloïde dans de l'eau et on y dose l'acide total à l'aide d'une solution titrée de soude en présence de phénolphtaléïne, car ce réactif n'est pas impressionné par l'alcaloïde mis en liberté.

Le volume de soude employé sera dès lors traduit pondéralement en l'acide connu, lequel sera traduit en le poids d'alcaloïde correspondant.

Si ce sel d'alcaloïde n'est pas soluble dans l'eau on le dissoudra à l'aide d'un volume connu d'acide sulfurique décinormal, qu'on neutralisera ensuite par un égal volume de solution décinormale de soude.

Enfin, si l'alcaloïde dont la nature chimique est connue n'est pas salifié, on le dissoudra dans un volume connu et en excès d'acide sulfurique décinormal, on dosera l'excès d'acide par la soude en présence de tournesol qui, par son virage, indiquera la proportion d'acide restée libre ; en effet, le tournesol, contrairement à la phénolphtaléïne, est impressionné par les alcaloïdes libérés par un excès de soude. Par différence, on connaîtra l'acide combiné qu'on traduira en le poids d'alcaloïde correspondant.

Mais tous les alcaloïdes ne se comportent pas de même façon vis-à-vis de ces deux réactifs témoins, aussi cette méthode est loin d'être générale. Elle est applicable aux alcaloïdes du quinquina et au salicylate de strychnine.

Enfin on peut appliquer au *dosage pondéral* des accaloïdes leur précipitation par l'acide silico-tungstique (SOO^2, 12 TuO^2, $2H^2O$) qui en fixerait quatre molécules (BERTRAND et JAVILLIER).

Autres réactifs. — Ces deux réactifs généraux sont bien suffisants pour permettre de reconnaître la présence d'une substance alcaloïdique ; toutefois, il en' existe une foule d'autres. Citons encore :

3° *L'iodure double de bismuth et de potassium* ou *réactif de* DRAGENDORFF. — Donne des *précipités rouges amorphes* dans des solutions sulfuriques d'alcaloïdes.

Enfin, d'une façon générale, tous les iodures doubles dissous dans un excès d'iodure alcalin, pricipitent plus ou moins les alcaloïdes.

Parmi les réactifs généraux, il convient encore de signaler.

4° Le *phosphomolybdate de soude* (SONNENSEHEIN).

5° Le *phosphotungstate de soude* (SCHEIBLER).

6° L'*acide picrique* à 1 % qui précipite les alcaloïdes animaux et végétaux.

7° Le *tannin* qui donne des précipités qu'on peut faire cristalliser et dont les formes cristallines sont caractéristiques de certains alcaloïdes.

8° Le *sublimé*.

Et bien d'autres encore, dont la nomenclature ne ferait qu'encombrer la mémoire sans être d'une grande utilité.

Nous nous occuperons des réactifs particuliers dans l'étude spéciale de chacun des alcaloïdes.

Expérimentation physiologique. — La caractérisation d'un alcaloïde par les réactifs chimiques spéciaux doit être contrôlée, dans nombre de cas, par l'expérimentation physiologique sur les animaux.

Cette expérimentation est de la plus haute importance quand il s'agit de démontrer la présence de certains alcaloïdes tels que la strychnine, qui, injectée à la dose de 1 milligramme sous la peau d'une grenouille, animal très sensible aux actions toxiques, provoque au bout de peu de temps des convulsions tétaniques très caractéristiques ; l'atropine, qui détermine la dilatation de la pupille (chien, chat) à la dose de 1 /100 de milligramme ; la cantharidine qui, appliquée sur la peau, produit une vésication énergique.

Symptômes. Lésions. Localisations. — C'est surtout dans l'intoxication par les alcaloïdes que les symptômes, même observés par des gens inexpérimentés, peuvent être d'une grande utilité pour l'expert chimiste, tant ils sont parfois nets et caractéristiques.

C'est ainsi que les symptômes qui précèdent la mort par ingestion de strychnine permettent de diagnostiquer, presque d'une façon certaine, l'empoisonnement par cet alcaloïde.

Par contre, les lésions observées à l'autopsie sont le plus souvent sans grande valeur.

Nous avons dit, en effet, au commencement de ce traité, que la plupart des alcaloïdes traversaient l'organisme sans laisser trace de leur passage ; aussi n'y aura-t-il pas lieu de rechercher ces toxiques plutôt dans un organe que dans un autre. Pourtant, le foie joue encore son rôle antitoxique en localisant les alcaloïdes.

On fera donc un échantillon moyen avec l'estomac, l'intestin (et son contenu), le foie, les reins, la rate, les poumons, le cœur, le cerveau, le sang, et on le traitera par la méthode de STAS OTTO.

L'urine doit être examinée à part ; car presque toujours on y retrouvera *l'alcaloïde en nature*, et on pourra l'en extraire plus facilement que de la masse considérable des viscères ; en effet, nous avons déjà dit que l'élimination de ces toxiques se faisait par le rein et, le plus souvent, sans qu'ils aient subi d'altération dans leur nature chimique.

Résistance à la putréfaction. — C'est très rapidement qu'il faut entreprendre la recherche des alcaloïdes, car quelques-uns de ces corps sont détruits par la putréfaction et peuvent ainsi échapper à l'analyse ; d'autres, au contraire, résistent parfaitement et peuvent être retrouvés même plusieurs années après l'inhumation (strychnine).

Il nous reste maintenant à aborder l'étude des alcaloïdes qui occupent la première place au point de vue toxicologique.

L'OPIUM ET SES ALCALOÏDES

L'opium est obtenu à l'aide d'incisions peu profondes faites à la capsule du pavot (*Papaver somniferum*, Papavéracées), un peu avant sa maturité. Les laticifères blessés laissent écouler un latex qui se concrète à l'air en gouttelettes solides, brunâtres, restant adhérentes à la capsule ; on les enlève par raclage le lendemain. Ce suc solidifié est pétri en pains dont la forme et la grosseur varient avec les sortes.

Suivant le lieu d'origine, on distingue l'opium de Smyrne, de Constantinople, d'Egypte, de Perse, l'opium indigène, etc.

Ces diverses sortes sont décrites dans les traités de matière médicale ; il importe toutefois de connaître les nombreux alcaloïdes qui entrent dans leur composition, en proportions assez variables d'ailleurs.

Voici la composition d'un opium ordinaire (1).

Morphine	2 à 15 %
Codéine	0 à 7 %
Thébaïne	0 à 15 %
Papavérine	1 %
Narcotine	6 à 8 %
Narcéine	5 à 6 %

A côté de ces alcaloïdes, il en existe toute une série d'autres peu connus et peu intéressants au point de vue toxicologique, car ils n'entrent qu'en très petite quantité dans la composition de l'opium.

Tous ces corps sont basiques, ils n'existent pas à l'état de liberté dans la plante, et, en effet, on les y trouve combinés à un acide :

(1) Les alcaloïdes sont classés ici dans l'ordre décroissant de toxicité (d'après RABUTEAU).

l'*acide méconique*, dont l'opium renferme environ 5 %, ain i qu'à un peu d'acide sulfurique.

Enfin, de l'opium on peut retirer encore un hydrocarbure polymère de $C^{10}H^{16}$ analogue au caoutchouc, de l'eau, des matières grasses, résineuses et extractives, et deux composés neutres : la méconine et la méconoisine.

La teneur moyenne en morphine d'un opium est de 12 % ; le pavot blanc à graines noires, par la culture, a pu donner en France jusqu'à 18 % de morphine ; il sert à l'extraction de cet alcaloïde.

L'opium employé pour la préparation des produits pharmaceutiques doit renfermer 10 % de morphine (Codex).

Empoisonnement. Doses toxiques. — L'empoisonnement par l'opium, dont la toxicité est due aux divers alcaloïdes que nous venons d'énumérer et, en première ligne, à la morphine, est une des formes de suicide le plus souvent usitées. On relève également un grand nombre d'empoisonnements criminels par cet alcaloïde.

Préparations opiacées. — Les préparations opiacées, et notamment le *laudanum de Sydenham*, sont si précieuses pour calmer la douleur qu'on obtient facilement du médecin une ordonnance pouvant permettre de s'en procurer une petite réserve.

Aussi, journellement, voit-on des désespérés avaler le contenu de leur flacon de laudanum pour se donner une mort sans souffrance. Or, 20 à 30 grammes de laudanum (renfermant environ 20 à 30 centigrammes de morphine) sont nécessaires pour provoquer la mort et cette quantité, assez élevée pour qu'il soit difficile de se la procurer, n'étant généralement pas absorbée dans les empoisonnements suicides, il arrive fort souvent que la victime, après un long sommeil, se réveille dans un monde qu'elle croyait avoir quitté. Si toutefois la dose toxique a été absorbée, elle produit de l'excitation, des convulsions, des vomissements et le patient *garde toute sa connaissance*.

Le *laudanum de Rousseau* renfermant le double d'opium est beaucoup plus dangereux ; 10 grammes de ce médicament, rarement ordonné d'ailleurs, renferment 2 gr. 40 d'opium, donc 0 gr. 24 de morphine, dose suffisante pour occasionner la mort.

On peut encore se procurer facilement l'*élixir parégorique*, employé pour calmer les troubles de l'intestin. Ce médicament, dont 10 grammes ne renferment que 0 gr. 005 de morphine, est bien moins dangereux que les précédents ; il est aussi moins connu et n'a guère occasionné d'accidents.

L'*extrait d'opium* est employé à des doses variant de 0 gr. 01 à 0 gr. 15 ; un opium ordinaire fournit la moitié de son poids d'extrait. Donc 100 grammes d'extrait renferment environ 20 grammes de morphine : par conséquent. 1 *gramme de cet extrait, renfermant 0 gr. 20 de morphine, constitue une dose toxique.*

Ce sont là les préparations de l'opium les plus connues, celles que l'on peut se procurer le plus aisément et auxquelles on doit rapporter le plus grand nombre de suicides ou de crimes.

Le pharmacien ne devra jamais oublier *la sensibilité toute particulière que présentent les enfants aux préparations opiacées ; quelques gouttes de laudanum* (II à III gouttes) suffisent pour entraîner la mort d'un tout jeune enfant. Quelle responsabilité n'encourrait pas le pharmacien qui aurait ajouté, dans une potion calmante demandée avec insistance par une mère, quelques gouttes de laudanum dont il aurait oublié la très grande activité vis-à-vis des enfants.

De même, une nourrice qui, pour apaiser les cris de son nourrisson, lui donnerait une infusion de tête de pavot, pratique autrefois courante dans les régions industrielles du Nord de la France, courrait le risque de le voir succomber.

D'ailleurs par un décret. rendu le 14 avril 1911, *les capsules du papaver somniferum figurent sur la liste des Toxiques.* Elles doivent donc être enfermées dans l'armoire aux poisons et ne peuvent plus être délivrées par le pharmacien *que sur ordonnance médicale.*

Je me suis étendu longuement sur ce sujet et cela parce que les erreurs pharmaceutiques et l'emploi de doses trop élevées de médicaments opiacés causent chaque année de nombreux accidents mortels, principalement chez les enfants.

Alcaloïdes de l'opium. — Parmi les alcaloïdes de l'opium, seule la morphine nous intéresse. On doit lui attribuer quelques empoisonnements, mais surtout de nombreux suicides, notamment parmi les morphinomanes.

La mort par la morphine est le suicide des gens des classes intellectuelles chez qui l'usage de ce toxique est malheureusement trop répandu. *Une dose de 0 gr. 20 de morphine peut entraîner la mort d'un adulte et parfois même une quantité plus faible suffit.*

Si les vomissements surviennent, on comprend que des doses même plus élevées ne puissent produire que des accidents sans gravité ; il en est de même chez des personnes déjà habituées à la morphine, c'est-à-dire qui ont l'accoutumance de ce poison.

Les malades, souffrant de douleurs intenses, peuvent supporter des doses énormes d'opium.

Les animaux sont beaucoup moins sensibles que l'homme à l'action de la morphine ; aussi l'expérimentation physiologique ne permet-elle pas de caractériser nettement ce toxique.

L'activité des alcaloïdes qui accompagnent la morphine dans l'opium est bien moins considérable que celle de ce dernier ; ils sont d'ailleurs peu connus du vulgaire, aussi les criminels, ou les désespérés, ne s'adressent guère à eux.

Le pharmacien devra, toutefois, se rappeler que la *codéine* ne doit être administrée qu'avec la plus grande prudence aux tout jeunes enfants chez qui, à la dose de 0 gr. 01, elle peut provoquer des accidents mortels. On ne cite encore aucun empoisonnement par le *chlorhydrate d'héroïne.*

Symptômes. — L'ingestion de fortes doses de morphine, ou d'une préparation opiacée, produit un sommeil invincible et, quelquefois, la mort survient rapidement sans que d'autres phénomènes apparaissent ; mais le plus souvent on remarque deux périodes bien distinctes ;

1° La première est une période d'excitation, de bien-être ; c'est la sensation que recherchent les morphinomanes ; elle est assez courte ;

2° Puis, les vomissements apparaissent parfois ; on observe une grande dépression des forces, un ralentissement général de la circulation avec apparition de la cyanose par plaques circonscrites.

des vertiges, des hallucinations, des troubles de la vue. une somnolence invincible, le coma et enfin la mort.

Lésions. — Elles sont peu caractéristiques ; on observe de
l'hypérémie de l'encéphale (congestion) ; les poumons sont congestionnés, le sang est noir et fluide.

Certains empoisonnements par les préparations opiacées sont
faciles à diagnostiquer à l'autopsie, d'après l'odeur et la couleur
du contenu stomacal. C'est ainsi que le laudanum, en raison du
safran qu'il renferme, se reconnaît très facilement à son odeur
spéciale et à la coloration jaune qu'il communique aux tissus.

Élimination. — Quand la mort ne suit pas l'intoxication, la
morphine s'élimine par le rein, soit en nature, soit à l'état d'oxymorphine.

Mécanisme de l'intoxication. — L'opium et la morphine entraînent la mort en agissant sur le système nerveux. RABUTEAU
les classe parmi les neurotiques.

Recherche du toxique dans les cas d'empoisonnement. — Etu-
dions d'abord les empoisonnements dus à la morphine et à ses
sels.

Propriétés. — La morphine est un alcaloïde de formule
$C^{17}H^{19}NO^3$, cristallisant en prismes rhomboïdaux avec une molécule
d'eau ; sa saveur est amère. Cet alcaloïde est très peu soluble
dans l'eau, mais il n'est pas, non plus, très soluble dans l'éther,
surtout s'il est cristallisé. Aussi avons-nous fait remarquer, en
traitant de la méthode de STAS, que pour isoler la morphine au
moyen de l'éther, il fallait décomposer son tartrate par le bicarbonate de sodium en présence de ce solvant et en agitant constamment, de façon à dissoudre la morphine *au fur et à mesure de sa
mise en liberté,* sans lui laisser le temps de prendre l'état cristallin.
D'ailleurs, sa solubilité dans l'éther étant très favorisée par la

présence d'alcool, Jorgensen utilise l'éther, alcoolisé à 1,50 pour 100.

La *benzine*, proposée par Dragendorff, dissout très mal la morphine, surtout si elle est cristallisée.

L'*éther acétique* est un assez bon dissolvant de cet alcaloïde et peut être substitué à l'éther et à la benzine.

L'*alcool amylique* dissout bien la morphine amorphe et assez bien la morphine cristallisée surtout à chaud, mais c'est un dissolvant désagréable et difficile à manier à cause de sa forte odeur et de son point d'ébullition assez élevé (environ 130°). De plus, il offre l'inconvénient de dissoudre. mieux que les autres solvants neutres, les ptomaïnes.

La morphine, à cause de ses propriétés basiques, se dissout bien dans les acides, notamment l'acide tartrique, en donnant des sels solubles dans l'eau et dans l'alcool.

Les sels de morphine, traités par les alcalis, laissent déposer de la morphine amorphe qui assez rapidement prend l'état cristallin ; un excès d'alcali peut redissoudre le précipité, aussi vaut-il mieux employer l'ammoniaque dont l'excès s'évapore facilement à l'air ou au bain-marie ; les carbonates et bicarbonates alcalins précipitent la morphine sans qu'un excès la redissolve.

La morphine se combine à l'acide acétique en donnant l'*héroïne* ou diacétylmorphine, utilisée en. thérapeutique comme succédané de la codéïne : elle ne présente pas la coloration bleue caractéristique de la morphine par le perchlorure de fer dilué.

Extraction de la morphine. — Bien que cet alcaloïde possède des réactions très nombreuses et très caractéristiques, sa recherche dans les cas d'empoisonnement n'est pas sans présenter quelques difficultés à cause de sa transformation plus ou moins avancée dans l'organisme en oxymorphine (Marmé, Lamal), ou en acide morphine-sulfonique (Stolnikovo) échappant aux procédés de recherches habituels. Si on suit la méthode de Stas, on opérera ainsi :

1º Traitement par l'acide tartrique en solution alcoolique pour former un tartrate de morphine soluble ;

2º Après évaporation de l'alcool et reprise par l'eau, traitement par le bicarbonate de sodium en excès, pour saturer l'acide et mettre la morphine en liberté ;

3º Agitation de la liqueur alcaline avec l'éther pour dissoudre l'alcaloïde libre.

Mais on se rappellera la propriété que présente la morphine d'être presque insoluble dans l'éther si elle a eu le temps, après sa mise en liberté, de prendre l'état cristallin. Aussi ajoutera-t-on l'éther avant l'addition du bicarbonate de sodium en ayant soin d'agiter fortement la liqueur après chaque addition de l'alcalin de façon à *dissoudre l'alcaloïde au fur et à mesure de sa mise en liberté* ; dans ces conditions, la méthode de STAS reste applicable. Mais mieux vaut changer le dissolvant et employer l'éther acétique.

L'alcool amylique est encore, malgré ses inconvénients déjà signalés, *le meilleur dissolvant de l'alcaloïde*, surtout à l'état amorphe.

La morphine étant isolée, il faut procéder à sa caractérisation.

Mais au lieu de suivre la méthode de STAS-OTTO, qui donne parfois des résultats négatifs même dans des cas avérés d'empoisonnement par la morphine, il vaut mieux suivre la technique indiquée par GÉRARD, de Lille, qui, tenant compte de la transformation de la morphine dans l'organisme en oxymorphine et en acide morphine sulfonique, hydrolyse ce dérivé sulfoné par l'*acide chlorhydrique* puis dissout dans l'*alcool amylique ammoniacal* la morphine libérée et l'oxymorphine.

Les organes sont pulpés, additionnés d'un poids égal d'eau et acidifiés par un dizième du poids total d'acide chlorhydrique. Après deux heures de digestion au bain-marie, on agite le mélange à deux ou trois reprises avec de l'*alcool amylique saturé d'ammoniaque* : ces liqueurs amyliques sont mises de côté. On évapore ensuite le mélange aqueux au bain-marie et le résidu, broyé avec du sable, est également épuisé par l'*alcool amylique ammoniacal*. Les solutions amyliques, réunies, sont agitées avec de l'eau acidulée par l'acide chlorhydrique qui, saturant l'ammoniaque, s'empare de la morphine et de l'oxymorphine. Cette liqueur chlorhydrique, séparée par décantation, est agitée à son tour avec de l'alcool amylique ammoniacal qui dissout à nouveau les alcaloïdes purifiés.

On distille la solution amylique, et, sur le résidu, on effectue la caractérisation de la morphine et de l'oxymorphine par le réactif de MARQUIS.

Réactions. — Les réactions spéciales à la morphine sont très nombreuses ; comme on ne peut les appliquer toutes à un faible résidu, nous ne signalerons que les plus caractéristiques et les plus faciles à obtenir.

La morphine précipite par les réactifs généraux (réactifs de BOUCHARDAT, de MAYER, de DRAGENDORFF, etc.)

Perchlorure de fer. — La morphine donne, avec le perchlorure de fer, *une coloration bleue ou vert bleu* ; cette réaction ne se produit bien qu'avec des sels neutres, aussi le perchlorure de fer ne doit-il pas être acide ; on peut opérer soit avec les solutions, soit avec le résidu sec, dans un verre de montre sur lequel on dépose une goutte de perchlorure de fer officinal neutre dilué au 20ᵉ. Cette réaction, pas très sensible, est caractéristique.

Acide iodique. — La morphine et ses sels réduisent l'acide iodique ; on emploie soit une solution concentrée d'acide iodique au 1/10, soit de l'iodate de potassium en solution additionnée d'un peu d'acide sulfurique. La coloration brune de l'iode apparaît; si elle est faible on la met en évidence par l'empois d'amidon qui bleuit, ou par le chloroforme qui se colore en violet.

Sulfomolybdate de soude ou *réactif de* FRŒDHE. — 0,10 de molybdate de soude dissous dans 100 c. c. d'acide sulfurique.

Ce réactif caractérise très bien la morphine : il produit avec les plus faibles traces de l'alcaloïde libre ou de ses sels, sous forme de résidus secs, une *coloration lilas-violet* très pure, pas très foncée.

Cette coloration est assez fugace, le mélange devient peu à peu vert, vert brunâtre, puis jaune. Si l'on opère, comme il arrive souvent, sur un résidu transformé en chlorhydrate, le dégagement d'acide chlorhydrique peut gêner un peu la réaction ; mieux vaut opérer sur l'alcaloïde libre. Cette réaction est sensible à 0 gr. 000005 de morphine, surtout avec un réactif récent.

Le réactif de FRŒHDE est tout à fait recommandable pour la recherche de la morphine ; mais il a, comme tous les réactifs à base d'acide sulfurique concentré, l'inconvénient de déterminer, si les résidus ne sont pas très purs, des carbonisations avec production de teintes brunes plus ou moins foncées qui masquent la teinte violette et la rendent plus difficile à constater.

En outre, si on a extrait la morphine de l'urine, il faudra se rappeler que l'urée et les acides biliaires, qui peuvent passer avec l'alcaloïde dans les dissolvants, donnent avec le réactif de FRŒHDE une coloration analogue à celle de la morphine.

Il importe donc, dans ce cas, de ne pas négliger de purifier soigneusement l'alcaloïde isolé.

Enfin, on achèvera de caractériser la morphine par le sulfosélénite d'ammoniaque et l'acide sulfurique formolé.

Sulfosélénite d'ammoniaque ou *réactif de* LAFON. — 1 gramme de sélénite d'ammoniaque dissout dans 20 c. c. d'acide sulfurique concentré.

Il donne, avec la morphine, *une coloration verte assez intense.*

Cette réaction est commune à la morphine et à la codéine ; la nuance obtenue est même plus pure avec la codéine ; mais elle n'en est pas moins sensible dans les deux cas, et, si elle ne permet pas de distinguer pratiquement l'un de l'autre ces deux alcaloïdes, elle n'en est pas moins précieuse dans l'étude des empoisonnements par l'opium.

Acide sulfurique formolé ou *réactif de* MARQUIS. — Ce réactif est obtenu en mélangeant 20 gouttes de formol à 30 c. c. d'acide sulfurique concentré.

Il permet de déceler *la morphine* ou *l'oxymorphine* et, avec un peu d'habitude, un mélange des deux ; on étale un peu du résidu de l'évaporation des liqueurs amyliques sur les parois d'une capsule en porcelaine et on y verse 2 à 3 gouttes de réactif que l'on promène sur la surface du récipient ; la présence de la *morphine* est caractérisée par une coloration *rouge très foncé violacé,* celle de l'*oxymorphine* par une teinte d'un *beau vert franc* ; avec un mélange de ces deux alcaloïdes, on voit des traînées violettes et vertes.

Quand ces alcaloïdes sont en quantité suffisante, on peut d'ailleurs en effectuer la séparation en se basant sur ce que le *sulfate d'oxymorphine* est à peu près insoluble dans l'eau.

Eau oxygénée ou réactif de Denigès. — Le résidu soupçonné renfermer de la morphine, abandonné au fond d'une capsule par les dissolvants appropriés, est traité par une goutte d'acide chlorhydrique au tiers ; on évapore un bain-marie et après refroidissement, on dissout le chlorhydrate' dans une gouttelette *d'eau oxygénée* apportée avec une baguette de verre ; on y ajoute, à l'aide d'un autre agitateur, une gouttelette du mélange suivant :

Solution de sulfate de cuivre à 4 % .... 1 c. c.

Ammoniaque .... 5 c. c.

Eau distillée q. s. pour .... 10 c. c.

Il se produit, aussitôt, une *coloration rouge* très marquée du mélange. On peut retrouver ainsi quelques centièmes de milligrammes de cet alcaloïde.

Cette réaction est négative avec la codéine et les autres éthers morphiniques ; elle peut être appliquée directement au sirop de morphine. Elle est due à une oxydation dans laquelle le cuivre ne joue que le rôle d'excitateur.

Telles sont les principales et les meilleures réactions de la morphine ; nous dirons encore que la morphine *réduit le ferricyanure de potassium*. Si on ajoute un peu de cet alcaloïde à un mélange de solutions de ferricyanure de potassium et de perchlorure de fer, il se forme du bleu de Prusse.

Or, pendant quelque temps, on avait admis que, seule, les ptomaïnes réduisaient le ferricyanure de potassium ; d'autres alcaloïdes, d'ailleurs, réduisent encore ce sel.

Empoisonnements par l'opium ou une préparation opiacée. — Nous avons déjà dit que, dans l'opium, les alcaloïdes, corps basiques, étaient combinés à un acide : l'acide méconique. Donc, dans un empoisonnement par les opiacés, nous devons pouvoir extraire des viscères (si les vomissements n'ont pas tout expulsé) les divers alcaloïdes ainsi que l'acide méconique ; l'isolement de ces corps permettra de conclure à la présence de l'opium. Les deux alcaloïdes qui existent en plus grandes quantités dans l'opium et dont les proportions sont le moins variables sont :

Morphine.................................... 10 à 15 %
Narcotine .... 6 à 8 %

L'opium renferme en outre :

Acide méconique .... 5 %

Il suffira donc, pour caractériser un empoisonnement par l'opium, d'isoler ces trois éléments. Recherchons d'abord les deux alcaloïdes.

1° *Alcaloïdes.* — C'est surtout sur les vomissements, puis sur le tube digestif et son contenu, les fèces, les urines, le sang, que l'expert chimiste devra porter ses recherches.

Les matières organiques, finement divisées, seront traitées par la méthode de STAS.

a) Par l'alcool à 95° additionné d'acide tartrique, on mettra l'acide méconique en liberté en formant des tartrates des divers alcaloïdes qui se dissoudront également.

b) Après avoir chassé l'alcool, on reprendra par l'eau et ou introduira la liqueur dans une éprouvette à pied ; on ajoutera de l'éther ou de la benzine, *avant l'addition du bicarbonate de sodium* puis, à l'aide de ce dernier sel ajouté par petites quantités, on mettra les alcaloïdes en liberté en agitant constamment, et la morphine se dissoudra au fur et à mesure dans le dissolvant neutre, *puisqu'elle n'aura pas eu le temps de prendre l'état cristallin*, ainsi que les autres alcaloïdes.

On peut encore employer l'éther acétique ou l'alcool amylique ammoniacal.

L'acide méconique reste dans la dissolution aqueuse à l'état de méconate de sodium.

Dans la solution éthérée se trouvent la morphine, la narcotine et les autres alcaloïdes (codéine, thébaïne, papavérine, narcéine).

On ne cherche pas à isoler ces derniers, parce qu'ils sont contenus dans l'opium *en quantités trop faibles ;* leur présence ne gêne pas, d'ailleurs, les réactions des deux principaux alcaloïdes.

Par évaporation, le dissolvant abandonne un résidu d'alcaloïdes que l'on dissout dans quelques centimètres cubes d'acide sulfurique dilué au dixième.

La séparation de la narcotine et de la morphine est alors basée sur ce fait que : *les sulfates de narcotine, codéine,* etc., se dissolvent dans le chloroforme ou l'alcool amylique, *alors que le sulfate de morphine reste dans la solution aqueuse.*

On agite donc la solution sulfurique des alcaloïdes avec du chloroforme ou de l'alcool amylique, on décante, on fait évaporer ; le résidu renferme le sulfate de narcotine (et de petites quantités des sulfates des autres alcaloïdes).

La dissolution aqueuse renferme le sulfate de morphine ; on en met la morphine en liberté par addition d'un alcalin (bicarbonate de sodium ou ammoniaque), on dissout la morphine amorphe, au fur et à mesure de sa mise en liberté, dans l'éther acétique par exemple, on évapore et on caractérise par les réactions déjà indiquées.

Le résidu de sulfate de narcotine est dissous dans un peu d'eau, on ajoute quelques gouttes d'ammoniaque qui met la narcotine en liberté, on agite avec de l'éther qui dissout l'alcaloïde libre, on évapore ; le résidu renferme la narcotine et des traces d'autres alcaloïdes.

On y caractérise la narcotine en le traitant par l'acide sulfurique concentré ; celui-ci, à froid, donne des colorations qui peuvent être violette, bleuâtre ou jaune ; mais si on élève lentement la température, la liqueur devient dans tous les cas, *jaune orangé,* puis, partant des bords, il se forme des *stries d'un beau bleu* et enfin le liquide prend une teinte *violet foncé.*

La narcotine est le moins toxique des alcaloïdes de l'opium, mais sa présence caractérise bien, avec la morphine, l'intoxication par une préparation opiacée.

2° *Acide méconique.* — Nous avons vu que l'acide méconique, déplacé de sa combinaison avec les alcaloïdes par l'acide tartrique, était resté dans la solution aqueuse débarrassée des alcaloïdes par

l'éther. Cette liqueur, additionnée d'acide chlorhydrique et d'un peu
de perchlorure de fer dilué, prend *une coloration rouge* due au
méconate de fer. Certains acides organiques donnent également,
par le perchlorure de fer, une coloration rouge, mais non en solution
chlorhydrique.

Le sulfocyanate d'ammonium donne également une coloration
rouge dans les mêmes conditions, mais ce corps n'est pas toxique
et ne se trouve pas dans l'organisme (sauf en très petites quantités
dans la salive) ; il ne peut donc y avoir de doute, surtout si on a
déjà isolé les alcaloïdes : morphine et narcotine.

Enfin, n'oublions pas que, dans l'empoisonnement par le laudanum, cas le plus fréquent, le contenu stomacal est coloré en jaune
par le safran et exhale l'odeur spéciale de ce médicament.

Résistance de la morphine à la putréfaction. — La caractéri-
risation de la morphine ne sera possible que si les viscères n'ont
pas subi une putréfaction trop avancée. Dans un cas d'exhumation
tardive, il arrive fréquemment, en effet, que la science de l'expert
soit mise en défaut, le composé toxique ayant été détruit par la
putréfaction. (BROUARDEL, OGIER).

Il est possible toutefois, comme le pensent certains auteurs,
que la morphine résiste à la putréfaction : sa disparition apparente
proviendrait alors de sa transformation dans l'organisme, avant
la mort, en *oxymorphine*, à réactions spéciales, et *morphine-sulfonée*
qui n'est pas isolée par la méthode de STAS-OTTO. (GÉRARD).

Dosage. — L'expert chimiste ne retirera du cadavre, en général,
que de très faibles quantités d'alcaloïdes et ne pourra que difficilement procéder à un dosage. Il pourrait toutefois y parvenir
à l'aide du réactif de BOUCHARDAT ou de l'acide silico-tungstique,
sans que cette opération soit d'une grande utilité. (Le dosage de
la morphine dans un opium est une question qui est longuement
développée dans le précis de pharmacie).

Antidotes et traitement. — Il importe d'abord de provoquer les
vomissements par tous les moyens possibles, mais parfois ceux-ci ne

se produisent pas. Il faut procéder alors à l'évacuation de l'estomac par la pompe gastrique, ce qui réclame l'intervention du médecin.

Ceci fait, on administre l'antidote, du *café fort*, du *thé*, du *tannin* pour former des tannates d'alcaloïdes insolubles, dont les vomissements débarrassent l'organisme. On luttera par tous les moyens contre le sommeil.

On a préconisé aussi l'administration de contre-poisons physiologiques, tels que l'*atropine*, qui agiraient sur l'organisme par une action antagoniste de celle de la morphine.

Mais, dans la majorité des cas, les résultats de cette médication ont été plutôt mauvais, les deux actions toxiques s'étant surajoutées au lieu de s'annihiler. On ne cite guère qu'un cas d'amélioration par ce traitement, alors que tous les moyens ordinairement employés avaient été impuissants.

Le Dr Moor préconise le *permanganate de potassium* qui, à la dose de 0 gr. 50 dans 200 c. c. d'eau constituerait un excellent contre-poison de la morphine ; on peut également injecter sous la peau 20 c. c. d'une solution de permanganate à 5 %.

Speer aurait obtenu la guérison d'un malade qui avait absorbé 0 gr. 30 de morphine, par l'injection sous-cutanée, en trois fois, de trois milligrammes de nitro-glycérine.

Alcaloïdes des Strychnées

La famille des Loganiacées comprend la tribu des Strychnées dont les espèces doivent leur toxicité à des alcaloïdes extrêmement vénéneux.

L'une d'elles, le vomiquier (*Strychnos nux vomica*), produit une baie, ayant la forme et la couleur d'une orange, renfermant des graines aplaties en boutons de guêtre, d'un centimètre de diamètre et d'une coloration gris velouté. Ces semences, appelées *noix vomiques*, sont formées d'un endosperme corné d'une excessive dureté ; leur saveur est très amère.

La noix vomique est très toxique, elle doit sa nocivité à trois alcaloïdes : la *strychnine*, la *brucine*, l'*igasurine*.

Cette même tribu des Strychnées fournit la *fausse angusture*, qui est l'écorce du vomiquier ou d'une espèce voisine ; elle contient 2,4 % de *brucine*, très peu de *strychnine* et d'*igasurine*.

Elle fournit encore la *fève de saint Ignace*, renfermant 1,2 % de *strychnine* avec de petites quantités d'*igasurine*.

La noix vomique, la fausse angusture, la fève de saint Ignace figurent dans la pharmacopée française (voir Précis de Matière médicale).

Le *curare* ou poison des flèches des Indiens est un extrait préparé avec différentes lianes appartenant à la tribu des Strychnées.

Contrairement à la strychnine qui est tétanisante, le curare est un *paralyso-moteur* puissant. Il renfermerait un alcaloïde mal défini, la *curarine* donnant, comme la strychnine, une belle coloration bleue par l'acide sulfurique et le bichromate de potassium.

Empoisonnements. Doses toxiques. — Les progrès de la Toxicologie ayant forcé les criminels instruits à abandonner les poisons minéraux, ceux-ci se sont rejetés sur les toxiques végétaux, plus difficiles à découvrir et, bientôt, la strychnine a pris le deuxième rang dans la statistique criminelle, tout de suite après l'anhydride arsénieux, poison qu'on se procure plus facilement et dont les propriétés toxiques sont mieux connues du vulgaire.

La noix vomique, que l'on peut acheter chez les droguistes sans trop éveiller l'attention, a servi à commettre quelques empoisonnements criminels.

La noix vomique pulvérisée ne serait toxique qu'à la dose de 4 à 8 grammes.

La strychnine est un toxique qui jouit d'une grande faveur en Angleterre, parce qu'il entre dans la composition d'une mort-aux-rats et, à ce titre, est vendu par tous les épiciers.

La strychnine est *mortelle à la dose de 4 à 8 centigrammes*, pour un adulte, si les vomissements n'interviennent pas. Les enfants y sont beaucoup plus sensibles et succombent à l'ingestion de 7 à 8 milligrammes de cet alcaloïde.

Les faibles doses de strychnine qui suffisent à entraîner la mort en rendraient la recherche fort difficile, si les réactions n'en étaient très sensibles et si les criminels n'avaient, en général, la main lourde.

La brucine serait trente-six fois moins toxique que la strychnine.

Symptômes. — Les premiers symptômes de l'empoisonnement apparaissent, en général, rapidement, d'un quart d'heure à une heure après l'ingestion. La mort ne se fait guère attendre, elle arrive un quart d'heure ou une heure après les premiers symptômes.

Les accidents ont une allure tellement caractéristique qu'on peut diagnostiquer le toxique rien qu'à la description des derniers moments de la victime.

Le symptôme qui domine la scène est la *tétanisation des muscles.*

Le corps s'incurve brusquement, la tête fortement rejetée en arrière, la pupille dilatée, l'œil fixe ; puis arrive une période de résolution où ces phénomènes disparaissent ; mais, au moindre bruit, au moindre contact, la contraction des muscles réapparaît, les dents se serrent, le corps s'incurve, les membres se raidissent fortement. Les périodes de calme sont de plus en plus courtes, le dénouement fatal approche et enfin la mort arrive dans une dernière attaque.

Lésions. — A l'autopsie, rien de caractéristique, les organes sont congestionnés.

Dans les cas non mortels, l'élimination se fait par les sécrétions, notamment par l'urine qui renferme de la strychnine non altérée.

Mais cette élimination est assez lente ; le toxique séjourne quelque temps dans le foie, aussi peut-il s'accumuler dans l'organisme et c'est ainsi que des doses, non mortelles mais trop rapprochées, de ce médicament, ont pu entraîner la mort.

Influence de la putréfaction. — La strychnine n'est pas détruite par la putréfaction ; en raison de cette fixité ainsi que de la netteté

de ses réactions chimiques et physiologiques, cet alcaloïde peut
être retrouvé facilement trois ou quatre ans après une inhumation.

Mécanisme de l'empoisonnement. — D'après RABUTEAU, la
strychnine agit sur la moelle épinière ; la victime meurt asphyxiée
sous l'influence d'une contraction permanente des muscles qui
sont sous la domination du système nerveux (neurotiques, groupe
des spinaux).

Recherche de la strychnine dans un cas d'empoisonnement. —
Examinons d'abord le cas simple d'un empoisonnement par la
strychnine, nous étudierons ensuite le cas plus complexe d'un
empoisonnement par la noix vomique.

C'est dans les vomissements qu'on retrouvera la majeure partie
du toxique ; les recherches porteront encore sur la moelle épinière,
le contenu du tube digestif, le foie, les reins ; les urines, qui en renferment toujours une assez grande quantité, seront examinées à
part.

Propriétés. — Les propriétés de la strychnine qui intéressent
particulièrement le toxicologiste sont les suivantes :

La strychnine $C^{21}H^{22}Az^2O^2$, cristallise en prismes rhombiques ;
elle se volatilise difficilement à une température élevée. Elle est
incolore, sa saveur est amère.

Dans l'eau, elle est très peu soluble. Dans l'alcool absolu elle
est insoluble. Dans l'éther ordinaire, elle est peu soluble. Insoluble
dans l'éther anhydre. Dans la benzine, l'alcool amylique, le chloroforme, un peu plus soluble.

Elle se combine facilement aux acides, notamment à l'acide
oxalique, en donnant des sels ; l'oxalate de strychnine est très
soluble dans l'alcool absolu. Le sulfate de strychnine se dissout
très bien dans le chloroforme (G. BERTRAND). Les alcalis la précipitent de ces sels, mais l'ammoniaque en excès la redissout.

*Les bicarbonates ne précipitent pas la strychnine, l'alcaloïde
restant dissous grâce à l'accès d'anhydride carbonique.*

Mode opératoire. — Après avoir finement divisé la matière

organique, on additionne la masse d'alcool en excès et d'un peu d'acide tartrique ; on laisse macérer à 50° pendant 12 heures, on exprime et on filtre ; on chasse l'alcool, par distillation dans le vide à basse température, on traite le résidu par l'alcool absolu, on filtre et on évapore à nouveau l'alcool ; on reprend encore le résidu par l'alcool absolu, et on évapore après addition d'un peu d'eau, jusqu'à élimination totale de l'alcool ; *on épuise le liquide aqueux et acide par l'éther* à plusieurs reprises, enfin on alcalinise le résidu aqueux pour décomposer le tartrate de strychnine et, ici, *mieux vaut employer l'ammoniaque que le bicarbonate de soude*, car, avec ce dernier corps, la strychnine reste en solution grâce à l'anhydride carbonique qui se dégage ; mais l'ammoniaque *en excès* redissout également la strychnine, il faudra donc l'employer avec précaution.

Enfin, on agitera avec de l'éther ordinaire ou mieux avec de la benzine ou du chloroforme qui dissolvent plus facilement cet alcaloïde et l'abandonneront à l'état de pureté par évaporation.

PROCÉDÉ GRAHAM ET HOFFMANN. — Ces chimistes basent leur procédé sur la *propriété curieuse que possède le charbon animal de fixer la strychnine libre ou combinée.*

Les matières organiques sont additionnées d'acide oxalique qui se combine à la strychnine, puis exprimées et filtrées.

La dissolution renfermant de l'oxalate de strychnine est agitée avec du noir animal (30 grammes par litre) qui fixe la combinaison alcaloïdique.

On filtre, on lave le charbon à l'eau, et on le fait bouillir avec de l'alcool à 90° dans un ballon à réfrigérant ascendant.

L'alcool bouillant s'empare de l'oxalate de strychnine fixé par le charbon ; on filtre, on évapore l'alcool, on reprend le résidu par l'eau et on y ajoute un peu de potasse pour mettre en liberté l'alcaloïde.

La strychnine, mise en liberté, est dissoute par agitation dans l'éther *ou mieux le chloroforme* qui, décanté et évaporé, abandonne l'alcaloïde libre.

D'autres méthodes ont été indiquées mais qui ne présentent aucun avantage sur celle de STAS ; nous n'en parlerons pas.

L'alcaloïde isolé, il faut le caractériser.

Réactions. — La strychnine et ses sels précipitent par les réactifs généraux des alcaloïdes

Les réactions spéciales les plus caractéristiques sont les suivantes :

1° La réaction que donne la strychnine en présence de l'*acide sulfurique* et d'un oxydant tel que le *dichromate de potassium* est un des caractères les plus précis et les plus sensibles de cet alcaloïde.

En ajoutant à un mélange d'acide sulfurique et de dichromate de potassium une trace de strychnine ou d'un de ses sels, on observe une magnifique *coloration violette* très foncée (OTTO).

Il convient, pour bien réussir cette réaction, de ne pas employer trop de dichromate de potassium. Voici le mode opératoire :

On mouille le résidu sur un verre de montre avec une goutte d'une solution de dichromate, on évapore à sec au bain-marie, on laisse réfroidir et on ajoute l'acide sulfurique, on observe une belle coloration violette. Cette réaction est sensible au 1/1000 de milligramme.

Il vaut mieux employer l'acide sulfurique SO^4H^2, $2H^2O$ (DRAGENDORFF) que l'acide concentré ; la réaction est plus lente mais on a moins à craindre l'action destructive de l'acide sulfurique sur la petite quantité de matières étrangères souillant l'alcaloïde ; celles-ci, en charbonnant, pourraient masquer la coloration violette.

Cette coloration violette est fugace ; elle passe au rouge cerise, puis disparaît.

On peut remplacer le dichromate de potassium par un oxydant tel que le bioxyde de plomb, le ferricyanure de potassium, le bioxyde de manganèse, l'oxyde de cérium, mais cela sans grand avantage.

2° *Le sulfovanadate d'ammonium* ou *réactif de* MANDELIN n'est pas moins sensible que le précédent ; il fournit aussi une coloration *bleu violet* très intense, sensible à 1/1000 de milligramme.

Réactif { Vanadate d'ammonium.   1 gramme
         { Acide sulfurique ......   100 grammes

Par addition d'eau, la teinte passe au rouge orangé.

Ici encore, pour éviter la carbonisation des matières étrangères, on peut se servir de l'acide $SO^4H^2, 2H^2O$.

Cette réaction est celle à qui on doit donner la préférence, car elle est très facile à appliquer et d'une grande sensibilité, à condition d'opérer sur des résidus *soigneusement purifiés*.

Tout récemment, M. MALAQUIN a indiqué une réaction qui, éclairée et modifiée par M. DENIGÈS, permet de décéler jusqu'à 3 ou 4 millièmes de milligramme de strychnine dans la prise d'essai.

La méthode MALAQUIN-DENIGÈS consiste à hydrurer la strychnine par l'hydrogène naissant — provenant de l'attaque de zinc pur par l'acide chlorhydrique —, puis à transformer le produit qui en résulte (tétrahydrostrychnine mélangé de strychnidine) en *une matière colorante rouge caractéristique* par un oxydant tel que l'acide azotique en milieu fortement sulfurique, l'acide azoteux en milieu chlorhydrique, ou enfin l'eau de brome.

Voici le mode opératoire proposé par ce dernier auteur : introduire dans un tube à essai 4 c. c. de solution de strychnine salifiée ; ajouter 4 c. c. d'acide chlorhydrique $(D = 1.18)$ et 2 à 3 gr. de petites lamelles de zinc amalgamé ou de zinc pur granulé.

Porter à l'ébullition, puis abandonner pendant 3 à 4 minutes ; décanter et laisser refroidir.

A 2 c. c. de ce liquide, versés dans un tube à essai, on ajoute une goutte d'une solution au millième d'azotite de soude : il se développe aussitôt une *teinte rouge* présentant, lorsqu'elle est suffisamment intense, deux bandes d'absorption dans la région vert bleu du spectre. On obtient une teinte appréciable avec 3 ou 4 millièmes de milligramme de strychnine par centimètre cube de la prise d'essai.

Dans un second tube, on met 1 c. c. d'acide sulfurique pur, une goutte d'une solution au millième d'azotate de soude et on y verse avec précaution 1 c. c. de la solution de strychnine hydrurée. En agitant, il se développe une *coloration rouge* plus rosée que la précédente et présentant les mêmes caractères spectroscopiques. La sensibilité est ici un peu moindre, elle n'atteindrait que 5 millièmes de milligramme par centimètre cube.

Enfin, le reste de la solution de strychnine hydrurée est additionnée d'une ou deux gouttes d'eau bromée ; par agitation, il se développe une superbe *coloration rouge pourpre* à laquelle correspond un spectre d'absorption présentant *une large bande dans le jaune,* aussitôt après le rouge.

La limite de perception de cette dernière réaction, qui se traduit par une teinte rose faible, est à peu près de 0 milligr. 005 par centimètre cube.

Les colorations obtenues dans ces trois essais sont suffisamment proportionnelles aux quantités de strychnine mises en œuvre, pour qu'on puisse effectuer, en les comparant à des étalons, des dosages colorimétriques de cet alcaloïde. Le chlorure stanneux les faits disparaître, mais elles reprennent leur teinte si on chauffe après addition d'eau oxygénée.

.Ces diverses réactions, jointes à l'expérimentation physiologique sur les grenouilles, suffisent pour caractériser la strychnine, aussi n'en indiquerons-nous pas d'autres.

La présence de la *brucine,* qui accompagne si souvent la strychnine, peut nuire aux réactions précédentes.

Dans ce cas, il convient d'opérer ainsi : sur le mélange de brucine et de strychnine, on verse de l'acide sulfurique pour dissoudre les deux alcaloïdes, puis on ajoute une goutte d'acide azotique : la brucine donne une *coloration rouge orangé* qui disparaît après quelques heures, l'alacaloïde étant détruit ; si, alors, on ajoute un tout petit cristal de dichromate de potassium ou, mieux, une goutte de solution d'acide chromique, on verra apparaître la *coloration violette* caractéristique de la strychnine.

Recherche des alcaloïdes des strychnées dans un cas d'empoisonnement. — La noix vomique, la fausse angusture, la fève de saint Ignace renferment, combinés à un acide organique, les alcaloïdes suivants : strychnine, brucine, igasurine.

Ce dernier y existant toujours en très faible quantité, il est inutile de chercher à l'isoler.

Donc, pour caractériser un empoisonnement par une de ces substances, il suffira de retirer des viscères les deux alcaloïdes principaux : strychnine, brucine.

Mode opératoire. — Les substances, finement divisées, seront additionnées d'*alcool*, puis d'*acide tartrique* qui déplacera les acides organiques natuiels et donnera des tartrates solubles de strychnine et de brucine.

La liqueur, séparée par expression de la masse, sera filtrée, débarrassée de l'alcool par distillation dans le vide, filtrée à nouveau, étendue d'eau et additionnée d'ammoniaque sans excès qui déplacera les alcaloïdes ; par agitation avec du chloroforme, celui-ci dissoudra ces alcaloïdes et, par évaporation, abandonnera un résidu renfermant : strychnine et brucine.

Il s'agit maintenant de séparer et de caractériser ces deux alcaloïdes.

1º On peut traiter le résidu par l'*alcool absolu* qui dissout très bien la brucine et à peu près pas la strychine.

On filtre et, dans la solution, on caractérise la brucine ; sur la partie insoluble restée sur le filtre, la strychnine.

2º On peut encore transformer les deux alcaloïdes en *oxalates* en dissolvant le résidu dans une solution d'acide oxalique.

On évapore à siccité au bain-marie et on traite le dépôt d'oxalates par l'alcool absolu :

L'oxalate de strychnine s'y dissout très bien.

L'oxalate de brucine y est à peu près insoluble. On filtre, dans la solution on caractérise la strychnine par les réactions déjà indiquées ; sur le filtre, se trouve l'oxalate de brucine qu'on caractérise de la façon suivante :

On dissout dans l'eau l'oxalate de brucine, on y ajoute quelques gouttes d'ammoniaque qui met l'alcaloïde en liberté. On agite avec du chloroforme ou de la benzine qui dissolvent la brucine et l'abandonnent par évaporation.

La réaction caractéristique de cet alcaloïde est fournie par *l'acide nitrique* qui produit une magnifique *coloration rouge*.

Mode opératoire. — On dissout le résidu dans l'acide sulfurique concentré, il se développe déjà une légère teinte rose car l'acide sulfurique renferme toujours des traces d'acide nitrique. Si on ajoute alors une goutte d'acide nitrique ou une parcelle de nitrite de sodium, on voit apparaître *une belle coloration rouge* qui s'atténue lentement ; l'addition à cette solution décolorée de chlorure stanneux, fait apparaître *une coloration violette intense.*

Nous avons déjà dit qu'on pouvait caractériser *la brucine en présence de la strychnine* sans effectuer la séparation de ces deux alcaloïdes.

Pour cela, il suffit d'ajouter au résidu alcaloïdique de l'acide sulfurique contenant un peu d'acide azotique ; la coloration rouge caractérise la *brucine.* Après quelques heures, on ajoute sur le même mélange, *complètement décoloré,* un peu de dichromate de potassium qui développe la coloration violette : *strychnine.*

On ne connaît guère d'empoisonnement causé par la brucine seule. Cet alcaloïde qui cristallise en prismes clinorhombiques répondant à la formule $C^{23}H^{26}Az^2O^4$. $4H^2O$, possède une action physiologique analogue à celle de la strychnine, mais plus faible ; sa toxicité est trente-six fois moindre, son action tétanisante est également moins énergique et moins brusque.

Conclusions de l'analyse qualitative. — L'expert a isolé et caractérisé, par ses réactions chimiques, la strychnine ; mais parfois il n'a pu caractériser cet alcaloïde, bien que les commémoratifs lui en fassent soupçonner la présence, les vomissements en ayant expulsé la majeure partie.

Dans les deux cas, il doit procéder à l'expérimentation physiologique, les symptômes de l'empoisonnement par la strychnine étant si nets qu'à eux seuls ils pourraient suffire à établir une conclusion d'empoisonnement.

Expérimentation physiologique. — C'est sur les grenouilles que doivent être faites les expériences physiologiques, car ces animaux sont fort sensibles à l'action tétanisante de la strychnine et leurs mouvements de défense sont inoffensifs.

Quelques centièmes de milligramme, introduits sous la peau de l'animal, amènent très rapidement des contractions caractéristiques : les membres postérieurs s'étendent brusquement, les muscles sont animés de frémissements ; au bout de quelques instants arrive une période de repos (résolution) dans laquelle l'animal ne paraît pas malade, mais, au moindre bruit ou au moindre contact, les contractions réapparaissent.

Les membres antérieurs sont croisés sous la poitrine ; au début, la rigidité est telle que l'animal, saisi par l'extrémité des pattes postérieures, peut être tenu horizontalement sans que le corps fléchisse.

Pour que l'expérience soit bien concluante, il faut qu'elle soit conduite de la façon suivante :

On fait choix de trois grenouilles de même taille, et l'on prépare, pour chacune d'elles, un grand bocal à demi rempli d'eau.

A l'aide d'un bistouri, on pratique une petite incision sur la cuisse de chacune d'elles ; on décolle la peau en cul-de-sac (1) et on introduit, dans le fond de la plaie de la première grenouille, 1 ou 2 milligrammes de strychnine pulvérisée ; on recoud la plaie et on jette l'animal dans le bocal N° 1.

La deuxième grenouille reçoit dans sa plaie environ 2 milligrammes de résidu suspect ; on la plonge dans le bocal N° 2.

La troisième grenouille joue le rôle de témoin.

L'action de la strychnine commence au bout de cinq à dix minutes et se poursuit pendant une demi-heure ou une heure pour se terminer par la mort.

On observe, chez la grenouille qui a reçu la strychnine pure, les phénomènes tétaniques déjà décrits ; si le résidu suspect renferme également cet alcaloïde, l'expérimentateur est frappé par la similitude des contractions musculaires que présente la deuxième grenouille. Quant au troisième animal, son attitude contraste avec celle des deux autres : il continue à nager tranquillement dans son bocal.

Dosage. — L'alcaloïde ayant été soigneusement purifié par formation de son chlorhydrate, puis décomposition de ce dernier par un alcali, l'ammoniaque par exemple, on dissoudra l'alcaloïde libre dans l'éther, la benzine ou mieux le chloroforme ; il suffira alors de peser le résidu de l'évaporation de cette liqueur pour avoir une idée suffisamment exacte de la quantité d'alcaloïde que renfermaient les viscères ; mais cette opération ne présente pas grand intérêt.

Dans le cas où l'expert aurait à déterminer la proportion de sulfate de strychnine entrant dans une préparation pharmaceu-

(1) On peut encore injecter des solutions de strychnine et du résidu suspect à l'aide de la seringue de PRAVAZ.

tique ayant occasionné un empoisonnement, telle que les pilules
de sulfate de strychnine administrées par erreur au lieu de sulfate
de spartéine, il préparerait une solution renfermant 0 gr. 10 de ce
toxique pour 100 c. c. d'eau distillée et déterminerait le volume
d'une solution d'iodure de potassium ioduré nécessaire pour
effectuer la précipitation complète de 10 c. c. de cette liqueur ;
puis, ayant ainsi titré la solution d'iodure de potassium ioduré,
il s'en servirait pour déterminer le poids d'alcaloïde existant dans
10 c. c. d'une solution obtenue en traitant deux pilules par
100 c. c. d'eau distillée. Il pourrait encore avoir recours à la précipitation par l'acide silico-tungstique ; le résidu de la calcination de ce précipité multiplié par le facteur 2.224 donnera le
poids de strychnine correspondant.

Antidotes et traitement. — La première indication est d'évacuer
le toxique qui se trouve encore dans le tube digestif, afin d'éviter
son absorption dans l'intestin.

Il faudra donc faire vomir immédiatement le malade par l'administration de vomitifs, tels que l'ipéca stibié, l'eau chaude, etc.

Afin d'insolubiliser le toxique qui n'a pu être complètement
rejeté on administrera du *café fort* dont le tannin formera un
tannate de strychnine, corps insoluble dans l'eau, soluble dans
l'acide chlorhydrique du suc gastrique, mais que les vomissements
rejetteront au dehors.

Le noir animal, délayé dans de l'eau, pourrait également insolubiliser la strychnine.

On pourra détruire ce qui reste de toxique dans les voies
digestives par l'administration d'une solution de *permanganate
de potassium* à la dose de 1/200ᵉ. L'adrénaline serait un antidote
énergique de la strychnine (FRITA et ISCOVIC).

Mais il faudrait bien se garder de combattre l'action tétanisante
de la strychnine par des injections paralyso-motrices de curare,
car leur action antagoniste n'est qu'apparente : le curare agit
sur les terminaisons nerveuses motrices, la strychnine sur la
moelle ; leur action ne se porte donc pas *sur les mêmes éléments
anatomiques ;* au lieu de se combattre, ces deux toxiques ne font
qu'ajouter leurs effets néfastes, le remède est pire que le mal.

Enfin, on pourra faire prendre au patient un médicament modérateur réflexe, tel que le bromure de potassium, l'éther, le chloroforme, ou mieux le chloral en potion ou en lavement.

En même temps, on aura soin de le soustraire aux causes d'excitations extérieures, telles que le bruit, la lumière trop vive, afin d'éviter autant que possible le retour des phénomènes tétaniques.

Alcaloïdes des Liliacées

VERATRUM ET VÉRATRINE

La vératrine est un alcaloïde toxique contenu dans le rhizome ou dans les semences de plusieurs plantes de la famille des Liliacées.

L'ellébore blanc (*Veratrum album*) appelé encore varaire ou véraire, en renferme dans son rhizome. Il en est de même de l'ellébore vert (*Veratrum viride*).

Mais on extrait surtout la vératrine des semences du *Veratrum sabadilla* (*Schœnocaulon officinale*) qui porte le nom de *cévadille*.

Ces semences sont enfermées dans une enveloppe non adhérente, comme un grain d'avoine dans sa balle : libres, elles sont noires, ridées, cunéiformes, leur saveur est très âcre (petite avoine).

De ces diverses plantes on peut retirer, en moins grandes quantités, d'autres alcaloïdes.

L'ellébore blanc renferme : vératrine, jervine, etc.

La cévadille : vératrine; sabadilline, sabatrine, etc.

L'ellébore vert : vératrine, vératroïdine, véridine, etc.

L'ellébore noir n'a de commun avec les autres ellébores que le nom, c'est une plante de la famille des Renonculacées ; elle est aussi très toxique, mais doit son activité à des principes différents qui entrent dans le groupe des glucosides : l'*elléborine* et l'*elléboréine*.

Empoisonnements. Doses toxiques. — Malgré sa grande toxicité, la vératrine n'est guère employée par les criminels ; pourtant, il suffirait d'une dose de quelques milligrammes (0 gr. 003 d'après TAYLOR) pour provoquer la mort.

La poudre de **cévadille**, utilisée assez souvent dans le peuple pour la destruction des poux, absorbée par erreur, a pu occasionner la mort à la dose de 0 gr. 40.

Appliquée sur des plaies de la tête, elle a, par absorption cutanée, provoqué quelques accidents graves.

La poudre d'ellébore blanc est aussi très toxique ; elle a été parfois confondue, non sans grand danger, avec le poivre.

Effets. — Les effets de la vératrine sont des plus remarquables ; appliquée sur la peau, elle détermine, au bout de quelques minutes, de la chaleur et du picotement ; *puis, si l'action se prolonge, apparaissent des vésicules.*

Elle irrite vivement les muqueuses ; respirée brusquement, elle provoque des éternuements très violents ; à ce titre, elle entre dans quelques poudres sternutatoires.

Symptômes. — Absorbée par la voie stomacale, en quantité toxique, la vératrine provoque des nausées, des vomissements, une diarrhée intense et douloureuse.

La faiblesse est extrême, la circulation se ralentit, les contractions cardiaques sont irrégulières ; la mort survient en dix ou douze heures. Ces effets rappellent ceux de la digitaline.

Lésions. — Peu caractéristiques. Les muqueuses du tube digestif sont fortement hypérémiées (action irritante).

Mécanisme de la mort. — La vératrine est un poison musculaire, d'après Rabuteau ; elle agit sur la fibre cardiaque, la paralyse et amène la mort par asphyxie.

Recherche de la vératrine. — On la recherchera dans l'estomac, le commencement de l'intestin grêle, le sang, les urines par les·

quelles l'élimination se fait très rapidement et surtout dans les vomissements.

L'isolement de la vératrine sera obtenu par la méthode de STAS : traitement des viscères par l'alcool et l'acide tartrique, puis par l'éther et le bicarbonate de soude.

Il vaut mieux, dans ce cas particulier, remplacer l'éther par le *chloroforme*, dans lequel cet alcaloïde est très soluble.

Propriétés. — Cet alcoloïde $C^{32}H^{49}AzO^2$ cristallise, difficilement, en prismes ; par la chaleur, il fond à 205° et donne une masse résineuse. Peu soluble dans l'eau, il se dissout bien dans les dissolvants neutres : éther, benzine et surtout *chloroforme*.

Il se combine aux acides en donnant des sels bien cristallisés, que les alcalis précipitent et, s'ils sont en excès, redissolvent.

La vératrine serait un mélange de plusieurs alcaloïdes.

Réactions. — Les divers réactifs généraux des alcaloïdes précipitent les dissolutions des sels de vératrine.

1° L'*acide sulfurique* concentré dissout le résidu en donnant une solution jaune citron, intense ; si on chauffe, la teinte devient orange, puis rouge et persiste.

2° L'*acide sulfurique nitreux* (réactif de ERDMANN) donne une coloration jaune, puis rouge brique.

3° Le *réactif sulfomolybdique* de FRŒHDE : coloration jaune, puis rouge sang.

4° L'*eau bromée* : couleur rouge.

5° L'*acide chlorhydrique* : le résidu, dissous dans 2 à 3 c. c. d'acide chlorhydrique, puis chauffé à l'ébullition pendant deux à trois minutes, prend une coloration rouge.

6° Le résidu, trituré avec un fragment de sucre et 2 à 3 gouttes d'acide sulfurique, prend une teinte jaune gomme-gutte, passant au vert, au bleu, puis au violet.

Expérimentation physiologique. — Les grenouilles sont très sensibles à l'action de la vératrine. Si on leur injecte, par voie hypodermique, de très petites doses d'alcaloïde, elles n'étendent les membres qu'avec la plus grande lenteur ; on observe ensuite un état spasmodique qui fait place à un affaiblissement très marqué, en même temps que les battements cardiaques diminuent.

On pourra donc, grâce à ses réactions chimiques et physiologiques, retrouver assez commodément la vératrine ; quant à établir si l'empoisonnement est dû à la vératrine, ou aux plantes et rhizomes qui la renferment, il est assez difficile de le faire, la chimie ne possédant pas de réactions suffisamment nettes pour caractériser les alcaloïdes voisins qui peuvent accompagner la vératrine en petites quantités, tels que jervine, sabadilline, etc.

Les commémoratifs, la nature des médicaments et des aliments ingérés **par la** victime, l'examen du contenu stomacal peuvent seuls mettre sur la voie.

Dosage. — Il peut être obtenu soit en poids, par pesée du résidu de l'évaporation du chloroforme, soit en volume à l'aide d'une liqueur de MEYER (iodure de mercure et iodure de potassium) titrée à l'aide d'une solution en poids connu de vératrine.

Antidotes et traitement. — La vératrine provoque d'elle-même des vomissements intenses qui évacuent en partie le toxique ; on les facilitera par l'eau tiède additionnée d'huile.

Les antidotes sont le *tannin*, le *café fort*, l'*iodure de potassium ioduré*, qui forment avec la vératrine un précipité dont on facilitera l'expulsion par les vomissements.

Le chlorure de potassium à la dose de 2 gr. 50 en injection intra-veineuse serait le meilleur contrepoison (RINGER).

La diarrhée profuse qui accompagne cette intoxication sera calmée par un peu de laudanum, mais en surveillant le cœur qui est parfois très affaibli ; dans ce cas, il ne faudrait pas augmenter la dépression par l'administration d'un opiacé.

COLCHIQUE, COLCHICINE ET COLCHICÉINE

Le colchique, dont la variété la plus commune est le *Colchicum autumnale* (tue-chien, safran sauvage, narcisse d'automne, etc.), est une plante très nocive de la famille des Liliacées-colchicées, qui doit sa toxicité à deux alcaloïdes : la *colchicine* et la *colchicéine*. Ce dernier ne serait qu'un éther méthylique du premier.

Cette plante croît dans nos régions, au milieu des prés humides ; elle fleurit à l'automne.

C'est une herbe vivave, possédant un bulbe arrondi, charnu, blanchâtre, enveloppé de tuniques, imbriquées, noirâtres. Le bulbe de colchique était usité autrefois dans quelques préparations pharmaceutiques à cause de ses propriétés diurétiques.

Les feuilles vertes sont lancéolées, la fleur est tubulée, rose, le limbe est divisé en six lobes oblongs.

Le fruit est une capsule à trois loges renfermant de petites graines arrondies.

Ce sont surtout le bulbe et les semences qui renferment l'alcaloïde ; mais les autres parties de la plante en contiennent également, quoique en moins grande quantité.

Pharmacologie. — Les propriétés toxiques et médicamenteuses du colchique ont été connues dès la plus haute antiquité ; il figurait dans les médicaments complexes du moyen âge ; mais son principe actif, la *colchicine*, a été isolé seulement en 1820 par deux pharmaciens célèbres : Pelletier et Caventou.

Empoisonnements. Doses toxiques. — En France, on signale quelques empoisonnements criminels attribués à des macérations de colchique. Les préparations pharmaceutiques, telles que vin de colchique, vinaigre, teinture, alcoolature, extrait, etc., ont pu occasionner quelques graves accidents.

Ces préparations, autrefois fort en honneur comme diurétiques dans le traitement de l'hydropisie, des maladies du cœur, etc., sont, en effet, des médicaments assez dangereux, peu fidèles, car l'alcaloïde y existe en très variables quantités suivant l'état de plus ou moins grande dessiccation du bulbe ; elles sont bien moins usitées aujourd'hui.

La colchicine cristallisée a été utilisée dans quelques empoisonnements criminels, elle serait toxique à la dose de 4 à 5 centigrammes.

4 à 5 grammes de semences, en décoction, peuvent entraîner la mort.

Enfin, on ne doit pas oublier que l'élimination de la colchicine étant lente, *ce toxique s'accumule dans l'organisme*, en sorte que de petites doses, peu dangereuses par elles-mêmes mais répétées pendant plusieurs jours, peuvent occasionner des troubles inquiétants.

Symptômes de l'empoisonnement. — Ils se traduisent au début par une saveur brûlante à la gorge, une salivation exagérée ; les phénomènes graves n'apparaissent que deux ou trois heures plus tard, la colchicine s'absorbant lentement.

Alors surviennent des vomissements et une diarrhée très in ense qui évacuent la majeure partie du poison, accompagnés de vives douleurs à l'abdomen et à l'épigastre ; les vomissements et les selles sont striés de sang.

La température s'abaisse, la circulation se ralentit, une sueur froide envahit le patient ; les urines sont supprimées ; les crampes apparaissent au milieu de convulsions, et enfin la mort arrive vingt à trente heures après l'ingestion.

Ces symptômes peuvent être confondus avec ceux du choléra.

Lésions. — Rien de caractéristique.

Mécanisme de la mort. — La colchicine n'agirait pas, comme la vératrine, sur le système musculaire, mais plutôt, d'après RABUTEAU, sur le système nerveux.

Recherche du toxique. — C'est surtout, si possible, dans les vomissements qu'il faudra rechercher la colchicine et encore dans les urines et le foie ; le tube digestif n'en renfermera que des traces à cause des vomissements qui l'ont expulsée.

Indiquons quelques caractères de la colchicine.

Propriétés. — La colchicine est un alcaloïde oxygéné, $C^{22}H^{25}$ AzO^6. C'est une matière gommeuse d'un jaune clair, sa saveur est amère ; elle est peu soluble dans l'eau, ce qui explique sa lente absorption. Elle se dissout mal dans l'éther et *en toutes proportions dans le chloroforme qui est son meilleur dissolvant ;* sa réaction est très faiblement alcaline.

Aussi se combine-t-elle aux acides en donnant des sels peu stables en solution et facilement décomposables par les alcalis.

On la retirera des matières organiques par la méthode de ŠTAS.

Mais, à cause du peu de stabilité des sels de la colchicine, on pourra enlever cet alcaloïde directement par le chloroforme *sans qu'il soit utile d'ajouter une base.*

Mode opératoire. — Voici comment on opère.

Aux matières bien broyées on ajoute de l'alcool, puis de l'acide tartrique.

On forme ainsi du tartrate de colchicine.

On évapore dans le vide pour chasser l'alcool ; afin de débar-rasser le résidu des matières grasses, on l'agite avec de l'éther de pétrole qui ne dissout pas l'alcaloïde en liqueur acide.

Puis, au lieu d'alcaliniser pour mettre la colchicine en liberté, *on agite directement la liqueur avec du chloroforme ;* nous avons vu en effet qu'en dissolution les sels de colchicine n'étaient pas très stables, aussi ce dissolvant s'empare-t-il de l'alcaloïde, et, après décantation, l'abandonne par évaporation.

Le résidu est généralement amorphe car la colchicine ne cris-tallise que quand elle est combinée au chloroforme.

Réactions. — La solution de colchicine précipite par les réactifs généraux des alcaloïdes ; les réactions caractéristiques sont :

1° *Sulfovanadate d'ammonium :* coloration vert olive intense, fugace.

2° *L'acide azotique* ordinaire donnera une coloration violette. L'acide azotique plus concentré (D = 1,4) donne une coloration violette plus intense, passant au rouge orangé par un peu de potasse (sensibilité 1/50 de milligramme).

3° La colchicine dissoute dans *l'acide sulfurique* (1 goutte),

additionnée ensuite d'un petit cristal de *nitrate de potassium*
prend une coloration bleue, puis violette.

L'expérimentation physiologique n'est nullement caractéristique.

Causes d'erreur. — Certains alcaloïdes cadavériques pourraient
être confondus avec la colchicine ; mais. d'après OGIER, la réaction de l'acide nitrique ne serait jamais donnée (coloration
violette) par les ptomaïnes.

La colchicéine présente les mêmes réactions que la colchicine
dont elle dérive ; il n'y a aucun intérêt à les différencier.

Traitement. — Faciliter les vomissements, d'ailleurs fort
abondants ; administrer du café fort comme antidote.

Alcaloïdes des Solanacées

Cette famille fournit un grand nombre de plantes à propriétés
toxiques ; cette toxicité est due à des alcaloïdes spéciaux à
chaque espèce.

1º ATROPINE

La Belladone (*Atropa belladona*) est une plante d'une taille
assez élevée pouvant atteindre 1 m. 30 ; son port est élégant ;
ses rameaux sont légèrement rougeâtres.

Les feuilles sont alternes, grandes, ovales, vertes et molles ;
à leur aisselle se trouve une fleur solitaire, fixée sur un long
pédoncule.

La corolle est pourpre violacé, en forme de cloche.

Le fruit, qui nous intéresse particulièrement à cause des
nombreuses intoxications qu'il provoque chez les enfants, est
une baie arrondie, légèrement déprimée, de la grosseur d'une

cerise, marquée d'un léger sillon médian, trace de la cloison interne ;
il est enveloppé d'un calice persistant.

D'abord verte, cette baie, à l'époque de sa maturité, prend une
couleur rougeâtre qui passe ensuite au noir luisant.

La belladone pousse dans les campagnes, de préférence dans
les décombres avoisinant les habitations.

L'aspect séduisant de ses fruits excite la gourmandise des
enfants qui y goûtent et succombent parfois à la suite de leur
imprudence.

Toutes les parties de la plante sont vénéneuses, mais c'est principalement la baie qui, par sa saveur sucrée et douceâtre, donne
lieu à des méprises et occasionne le plus d'accidents.

Ces baies sont bourrées de graines très petites et réniformes que
l'on retrouvera à l'autopsie dans l'estomac ou l'intestin des victimes.

La belladone entre dans un certain nombre de préparations
pharmaceutiques fort actives ; elle doit ses propriétés à plusieurs
alcaloïdes dont le plus important est *l'atropine* (1).

Dans cette même famille de Solanacées, nous trouvons encore
la jusquiame.

La jusquiame noire (*Hyosciamus niger*) est une plante herbacée
à tige épaisse, cylindrique, couverte de poils, visqueuse ; elle peut
atteindre 80 centimètres de hauteur.

Les fleurs sont jaunes avec des veines violacées.

Le fruit est une capsule oblongue enfermée dans le calice accru,
durci et à dents piquantes ; sa déhiscence est pixidiaire. Il renferme des semences réniformes et noires. Ce fruit ne peut être
confondu avec aucun fruit comestible et n'a pas occasionné d'accident.

La jusquiame blanche (*Hyosciamus albus*) qui croît dans nos
régions en abondance, donne un fruit analogue, mais dont les
graines restent blanches.

Cette jusquiame blanche et la jusquiame dorée sont moins dangereuses que la jusquiame noire. Elles renferment plusieurs alca-

---

(1) Ces alcaloïdes sont au nombre de sept : atropine, hyoscyamine, hyo-
sine, pseudohyosciamine, atropamine, belladonine et scopolamine.

loïdes dont le plus important est *l'hyoscyamine* (isomère de l'atropine).

Le *Datura stramonium*, ou pomme épineuse, que fournit encore cette famille des Solanacées, est une plante herbacée annuelle, ayant l'aspect d'un arbrisseau ; sa tige est verte, ronde, creuse, sans poils, très branchue, haute d'environ 1 m. 60.

Les feuilles sont larges, sinueuses, à dentelures aiguës, glabres, vertes, à odeur vireuse.

La fleur présente une grande corolle blanche infundi-buliforme, ayant cinq plis longitudinaux correspondant aux cinq dents du limbe. Le calice est vert, caduc.

Le fruit est une capsule hérissée de piquants, s'ouvrant à la maturité en quatre valves, laissant voir de nombreuses graines réniformes et noires.

La poudre de datura, mélangée à du tabac et inhalée en prises, est somnifère. Cette propriété a été exploitée par d'habiles voleurs qui offraient à leurs voisins, dans un compartiment de chemin de fer, quelques prises de tabac ainsi préparé et les dépouillaient lorsqu'ils les voyaient assoupis ou délirants.

Le principal alcaloïde auquel le datura doit ses propriétés toxiques est la *daturine*.

Cette daturine existe dans le commerce sous deux formes : la *daturine légère* qui serait constituée, d'après LADENBURG, parde l'hyoscyamine et très peu d'atropine, et la *daturine lourde* qui renfermerait de l'atropine et très peu d'hyoscyamine.

La thérapeutique utilise la belladone, le datura, la jusquiame et leurs alcaloïdes, atropine et hyoscyamine, sous des formes diverses à doses qui seraient toxiques pour un individu sain : à l'état de poudre, d'extraits, de teinture, de solutions, etc.

La jusquiame entre dans la composition du baume tranquille.

La fumée produite par la combustion du datura a été employée contre l'asthme.

L'atropine et les autres alcaloïdes qui nous occupent sont des médicaments souvent appliqués au traitement d'affections très diverses : épilepsie, chorée, hystérie, etc.

L'atropine est employée en ophtalmologie *pour dilater la pupille*, propriété qui sera utilisée pour sa recherche.

C'est surtout le sulfate neutre d'atrophine qui est ordonné dans ce but.

Empoisonnements. Doses toxiques. -- Las tatistique criminelle, en France, ne signale que sept cas d'empoisonnements criminels par la belladone.

Mais on relève un grand nombre d'empoisonnements accidentels dus à des méprises.

On cite le cas d'enfants qui, employés à sarcler le jardin des plantes médicinales à Paris, furent attirés par l'aspect des fruits de la belladone, semblables à des cerises, y goûtèrent et, leur trouvant un goût sucré, en firent une grande consommation. Quatorze de ces malheureux moururent quelques heures après.

Quatre baies de belladone suffiraient en effet pour tuer un enfant ; il en faudrait dix à douze pour un adulte.

Toute la plante est d'ailleurs toxique ; mais sa toxicité varie avec l'âge, la nature du terrain, l'époque de la récolte, etc. Ces questions sont étudiées dans le Précis de Matière médicale.

Dans l'administration des préparations à base de belladone, il faut se rappeler que leurs effets toxiques s'accumulent et que des doses inoffensives par elles-mêmes, mais répétées pendant plusieurs jours, peuvent entraîner la mort.

L'extrait de belladone est toxique à la dose de 1 à 2 grammes.

Une *cuillerée à café de sirop de belladone* peut être mortelle pour un enfant de quelques mois.

La belladone renferme, ainsi que nous l'avons dit, de l'atropine qui en est le principal alcaloïde; c'est une substance d'une très grande toxicité : par la voie œsophagienne 10 à 12 *centigrammes d'atropine peuvent entraîner la mort d'un adulte en quelques heures ; 1 à 2 centigrammes provoquent toujours des troubles cérébraux et des accidents graves.*

En injection sous-cutanée, *1 centigramme constitue une dose mortelle.*

Mais il faudra se rappeler, dans le cas où on aurait recours à l'expérimentation physiologique, que les animaux ne sont pas tous également sensibles à l'atropine.

Le lapin et le cobaye, par exemple, peuvent se nourrir pendant des mois entiers de feuilles de belladone, sans inconvénients car l'atropine, absorbée lentement, est très rapidement éliminée.

Elle agit plus activement sur les carnassiers ; l'homme y est très sensible.

La jusquiame est aussi active que la belladone et l'hyoscyamine, principal alcaloïde de cette plante, a une toxicité égale à celle de l'atropine.

D'ailleurs, la jusquiame et l'hyoscyamine ne sont utilisées que rarement dans la thérapeutique ; l'identité de leur action physiologique avec celle de la belladone et de l'atropine en rend l'emploi inutile.

Toutefois, les racines de cette plante, confondues avec des racines comestibles, ont pu occasionner quelques accidents.

Le datura peut, lui aussi, provoquer de graves accidents : l'absorption de quelques-unes des graines réniformes noires que renferme son fruit, a occasionné la mort de jeunes enfants.

Son alcaloïde, la *daturine*, mélange d'atropine et d'hyoscyamine, agit comme ces derniers.

Symptômes de l'empoisonnement par la belladone ou l'atropine. — Ils sont extrêmement frappants. Lorsqu'un médecin a pu approcher le malade, le diagnostic est facile à établir rien que d'après son rapport ; aussi, dans les expertises d'empoisonnement par l'atropine, la nature du toxique est-elle souvent soupçonnée d'avance.

Ces symptômes apparaissent un quart-d'heure ou une demi-heure après l'ingestion du toxique ; plus rapidement même avec un sel soluble de l'atropine, tel que le sulfate, qui est plus facilement absorbé par les villosités intestinales.

La victime éprouve une sensation de *sécheresse à la gorge*, avec soif ardente et saveur amère. Les nausées apparaissent, *mais en général ne sont pas suivies de vomissements*.

Le pouls est très fréquent, la température élevée.

Le caractère le plus durable et le plus saillant est la dilatation de la pupille.

Les troubles de la vue s'accentuent, amenant une cécité complète. Bientôt apparaît une excitation extraordinaire (ivresse atropique), du délire, des cris, des hallucinations ; la *congestion de la face* s'accompagne de cyanose. L'émission de l'urine est difficile ou impossible.

Enfin survient la dépression ; le corps se refroidit, la mort arrive après une période comateuse.

Dans les cas de guérison, on observe souvent l'apparition de sueurs abondantes ; les troubles, *notamment la dilatation de la pupille*, persistent pendant plusieurs jours.

Les symptômes de l'empoisonnement par le datura et la jusquiame sont analogues à ceux de la belladone.

Lésions. — Rien de caractéristique.

Mécanisme. — Rabuteau place la belladone parmi les poisons neuro-musculaires.

Recherche du toxique. — Dans un cas d'empoisonnement par la belladone, c'est l'atropine qu'il faut s'efforcer de caractériser. L'examen minutieux du contenu stomacal et intestinal ne doit pas être négligé, car il peut fournir de précieuses indications.

En effet, on trouve fréquemment dans le tube digestif ou les vomissements qu'on a provoqués, des fragments de baies de belladone, de couleur violacée, ou de petites graines réniformes de couleur noirâtre, renfermant un embryon recourbé (curvembriés). De plus, *comme l'atropine s'élimine sans altération par les urines,* on ne négligera pas de l'y rechercher spécialement ; on la retrouvera encore dans le sang et le foie.

L'atropine résistant assez bien à la putréfaction, pourra être retrouvée même après une inhumation de plusieurs mois.

Propriétés. — L'alcaloïde que nous allons rechercher répond à la formule $C^{17}H^{23}AzO^3$, c'est une combinaison à molécules égales d'hyoscyamine gauche et d'hyoscyamine droite ; il présente les propriétés suivantes :

Sa saveur est très amère, comme celle de la plupart des alcaloïdes ; il se dissout peu dans l'eau et dans la benzine ; il est soluble dans l'éther, très soluble dans le chloroforme et l'alcool amylique. L'atropine est entraînée par la vapeur d'eau ; donc, par l'évaporation trop prolongée des solutions aqueuses, on s'expose à des pertes notables.

Les acides s'y combinent en donnant des sels solubles dont les alcalis la précipitent. Mais, en outre, ces alcalis la dédoublent, surtout si on élève la température, en *tropine* et *acide tropique* ; il faut donc éviter de chauffer l'atropine en solution alcaline.

En raison de l'altérabilité de l'atropine et de son entraînement par la vapeur d'eau, l'extraction de cet alcaloïde est une opération très délicate. On pourra l'isoler par la méthode de STAS ; mais si les symptômes permettent de penser que le toxique que l'on recherche est l'atropine, il vaudra mieux substituer le chloroforme à l'éther.

L'alcool amylique dissout très bien l'atropine, mais son évaporation demandant une température assez élevée, on pourrait perdre, par volatilisation, une assez grande quantité de l'alcaloïde ; en outre, il ne faut pas oublier que ce solvant dissout également les ptomaïnes.

Mode opératoire. — On traitera donc la masse organique, réduite en pulpe, par de l'acide tartrique et de l'alcool ; il se forme du tartrate d'atropine soluble. Le filtratrum, débarrassé d'alcool par distillation dans le vide, repris par l'eau et dégraissé par l'éther de pétrole, sera additionné d'un alcali, de préférence dans ce cas, l'*ammoniaque*, et agité avec un bon solvant de l'alcaloïde, tel que le chloroforme ou l'alcool amylique.

Celui-ci, par évaporation, abandonnera un résidu sur lequel il faudra faire les réactions de l'atropine après l'avoir transformé en chlorhydrate en le traitant par 2 c. c. d'eau additionnée de 2 gouttes de cet acide, évaporant dans le vide pour en chasser l'excès, puis reprenant par 2 c. c. d'eau.

Réaction de l'atropine. — Les réactifs généraux précipitent l'atropine de ses solutions.

Réactions spéciales : 1º On additionne de quelques gouttes d'*acide nitrique* fumant ; on évapore à siccité au bain-marie, on ajoute au résidu une goutte ou deux d'une solution alcoolique de *potasse* : coloration violette fugace. Réaction très sensible et caractéristique (VITALI).

2º Si on chauffe le résidu avec un peu d'*acide sulfurique* concentré ou d'*acide chromique*, il se développera une odeur de fleur d'oranger ; réaction assez sensible.

3º Chauffé légèrement avec une solution de *bichlorure de mercure*, il se forme un précipité rouge d'oxyde mercurique.

4º GUERBET a donné une réaction très sensible de l'atropine basée sur la diazotation de l'acide benzoïque que donne cet alcaloïde par oxydation ménagée ; le résidu fourni par la méthode de STAS est traité par trois à quatre gouttes d'acide azotique fumant ; ou évapore à sec au bain-marie et on reprend par une goutte de chlorure stanneux. On chauffe trois minutes et après refroidissement on ajoute deux gouttes d'une solution d'azotite de sodium au 1 pour 100, puis trois gouttes de solution de naphtol ammoniacal au 1 pour 100.

Il se forme un *précipité rouge orangé* soluble en rouge violacé dans l'acide sulfurique concentré. Cette réaction, sensible au dixième de milligramme, n'est nullement spécifique de l'atropine car les composés renfermant de l'acide benzoïque tels que la *cocaïne et la stovaïne* la donnent également.

Expérimentation physiologique. — Elle fournit des résultats importants. Des traces d'atropine sont instillées dans l'œil d'un animal, chien, chat, grenouille ; l'autre œil sert de témoin permettant de se rendre compte de la réaction physiologique. La dilatation de la pupille de l'œil instillé se produit rapidement et est d'autant plus frappante que l'autre œil n'a nullement subi l'influence du toxique.

Toutefois, il ne faudra pas donner trop d'importance à ce caractère physiologique qui appartient à quelques autres alcaloïdes végétaux ainsi qu'à certains alcaloïdes putréfactifs ou ptomaïnes (mydaléine de BRIEGER).

L'expérimentation physiologique ne devra donc être considérée que comme un complément et une confirmation des caractères chimiques dont le plus précis est la réaction de l'acide nitrique et de la potasse (VITALI), qui permet de décéler 0 gr. 000001 de sulfate d'atropine.

Hyoscyamine. — Les réactions chimiques de l'hyoscyamine, isomère de l'atropine, manquent de précision ; elles ne sont nullement caractéristiques ; aussi la démonstration d'un empoisonnement par cet alcaloïde pourrait présenter de grandes difficultés.

Mais de tels empoisonnements sont fort rares, et dans les intoxications par les plantes telles que la belladone, c'est surtout l'atropine qu'il faut chercher à isoler et à caractériser. Le chloraurate d'atropine fond à 131°, celui d'hyoscyamine à 159°.

Autres alcaloïdes. — Nous ne parlerons pas, non plus, des alcaloïdes tels que : *hyoscine, scopolamine, belladonine*, etc., qui accompagnent, mais en très petites quantités, l'atropine et l'hyoscyamine, sans gêner d'ailleurs leurs réactions.

Dosage de l'atropine. — De même que les autres alcaloïdes, l'atropine pourra être dosée à l'aide du réactif de MEYER ($I^2Hg + IK$).

On dissout le résidu de l'évaporation de l'éther ou du chloroforme dans l'acide sulfurique au 1/20 et on y verse le réactif goutte à goutte, jusqu'à ce qu'il ne se forme plus de précipité, ou jusqu'à ce qu'une goutte de la solution prélevée, portée sur une goutte de solution d'alcaloïde, donne un précipité, ce qui indique que le réactif de MEYER est en léger excès.

Du volume du réactif versé, on déduit le poids de l'alcaloïde dissous dans la liqueur mise en expérience, sachant qu'un centimètre cube de réactif correspond à 145 milligrammes d'atropine.

Il est préférable de titrer au préalable le réactif à l'aide d'une solution en poids connu de sulfate d'atropine.

Antidotes et traitement. — Il faut faciliter l'expulsion du toxique introduit dans l'estomac, par l'administration d'un vomitif, *car les vomissements n'apparaissent gnéralement pas spontanément.*

On a préconisé l'emploi de quelques antidotes physiologiques (antagonistes) tels que la *morphine* et la *pilocarpine* qui ne peuvent être administrées que par un médecin.

La pilocarpine est en effet le *véritable antagoniste* de l'atropine, car son action porte sur les mêmes organes *mais en sens diamétralement opposé.*

On pourra donner du *café fort* ou du tannin pour former un tannate d'alcaloïde qui sera rejeté par les vomissements.

2° SOLANINE

Indépendamment des plantes précédemment étudiées, dont le principe actif est l'atropine ou ses isomères (hyoscyamine, hyoscine, scopolamine, etc.), la famille des Solanacées fournit quelques espèces toxiques dont l'activité est due à un autre alcaloïde, la *solanine.*

En réalité, la solanine est un triglucoside que l'hydrolise dédouble en solanidine et glucose, toutefois elle se comporte comme un alcaloïde en donnant des sels qui se dissolvent dans l'eau et l'alcool et dont les alcalis précipitent la solanine.

La morelle noire (*Solanum nigrum*), la douce-amère (*Solanum dulcamara*), la pomme de terre à une certaine époque de son développement (*Solanum tuberosum*), pour ne citer que les plus connues, renferment cet alcaloïde.

Mais c'est de la morelle noire qu'on peut retirer la plus grande proportion de solanine ; elle existe dans toutes les parties de la plante et, notamment, dans les baies.

Ces baies, mangées par des enfants séduits par leur aspect, ont occasionné parfois des accidents mortels.

Les baies de douce-amère renferment également de la solanine, mais en petite quantité.

Le tubercule de pomme de terre comestible ne renferme pas cet alcaloïde, mais les jeunes pousses, au début de la germination, lui doivent leur toxicité.

Doses toxiques. — Quoiqu'elle soit assez fortement toxique, on peut pourtant administrer 30 à 40 *centigrammes de solanine* à un adulte. Une dose supérieure pourrait être mortelle.

Symptômes. — Dans les empoisonnements par la morelle noire, on a observé de la dilatation de la pupille ; les autres symptômes se rapprochent également de ceux produits par toutes les solanacées vireuses.

Propriétés. — La solanine $C^{28}H^{47}Az\ O^{10}$, 2 H^2O n'est pas à proprement parler un alcaloïde ; c'est *un glucoside* résultant de la condensation d'un glucose avec un alcaloïde, la solanidine (CAZENEUVE).

D'ailleurs, le dédoublement de la solanine en ses composants s'effectue très facilement et c'est là une des causes qui compliquent sa recherche (1).

Ce dédoublement s'effectue partiellement dans l'organisme sous l'influence de l'acide chlorhydrique du suc gastrique et encore par l'effet de la putréfaction. Ce glucoside alcaloïdique se présente sous forme d'aiguilles blanches fusibles à 250° ; il est fort peu soluble dans l'eau, mais il est également peu soluble dans l'éther, ce qui nécessite de grandes quantités de ce solvant pour le dissoudre lorsqu'on l'a mis en liberté, son meilleur dissolvant est l'alcool amylique.

(1) A ce titre, l'étude de la solanine aurait dû être reportée au chapitre réservé aux glucosides, mais nous n'avons pas voulu séparer les uns des autres les toxiques fournis par la famille des solanacées.

Il se combine aux acides comme les alcaloïdes, sa réaction étant faiblement basique, en donnant des sels solubles dans l'eau dont les alcalis précipitent la solanine.

Recherche de la solanine. — L'isolement en est assez délicat à cause de la facilité avec laquelle elle se dédouble en glucose et solanidine au contact des acides ; ce dédoublement a lieu, même à froid, en présence de l'acide sulfurique et de l'acide chlorhydrique.

Il faut donc éviter de prolonger l'action des acides et employer de préférence l'acide tartrique, acide moins énergique. D'autre part, la solanine est peu soluble dans l'éther, de sorte que pour l'isoler complètement il faut rejeter ce solvant ou en employer des doses considérables.

Aussi, lorsque les commémoratifs (fragments de baies de morelle trouvés dans les vomissements ou dans le tube digestif) feront penser à une intoxication par la solanine, il vaudra mieux avoir recours à l'*alcool amylique*, bon dissolvant de cet alcaloïde, mais dont l'évaporation lente nécessite une légère élévation de température et qui présente en outre l'inconvénient de dissoudre les ptomaïnes.

Réactions. — Ce corps précipite par les réactifs généraux des alcaloïdes. Il présente quelques réactions spéciales.

Le *sulfoséléniate de soude* colore *en rouge* la solanine. On traite la matière par une solution contenant 8 c. c. d'eau, 6 c. c. d'acide sulfurique et 15 gr. 3 de séléniate de soude.

On chauffe jusqu'à coloration rouge pâle ; le mélange, abandonné à lui-même à la température ordinaire, se colore peu à peu *en rouge intense*.

Le *sulfovanadate d'ammonium* est un assez bon réactif de la solanine qu'il colore en *jaune orangé*, passant au *rouge cerise*, puis au *violet*.

Ce sont là les réactions les plus sensibles de ce glucosi-alcaloïde toxique.

Traitement. — La solanine est un poison neuro-musculaire d'après Rabuteau. On facilitera l'expulsion du toxique contenu dans le tube digestif par les émétiques et les purgatifs doux et on administrera des infusions fortes de café ou une solution de tanin.

3° TABAC ET NICOTINE

C'est encore une solanacée, le tabac (*Nicotiana tabacum*), qui fournit la *nicotine*, alcaloïde des plus toxiques.

Il existe, d'ailleurs, plus de soixante-dix espèces voisines renfermant le même alcaloïde.

Le *tabac*, importé en France par Jean Nicot, au commencement du XVIe isècle, porta tout d'abord le nom d'*herbe de Monsieur le prieur* et d'*herbe à la reine*, personnages auxquels l'ambassadeur français en avait fait hommage.

Le tabac est une belle plante, haute de 1 mètre à 1 m. 60, portant de grandes feuilles alternes, sessiles, oblongues et entières, et dont les fleurs sont disposées en une belle panicule terminale de couleur rosée et purpurine.

Le fruit est une capsule renfermant des semences brunes très petites.

La plante doit son activité à un alcaloïde liquide non oxygéné, la nicotine.

La proportion de cet alcaloïde contenue dans le tabac varie suivant l'espèce et la nature du sol, mais elle est toujours assez considérable.

Les tabacs français en renferment jusqu'à 8 %. Les tabacs de la Havane 2 % seulement.

Mais cette dose de nicotine est diminuée par les fermentations que subissent les tabacs pendant leur manipulation.

Le tabac à fumer et les cigares n'en renferment guère que 1,5 à 2,5 %. Le tabac à priser environ 3 %. Le tabac préparé est donc moins toxique que la plante elle-même.

Les jus de tabac, provenant de l'épuisement par l'eau des côtes

et des résidus, contiennent environ 20 grammes de nicotine par
litre.

Cette liqueur est utilisée pour la destruction des parasites des
végétaux : pucerons, larves de cochylis, etc.

Action du tabac. Doses toxiques. — Le tabac est une substance
éminement toxique, mais à laquelle l'organisme humain s'accou-
tume assez vite, quelle que soit la forme sous laquelle on en fait
usage.

Le maniement des feuilles et les diverses opérations de la préparation des tabacs à prises, à chiquer, à fumer, ne sont pas sans
inconvénient pour la santé des ouvriers, du moins au début, car
l'accoutumance arrive vite ; ils sont atteints de céphalalgie, de
nausées, de diarrhée ; parfois ils sont oppressés et fortement
anémiés.

La loi française n'admet pas le travail des enfants dans les
Manufactures ; les ouvriers, placés dans de bonnes conditions
d'hygiène, sont en général tous bien portants.

L'intoxication chronique par le tabac, quelle que soit la forme
sous laquelle il est introduit dans l'économie, bien qu'ayant été
exagérée, est pourtant réelle.

L'habitude de mâcher le tabac, outre qu'elle est assez malpropre,
est la plus dangereuse, car une partie du toxique passe, avec la
salive, dans l'estomac ; cependant, grâce à l'accoutumance, les
accidents observés sont de peu de gravité (marins).

La nicotine agit directement sur l'oxyhémoglobine qu'elle
réduit et quand la mort survient, elle est due au manque d'oxygé-
nation du sang plutôt qu'à l'asphyxie produite par la dépression
du centre respiratoire.

Symptômes de l'intoxication par le tabac. — Parmi les accidents
causés par l'abus du tabac à fumer, il faut retenir les palpitations
de cœur, les troubles de la vue, le cancer de la langue et des lèvres.

Ces accidents sont dus non seulement à la nicotine qu'entraîne
la fumée du tabac, mais encore à d'autres substances qui se

forment pendant la combustion et qui sont des bases pyridiques, de l'oxyde de carbone et du cyanure d'ammonium. On y a aussi signalé, à l'état de vapeurs, la présence d'un principe solide, volatil, la *nicotianine*.

L'oxyde de carbone doit jouer un rôle important dans l'intoxication par la fumée de tabac ; il annihile constamment un certain nombre de globules sanguins par formation de carboxyhémoglobine, et de ce chef anémie le fumeur.

La fumée renferme environ 0,1 de nicotine par demi-once de tabac. Chez un fumeur non accoutumé et qui avalerait les produits de la combustion, cette dose pourrait entraîner la mort.

Il est inutile de parler des symptômes d'intoxication occasionnés par la première cigarette ; tout le monde les connaît plus ou moins par expérience ; vertiges, nausées, vomissements. L'accoutumance s'établit vite, toutefois, on relate des cas de mort chez des personnes qui avaient fumé, sans arrêt, une grande quantité de tabac.

En somme, on peut dire que l'habitude de fumer est relativement inoffensive et cela parce que les produits de la combustion ne pénètrent qu'en bien petite quantité dans l'organisme.

L'ingestion du tabac en poudre, à la suite de paris stupides, a causé un assez grand nombre d'accidents mortels.

Les empoisonnements par le tabac et la nicotine sont rares ; on ne signale guère qu'un cas d'empoisonnement criminel par la nicotine, celui de Gustave Fougnies.

Le comte de Bocarmé était accusé d'avoir, de complicité avec sa femme, assassiné son beau-frère, Gustave Fougnies, jeune homme d'une santé délicate dont il convoitait l'héritage. Il fut démontré que Bocarmé s'était exercé à la fabrication de certains poisons tirés de plantes, notamment à la préparation de la *nicotine*.

Grâce à la méthode qu'il inventa à cette occasion, le chimiste belge STAS parvint à isoler du corps de la victime ce dernier alcaloïde et put ainsi convaincre de crime le comte de Bocarmé qui fut condamné et exécuté.

Doses toxiques. — Les doses de tabac pouvant entraîner la mort varient avec la quantité de nicotine qu'il renferme. Des infusions de 15 à 30 grammes de tabac, administrées en lavement, ont occasionné des accidents mortels.

La nicotine est beaucoup plus fortement toxique ; 10 à 15 *centigrammes suffiraient pour entraîner la mort d'un adulte.*

Symptômes. — La nicotine est un poison dont les effets sont très rapides et comparables à ceux de l'acide cyanhydrique. Une goutte de nicotine placée sur la langue d'un chat le tue en deux minutes.

La nicotine est un poison rangé par RABUTEAU parmi les neuro-musculaires. Il agit d'abord sur le cœur dont il active les mouvements ; puis apparaissent des vertiges, des nausées, de la céphalalgie, rarement des vomissements, enfin de la diarrhée.

Le visage s'altère, le corps se recouvre de sueurs froides ; il y a hypersécrétion salivaire ; le cœur se ralentit et la mort arrive.

L'élimination de la nicotine, dans les cas non mortels, est prompte ; c'est ce qui explique l'accoutumance rapide à ce poison.

Lésions. — La nicotine a une action irritante et, si elle est concentrée, corrosive sur les voies dégestives ; on observera donc de l'inflammation du tube digestif et de l'hyperémie des viscères.

On reconnaîtra, si la putréfaction n'est pas commencée, l'odeur caractéristique de la nicotine ou du tabac.

La nicotine se trouve dans les divers organes, dans le sang et l'urine par laquelle elle s'élimine en nature.

Les vomissements faisant souvent défaut, on la recherche dans le tube digestif.

La putréfaction n'altère pas la nicotine que l'on peut retirer d'un cadavre plusieurs années après l'inhumation.

Avant d'étudier les modes d'extraction de cet alcaloïde, passons en revue ses principales propriétés.

Propriétés. — La nicotine est le type des alcaloïdes liquides, c'est-à-dire non oxygénés ; sa formule est en effet $C^{10}H^{14}Az^2$, il dérive de la pyridine. C'est un liquide incolore, huileux, brunissant facilement à l'air, ne distillant que vers 240°, mais émettant, bien avant cette température, des vapeurs irritantes, rappelant l'odeur du tabac ; ces vapeurs sont facilement entraînées par l'eau.

Elle agit sur la lumière polarisée $\alpha_D = -161°5$). Elle est très soluble dans l'eau, à laquelle l'éther l'enlève facilement ; elle est très hygroscopique.

C'est une base puissante, bleuissant le tournesol, se combinant aux acides, sans élimination d'eau, pour donner des sels cristallisables, décomposés par les alcalis.

Recherche du toxique. — Deux cas à considérer.

1° *L'empoisonnement a été provoqué par le tabac lui-même.*

Indépendamment de l'isolement de la nicotine, il faudra encore examiner le contenu de l'estomac et de l'intestin avec le plus grand soin, pour tâcher d'y retrouver des débris de feuilles que l'on examinera avec attention afin d'en déterminer la nature.

2° *La mort est due à l'absorption de nicotine pure.*

Décrire le mode d'extraction, c'est répéter la méthode de STAS :

Il faut, comme d'habitude, combiner l'alcaloïde à un acide pour le transformer en un sel soluble en solution alcoolique. Mais, avant de chasser l'excès d'alcool, il convient de se rappeler la volatilité assez grande de la nicotine afin d'évaporer à une aussi basse température que possible en s'aidant d'un abaissement de la pression. (Distillation dans le vide). Après avoir mis l'alcaloïde en liberté par une base, on le dissout dans un solvant très volatil, tel que l'éther, ou mieux encore *la ligroïne ou pétrole léger* qui dissout bien la nicotine et s'évapore à basse température (le pétrole léger est un mélange de pentane, hexane, heptane, bouillant entre 45° et 70°).

Mais si la quantité de nicotine est faible malgré les précautions prises pendant les évaporations à cause de sa forte tension de vapeurs, la majeure partie du toxique aura pu être entraînée.

Aussi, avant d'évaporer l'éther, ou l'éther de pétrole, vaut-il mieux ajouter une goutte d'acide chlorhydrique concentré qui se dissoudra dans l'éther et se combinera à l'acaloïde en formant un chlorhydrate de nicotine fixe. On fera les réactions sur le résidu de l'évaporation, c'est-à-dire sur le *chlorhydrate de nicotine non volatil.*

Etant donnée la volatilité de l'alcaloïde, on pourrait additionner de potasse la bouillie faite avec les matières organiques et distiller au bain-marie.

L'alcaloïde, bien que son point d'ébullition soit supérieur à celui de l'eau, serait entraîné par la vapeur d'eau. Le distillatum, agité avec de l'éther, lui céderait l'alcaloïde et ce dernier, par évaporation spontanée, abandonnerait la nicotine. Ce procédé est loin de valoir celui de STAS.

Réactions de la nicotine. — Indépendamment de son état liquide et de sa précipitation par les réactifs généraux, on reconnaîtra la nicotine aux réactions suivantes :

1° Fumées blanches en présence d'une baguette trempée dans l'acide chlorhydrique.

2° Grande solubilité dans l'eau.

3° Une solution aqueuse de nicotine, ou d'un sel de nicotine, additionnée de potasse et agitée avec de l'éther, lui abandonne l'alcaloïde ; celui-ci, quand l'éther s'évapore, forme sur la paroi du récipient des stries qui se réunissent en une gouttelette huileuse. Si on chauffe le récipient, il se dégage des vapeurs blanches à odeur de tabac.

4° Dans l'acide sulfurique concentré, la nicotine se dissout avec production d'une couleur rouge vineux. Si l'on chauffe, la coloration devient lie de vin ; si l'on fait bouillir, la masse charbonne et de l'anhydride sulfureux se dégage.

5° La réaction de l'iode (ROUSSIN) est la meilleure. A une solution de nicotine dans l'éther (1 p. 100), on ajoute son volume d'une solution d'iode dans l'éther : il se forme, après quelques temps, de beaux cristaux bruns, souvent très longs. Si la solution est moins concentrée, les aiguilles n'apparaissent qu'au bout de quatre à cinq heures (iodonicotine).

Dans le cas ou l'expert n'aurait pu, ni par l'odeur ni par les réactions chimiques, caractériser nettement la nicotine, il devrait avoir recours à l'expérimentation physiologique. La mort à peu près foudroyante de l'animal, précédée de convulsions tétaniques, ainsi que la cautérisation de la muqueuse de la langue sur laquelle on a déposé le poison, caractérisent suffisamment cet alcaloïde.

La démonstration nette de la présence de la nicotine suffit pour établir le crime ; le dosage en est fort difficile et ne présente pas grand intérêt.

Dosage de la nicotine. — Il est basé sur la précipitation de cet alcaloïde par l'acide silico-tungstique à 30° ; le précipité desséché à 100° répond à la formule 12 TuO^3, SiO^2, 2 H^2O, 2 $C^{10}H^{14}Az^2$ (G. Bertrand).

Antidotes et traitement. — Les vomissements étant rares et parfois absents, il importe de les provoquer ou de les faciliter.

D'ailleurs, l'action de la nicotine étant foudroyante, si la mort n'est pas survenue immédiatement, il est probable que le toxique sera rapidement éliminé par le rein et qu'un dénouement fatal ne surviendra pas.

Comme contrepoison, on administrera des boissons acidulées, des décoctions de toutes les substances riches en tannin : café fort, macération d'écorce de quinquina. Le tannin forme, en effet, avec cet alcaloïde, des combinaisons peu solubles que les vomissements rejettent au dehors.

Alcaloïdes des Ombellifères

CIGUE ET CONICINE

Les Ombellifères, à côté de plantes comestibles, fournissent des espèces à principes excessivement vénéneux ; plusieurs d'entre elles sont confondues sous le nom générique de ciguë.

Grande ciguë. — La plus connue est la grande ciguë, ou ciguë officinale (*Conium maculatum*). Cette plante est très répandue en Europe ; elle est bisannuelle, d'un vert sombre, sa tige est maculée de taches rouge pourpre, les fleurs en sont blanches, disposées en ombelles, toutes les parties de la plante ont une odeur vireuse rappelant l'urine de chat. Les fruits sont globuleux et présentent cinq côtes inégales, mamelonnées.

Le pouvoir toxique de la grande ciguë est dû à plusieurs alcaloïdes ; la cicutine, appelée encore *conicine* et *conine*, la *méthylconicine*, la *conhydrine*, la *pseudo-conhydrine*, etc... De ces alcaloïdes, la cicutine est le plus abondant et le plus important.

Petite ciguë. — Une deuxième espèce est la petite ciguë ou faux persil, persil bavard (*Œthusa cynapium*). Elle offre une certaine ressemblance avec le persil avec lequel elle est souvent confondue ; mais son odeur, au lieu d'être aromatique, est vireuse.

Les autres caractères distinctifs seront indiqués dans le Précis de Matière médicale. Signalons, toutefois, que les fleurs de l'œthusa sont blanches, alors que les fleurs du persil sont jaunes.

La petite ciguë, beaucoup moins toxique que la grande, ne renfermerait pas de cicutine mais bien un alcaloïde, la *cynapine*, dont l'existence n'est pas certaine.

Ciguë vireuse. — Une troisième espèce est la ciguë vireuse (*Cicuta virosa*), appelée encore cicutaire aquatique, ciguë d'eau. C'est une herbe vivace, à grosses racines charnues, à tige cylindrique, fistuleuse, à fleurs blanches en ombelles. Elle croît dans les terrains humides, au bord des étangs ; toutes ses parties possèdent une odeur vireuse. De la racine s'écoule un suc blanc, à odeur forte, devenant jaune par la dessiccation.

La ciguë vireuse, fort vénéneuse, doit sa toxicité à la cicutine ; elle serait plus toxique que la grande ciguë.

D'autres plantes de la même famille sont encore très toxiques et leur aspect, rappelant celui des plantes voisines comestibles, a pu occasionner quelques méprises suivies de graves accidents. L'*Œnanthe crocata*, ou œnanthe safranée est de ce nombre.

Empoisonnements. — Les empoisonnements par la ciguë sont presque tous accidentels ; ils sont, en général, le résultat d'une méprise.

Bloc, de Montpellier, a cité quarante-huit cas d'empoisonnement, dont plusieurs suivis de mort, causés par l'ingestion de l'œnanthe safranée, ou panais sauvage, prise pour une racine comestible à cause de sa forme rappelant le navet. La ressemblance de la petite ciguë avec le persil a causé d'assez nombreux accidents.

Les propriétés toxiques de la grande ciguë sont connues de toute antiquité ; les Athéniens faisaient boire *la ciguë* (infusion de ciguë mélangée de suc de pavot), aux condamnés à mort.

Symptômes. — Les symptômes de l'empoisonnement par la ciguë ne peuvent être mieux décrits que dans la relation de la mort de Socrate, rapportée par Platon :

« Un esclave apporte à l'illustre vieillard la coupe empoisonnée : « Que dois-je faire, demande tranquillement Socrate » — « Vous promener après avoir bu et vous coucher sur le dos lorsque vos » jambes commenceront à s'appesantir ». Socrate prend aussitôt la coupe, l'approche de ses lèvres et la vide lentement. Puis, tout en se promenant dans sa cellule, il s'efforce de consoler ses amis désolés et éperdus. « Rappelez votre courage, leur dit-il, j'ai » toujours entendu dire que la mort devait être accompagnée » de bons augures ». Cependant il continuait de se promener. Dès qu'il sentit de la pesanteur dans les jambes, il se mit sur son lit et s'enveloppa de son manteau. L'esclave montrait aux assistants les progrès du poison. Déjà un froid mortel avait glacé les pieds, les jambes et les environs du bas-ventre, il était près de s'insinuer au cœur lorsque Socrate, soulevant son manteau, dit à Criton : « Nous devons un coq à Esculape ; n'oublie pas » d'exécuter ce vœu. — Cela sera fait : mais n'as-tu rien autre

» à nous ordonner ? » Socrate ne répondit point ; un moment après il fit un mouvement. L'esclave l'ayant découvert reçut son dernier regard et Criton lui ferma les yeux ».

Doses toxiques. — La cicutine, conine ou conicine est un poison très violent et dont l'action est très rapide (comme celle de la nicotine et de l'acide cyanhydrique). *La dose toxique est de quelques centigrammes.* L'ingestion de 6 grammes de feuilles fraîches de ciguë peut occasionner des accidents mortels.

Mécanisme de l'intoxication. — La cicutine agit comme destructeur des globules sanguins ; c'est également un poison de la moelle et des cellules nerveuses. Rabuteau le classe parmi les neurotiques

Lésions. — Elles résultent surtout de l'altération du sang ; on observe sur la peau des extravasions sanguines, le sang est très noir et les globules sont déformés.

Recherche du toxique. — On recherchera la conicine dans le sang et surtout dans le contenu stomacal et intestinal, car, *les vomissements n'ayant pas eu lieu,* le toxique n'a pu être rejeté.

Cette recherche est fort difficile ; aussi est-il extrêmement important de procéder à un examen minutieux du contenu du tube digestif pour y découvrir, si la mort est due à une méprise, des débris de plantes qu'on puisse caractériser.

L'expert cherchera ensuite à isoler la cicutine à l'aide de la méthode de Stas. Voici les principaux caractères de cet alcaloïde :

Propriétés de la cicutine. — C'est un alcaloïde non oxygéné, $C^8H^{17}N$, donc liquide, à réaction basique, à odeur forte et désagréable, soluble dans l'eau ; l'éther l'enlève à ce solvant, elle est dextrogyre ($\alpha_D = + 13°79$) ; la nicotine, alcaloïde également liquide, est lévogyre.

Elle s'altère à l'air en prenant une teinte brune ; elle forme, avec les acides, des sels ; mais ces sels ne sont pas très stables et se dissocient pendant les évaporations en régénérant la cicutine qui se perd par volatilisation (car les alcaloïdes liquides sont volatils).

En raison de ce caractère, la cicutine est difficile à isoler dans une recherche toxicologique, d'autant plus qu'elle ne possède pas de réaction très probantes.

Pour la séparer des matières organiques, on se servira donc de la méthode de STAS, en évitant d'élever la température pendant les évaporations et en opérant à l'abri du contact prolongé de l'air.

Mode opératoire. — On combine l'alcaloïde à un acide en présence d'alcool ; on chasse l'alcool, on ajoute un alcali et de l'éther.

L'éther décanté est agité avec de l'acide sulfurique dilué au cinquième, l'alcaloïde se dissout dans la solution aqueuse à l'état de sulfate de cicutine ; dans cette solution, on libère la cicutine par un alcali, on épuise à nouveau par l'éther qui, par évaporation rapide, abandonne l'alcaloïde sous forme de gouttelettes huileuses.

Caractérisation. — Ce liquide huileux a une odeur particulière de souris ; par l'acide chlorhydrique, il donne parfois une coloration verdâtre due plutôt à une impureté, car l'alcaloïde très pur ne se colore à peu près pas. Mais ce chlorhydrate est intéressant, car il cristallise en aiguilles soyeuses qui, examinées au microscope polarisant, sont douées du pouvoir rotatoire.

Ces cristaux, incolores et déliquescents rougissent et bleuissent par simple évaporation.

Ces caractères sont peu précis, mais on ne peut guère confondre la cicutine qu'avec la nicotine qui, elle, se caractérise beaucoup plus nettement.

Dans le traitement précédent, on pourrait encore avoir isolé un alcaloïde putréfactif liquide (ptomaïne), qu'il serait plus difficile de différencier.

Aussi les commémoratifs et l'examen du tube digestif sont-ils de la plus haute importance.

Expérimentation physiologique. — L'expérimentation physiologique n'est pas suffisamment caractéristique. L'animal présente de l'affaiblissement dans les membres postérieurs, puis des mouvements convulsifs ; il tombe sur le côté droit, reste immobile, très affaisé, et meurt cinq minutes après l'administration de la conicine.

Dosage. — Cet alcaloïde est tellement vénéneux, qu'il suffit de le caractériser dans les viscères pour être en droit de conclure à un empoisonnement, sans qu'il soit utile de procéder à un dosage d'ailleurs fort difficile.

Antidotes et traitement. — L'intervention doit être rapide ; comme la cicutine ne provoque pas de vomissements, il sera bon de les inciter par un moyen quelconque ; on administrera ensuite les antidotes ordinaires des alcaloïdes (café fort, tannin). Si l'asphyxie est commencée, on pratiquera la respiration artificielle.

Alcaloïdes des Renonculacées

ACONITS. — ACONITINE

Les Renonculacées, plantes à propriétés généralement très toxiques, comprennent le genre aconitum qui produit plusieurs espèces formant la variété des aconits. Les principales espèces portant le nom d'aconits sont : L'aconit napel (*aconitum nappelus*), très commun dans les régions montagneuses de la France et souvent cultivé comme plante d'ornement ; *l'aconitum ferox*, poussant dans les montagnes des Indes ; *l'aconitum lycoctonum* (aconit

tue-loup), dont les propriétés toxiques étaient connues depuis
les temps les plus reculés.

Ces aconits renferment plusieurs alcaloïdes dont le plus toxique
est l'*aconitine, constituant le poison le plus violent que l'on connaisse.*

Empoisonnements. Doses toxiques. — Au moyen âge, l'aconit
était utilisé comme poison d'épreuve ; accusait-on un homme
d'avoir commis un crime, on lui faisait avaler une préparation
d'aconit à laquelle Dieu devait lui donner la force de résister,
s'il n'était point coupable. Par ce procédé, la justice ne trouvait
guère d'innocents.

Aujourd'hui, les empoisonnements dus à l'aconit sont généralement accidentels. Un chanteur, voulant se guérir d'un enroue-
ment, prend une trop forte dose de teinture d'aconit et meurt.

La racine, les feuilles, ont été confondues, non sans dangers,
avec la racine ou les feuilles du céleri.

L'aconitine, principe actif des préparations d'aconit, est un
poison des plus énergiques. *Un ou deux milligrammes sont toxiques
pour un adulte,* la susceptibilité individuelle jouant un grand rôle ;
aussi, en thérapeutique, l'ordonne-t-on à la dose de un dixième
et un quart de milligramme. L'aconitine existe dans toutes les
parties de la plante ; elle est accompagnée dans les diverses
variétés d'aconit par d'autres alcaloïdes :

Aconit napel.	*Aconitine, Napelline, etc.*
Aconit ferox	*Aconitine, Pseudoaconitine*
Aconit du Japon	*Aconitine, Japaconitine*
Aconit lycoctonum	*Aconitine, Lycaconitine*

Nous ne nous occuperons que de l'aconitine, le seul alcaloïde
que l'on recherche dans une intoxication par les préparations
d'aconit.

Aconitine. — L'aconitine est un alcaloïde cristallisé de formule
bien définie. $C^{34}H^{47}NO^{11}$, mais les divers produits vendus dans le
commerce sous le nom d'*aconitine amorphe*, allemande ou anglaise,

sont loin d'avoir la même constitution chimique et la même toxicité. C'est une des raisons qui rendent si dangereux et si infidèle l'emploi de cet alcaloïde comme médicament ; aussi, lorsque un médecin formule de l'aconitine, il devrait toujours en indiquer l'origine ou encore la marque ou le nom du fabricant. Il serait préférable de réserver le nom d'aconitine à l'*aconitine cristallisée*, produit bien défini, dont la constitution chimique et la toxicité sont bien connues, et qui est plus active que l'aconite amorphe.

Bien que cet alcaloïde soit beaucoup plus toxique que l'acide cyanhydrique, la strychnine ou la nicotine, il a été fort rarement employé dans un but criminel.

Symptômes de l'empoisonnement. — La saveur de l'aconitine est légèrement amère ; elle produit sur la langue un *picotement* ou un *fourmillement* particulier assez caractéristique. Ce picotement gagne l'arrière-gorge ; puis, le poison arrivant dans l'estomac, apparaissent les nausées et les vomissements suivis de vertiges, de syncopes. La pupille est légèrement dilatée, les fourmillements gagnent la face et les membres qui finissent par s'engourdir. *Le patient se figure avoir la tête, les lèvres, les membres d'une grosseur excessive.* La diarrhée est abondante, la température s'abaisse, la respiration devient stertoreuse, la mort survient par asphyxie au bout de cinq à six heures.

Les animaux sont très sensibles à l'action de l'aconitine et constituent de très bons réactifs physiologiques de ce poison.

Lésions. — Inflammation du tube digestif.

Mécanisme. — RABUTEAU place ce poison parmi les neurotiques, il paralyse les centres respiratoires et cardiaques, provoquant la mort par asphyxie mécanique.

Recherche du toxique. — On le recherche dans le tube digestif, dans le foie qui le localise, dans les urines qui le renferment en nature. Voici les propriétés sur lesquelles on pourra baser sa recherche.

Propriétés chimiques. — C'est un alcaloïde bien cristallisé fondant à + 194, répondant à la formule $C^{34}H^{47}AzO^{11}$; il est décomposable par les acides ou les bases énergiques. Il est très peu soluble dans l'eau, très soluble dans l'éther, la benzine, l'alcool et surtout le chloroforme.

Il forme avec les acides des sels stables, décomposables par les bases.

Extraction. — La méthode de STAS, avec la modification d'OTTO, donnera de bons résultats.

Mode opératoire. — Additionner les matières, convenablement divisées, d'alcool et d'acide tartrique (un acide minéral pourrait décomposer l'aconitine). Evaporer l'alcool après filtration, reprendre le résidu par l'alcool absolu ; évaporer et reprendre par l'eau. On obtient ainsi une solution acide de tartrate d'aconitine ; agiter avec de l'éther de pétrole pour enlever les matières grasses, ajouter du bicarbonate de soude (et non de la potasse), agiter avec de l'éther ou mieux, si on croit que le toxique est de l'aconitine, avec de la benzine, par évaporation, ce solvant abandonnera l'alcaloïde.

En suivant la méthode de DRAGENDORFF, on retrouvera l'aconitine dans la liqueur provenant de l'épuisement de la solution alcaline par l'éther de pétrole. L'expert ne doit pas oublier, quelle que soit la méthode suivie, *que les acides minéraux et les bases énergiques altèrent l'aconitine* (1).

Réactions. — L'alcaloïde isolé, il faut le caractériser, ce qui est très difficile car ses réactions chimiques ne sont ni nettes ni

(1) Par hydrolyse, l'aconitine est dédoublée en aconine et acide benzoïque alors que la pseudo-aconitine donne de l'aconine et de l'acide vératrique.

probantes. La démonstration d'un empoisonnement par une petite quantité d'aconitine, ou une préparation d'aconit, est au nombre des problèmes les plus ardus qui puissent être posés à un expert.

Les réactifs généraux précipitent l'aconitine sans donner de précipités caractéristiques. Pourtant, signalons que l'*acide phosphomolybdique donne un précipité blanchâtre* dans un centimètre cube de liquide contenant de 4 à 7 centièmes de milligramme d'aconitine (l'aconitine pure ne donnerait pas cette réaction — JURGENS).

Le précipité devient bleuâtre à la longue. C'est là un réactif sensible, mais nullement spécifique ; les autres réactions indiquées ne valent guère mieux car certaines aconitines les donnent, mais pas toutes.

D'après MAILLANNEH, des traces d'aconitine, ou de poudre d'aconit, additionnées d'un petit fragment de ferricyanure de potassium et traitées par une goutte d'acide formique donneraient immédiatement *une coloration verte* ; cette réaction colorée, sensible au dixième de milligramme, différencierait cet alcaloïde de la morphine, de la digitaline, de la strychnine et de l'hyosciamine ; elle ne m'a pas paru plus fidèle que les autres (FONZES-DIACON).

Les réactions colorées n'étant ni nettes ni caractéristiques, on aura recours à une réaction microchimique signalée par JURGENS ; on dissout le résidu à examiner dans une goutte d'acide acétique dilué et on ajoute un petit cristal d'iodure de potassium : on voit se former des lamelles clinorhombiques orangées d'iodhydrate d'aconitine.

Pseudo-aconitine. — L'aconitine de provenance française est surtout constituée par de l'acétylbenzoylaconine ; l'aconitine de provenance anglaise serait constituée principalement par de la *veratroylaconine* ou *pseudo-aconitine*, dont la toxicité peut être comparée à celle des venins ou des toxines. Celle-ci, traitée par l'acide azotique fumant, donne un corps jaune qui, mouillé par une solution alcoolique de potasse de 1/10. prend une belle coloration rouge pourpre. La solution sulfurique, chauffée avec une trace d'acide vanadique, prend une coloration rouge violacé.

Expérimentation physiologique. — Le réactif chimique n'a donc pas grande valeur. Le réactif physiologique vaudra-t-il mieux ? Les résultats sont plus précis, mais sont loin d'être toujours démonstratifs.

1° On tâchera de reconnaître le picotement que déterminent, sur la langue, les produits renfermant de l'aconitine.

2° On injectera un peu de résidu alcaloïdique, dissous dans l'eau, à un cobaye ou à une grenouille. Sur la grenouille, avec un quarantième de milligramme, on observe que, pendant quelques minutes, le cœur bat avec une parfaite régularité, puis les pulsations deviennent inégales commme amplitude et comme durée : *c'est là la période dite d'ataxie.*

Le cœur reste ensuite immobile ou animé d'un petit frémissement à peine perceptible ; puis les pulsations reprennent un rythme régulier et augmentent d'amplitude ; peu de temps avant la mort, elles s'espacent et s'affaiblissent et enfin cessent complètement. Malheureusement les diverses aconitines ne donnent pas toutes les mêmes réactions physiologiques.

En résumé, de tous les poisons alcaloïdiques importants, l'aconitine est celui dont la recherche présente le plus de difficultés. Cette recherche est d'autant plus délicate que la toxicité de l'aconitine étant très grande, c'est toujours sur de très faibles résidus qu'il faut essayer les réactions caractéristiques qui sont d'ailleurs fort imprécises.

Antidotes et traitement. — Favoriser les vomissements ; administrer, si besoin, les émétiques.

Le tanin agira comme contrepoison. S'il le faut, on pratiquera la respiration artificielle, les massages, les frictions chaudes, puis on fera prendre des excitants : vins, alcools, infusions de plantes aromatiques ; injections d'éther.

STAPHYSAIGRE

Les Renonculacées fournissent encore la staphysaigre (*Delphinium staphysagria*), renfermant la delphinine, alcaloïde oxygéné, solide, très actif (ainsi que la *delphinoïdine* et la *staphysagrine*). Cet alcaloïde ne présente pas de réaction caractéristique.

On ne signale d'ailleurs que quelques empoisonnements acccidentels par les préparations de cette plante.

ALCALOÏDES DES ERYTHROXYLACÉES

Les *Cocaliers*, Erythroxylon coca et ses diverses variétés, contiennent plusieurs alcaloïdes dérivés d'une base commune : l'Ecgonine $C^9H^{15}AzO^3$. Le plus important de ces corps est la *cocaïne* dont l'emploi, comme anesthésique, a pris rapidement une extension considérable dans les opérations de grande ou petite chirurgie.

COCAÏNE

La cocaïne, ou méthybenzoylecgonine, répond à la formule $C^{17}H^2AzO^4$; elle se présente en cristaux blancs, fondant à 98°; se disolvant mal dans l'eau (1 /704), beaucoup mieux dans l'alcool et surtout l'éther, ainsi que dans la vaseline et les corps gras. La saveur en est amère ; elle émousse, pendant quelque temps, la sensibilité de la langue.

Par hydrolyse, la cocaïne se dédouble facilement en acide benzoïque, alcool méthylique et ecgonine ; chauffé dans un tube à essai à 100° pendant quelques minutes avec de l'acide sulfurique, il se forme du benzoate de méthyle dont l'odeur suave et caractéristique se développe quand on ajoute avec précaution une petite quantité d'eau ; par refroidissement, de l'acide benzoïque cristallisé.

Ses propriétés anesthésiques, signalées par LABORDE en 1884, et étudiées ensuite par KOLLER, l'on fait entrer dans la pratique médicale. La cocaïne étant très peu soluble, c'est surtout son chlorhydrate que l'on emploie, sel qui est soluble dans deux fois son poids d'eau.

Empoisonnements. — La plupart des empoisonnements occasionnés par la cocaïne sont des accidents de clinique et, à ce titre, intéressent surtout le médecin ; mais son emploi s'est tellement répandu que, dans un cas d'urgence, le pharmacien peut être appelé à intervenir. Ces accidents sont le plus souvent sans gravité, pourtant quelques-uns ont été suivis de mort (1). On trouve signalés par les auteurs quelques empoisonnements-suicides, mais très peu d'empoisonnements-criminels. La cocaïne se classe parmi les poisons cérébro-spinaux.

La dose toxique varie avec la susceptibilité du sujet et la voie de pénétration ; c'est ainsi que, d'après BOUR, certaines muqueuses et avant tout l'urèthre, offrent une puissance d'absorption très grande. Nombreux sont les accidents qui ont été observés après une injection de cet alcaloïde sous la gencive, précédant l'avulsion d'une dent. Il n'est pas prudent de dépasser 14 à 15 centigrammes en solution à 1 pour 200.

Dans les cas d'empoisonnements-suicides, la dose mortelle a varié antre 1 et 2 grammes.

L'*élimination* se fait par les reins ; mais, d'après GLEY, une partie de la cocaïne subirait une transformation dans le foie, si bien qu'il ne s'élimine environ que la cinquième partie de la dose ingérée. La *novocaïne* est bien moins toxique que la cocaïne (2).

Symptômes de l'intoxication aiguë. — Ils débutent dix minutes à trois quarts d'heure après l'injection et se traduisent par de

(1) Notamment dans la pratique moderne de la rachicocaïnisation, injection de 1 à 2 centigrammes de chlorhydrate de cocaïne dans la cavité médullaire.

(2) Novocaïne. Produit de synthèse découvert par Uhfelder et Elinhorm, constitué par le chlorhydrate de para-amino-benzoyldiéthylamino-éthanol.

l'*anxiété précordiale*, douleur poignante rappelant celle de l'angine de poitrine ; le *pouls* est incomptable, filiforme, intermittent ; la *face* est livide, les *extrémités* froides, la peau recouverte de sueur. La syncope peut survenir entraînant la mort.

On observe parfois des *troubles digestifs* : vomissements, diarrhée, anurie. Des *troubles nerveux* se manifestent au début : excitation, hallucination, ébriété, sensibilité émoussée surtout aux mains ; le plus souvent la durée des accidents est courte, mais elle peut se prolonger pendant plusieurs jours.

La mort peut être presque immédiate, parfois elle est plus tardive, de 2 à 20 heures après l'absorption.

Les *lésions à l'autopsie* ne sont nullement caractéristiques : congestion pulmonaire.

L'intoxication chronique constitue la *cocaïnomanie* dont l'étude dépasserait le cadre de ce traité.

Recherche du toxique. — On pourra l'extraire des tissus et notamment du contenu du tube digestif, par la méthode de DRAGENDORFF, en épuisant la liqueur alcaline par le pétrole léger.

L'alcaloïde isolé sera caractérisé par la réaction de GREITHER : à deux ou trois gouttes de solution cocaïnique, on ajoute 2 à 3 c.c. d'eau chlorée, puis 2 gouttes d'une solution de chlorure de palladium à 5 %.

Un beau précipité rouge, insoluble dans l'éther et l'alcool, soluble dans l'hyposulfite de sodium et décomposé lentement par l'eau, indiquerait la présence de la cocaïne.

De nombreuses réactions ont été encore publiées qui sont peu fidèles et peu sensibles.

La réaction physiologique, anesthésie locale produite par injection d'une petite quantité du produit isolé, pourrait donner quelque indication. Mais c'est surtout en s'appuyant sur les commémoratifs que l'on pourra diagnostiquer l'empoisonnement cocaïnique.

Traitement. — Le malade étant couché et ses vêtements desserrés, on lui fera respirer du nitrite d'amyle en laissant les

fenêtres largement ouvertes ; on pourra pratiquer des injections
d'éther, de caféine, de pilocarpine (0,01) ; on essaiera de lui faire
boire de l'eau coupée de cognac. Enfin, les convulsions pourront
être combattues par un lavement additionné de 1 à 2 grammes
de chloral ou de 3 à 4 grammes de bromure de potassium.

Alcaloïdes des Champignons

ERGOT DE SEIGLE

Les champignons vénéneux existent en grand nombre ; nous
étudierons, en première ligne, l'ergot de seigle.

L'ergot de seigle résulte du développement d'un champignon
ascomycète, le *Claviceps purpurea*, dont le mycélium, croissant
au dépens et à la place du grain de seigle, forme une masse allongée
un peu recourbée, dure, d'un brun violacé, longue de 2 à 3 centimètres.

L'ergot croît encore sur le blé et quelquefois sur l'orge, sur
l'avoine.

L'ergot de seigle constitue un médicament dangereux, employé
quelquefois en obstétrique et auquel les sages-femmes, plutôt
que les accoucheurs, s'adressent encore aujourd'hui pour activer
les contractions utérines et faciliter l'expulsion du fœtus.

Il est encore ordonné, comme hémostatique, à la dose de 0 gr. 50
à 2 grammes.

Empoisonnements. — On ne signale pas d'empoisonnements
criminels par l'ergot de seigle ; mais la présence de ce dernier
dans le seigle et, par suite dans le pain, a occasionné de nombreux
et graves accidents qui constituent l'*ergotisme*.

L'ergotisme s'est déclaré, comme une véritable épidémie, chez
toute une population ayant mangé du pain renfermant jusqu'à
7 % d'ergot de seigle.

L'ergotisme se manifeste par les troubles suivants : vertiges, hébétude, trouble de la vue et une sorte d'ivresse particulière. Dans l'intoxication chronique, on distingue deux formes : l'une dite *convulsive*, l'autre *gangréneuse*.

BONJEAN a retiré du seigle ergoté une substance complexe désignée sous le nom impropre d'*ergotine* utilisé en thérapeutique ; ce n'est qu'un extrait aqueux. Le principe actif est un alcaloïde extrait par TANRET : l'*ergotinine*.

C'est un corps blanc, de formule $C^{35}H^{40}N^4O^6$, cristallisé, très altérable à l'air, peu soluble dans l'eau, soluble dans les solvants neutres (éther, alcool), formant des sels avec les acides.

D'autres alcaloïdes ont pu être extraits de l'érgot de seigle : la picrosclérotine (DRAGENDORFF), la cornutine (KELLER), ergo-stérine (G. TANRET); mais, *au point de vue toxicologique, l'ensemble de ces alcaloïdes constitue l'ergotinine*; on peut en extraire environ un gramme d'un kilogramme d'ergot de seigle.

Cet alcaloïde brut, dissous dans de l'alcool sulfurique à parties égales, donne une coloration rouge orangé persistant (KELLER) ; en solution chloroformique, il donne une belle coloration bleue intense au contact d'acide nitrique nitreux additionné de quelques gouttes d'éther (G. TANRET).

La matière colorante rouge extraite du clairceps purpuréa est caractérisée par un spectre d'absorption qu'on peut retrouver encore dans les produits d'extraction des viscères d'un cadavre après quinze jours d'inhumation (MARINOZUES et DUCCINI).

Extraction. — On pourra donc l'extraire par la méthode de STAS, en évitant le plus possible le contact de l'air qui l'altère. Mais c'est l'ergot de seigle que l'on a le plus souvent à caractériser, soit en nature, soit mélangé à de la farine qui a servi à faire un pain dont la consommation a occasionné l'apparition de l'ergotisme.

1° *Par la potasse.* — L'ergot de seigle laisse dégager une odeur de triméthylamine ; mais il faut qu'une farine en renferme au moins 1 % pour qu'on puisse en percevir l'odeur.

2° Comme caractère microscopique, on peut signaler la présence de points violacés dans la farine contaminée.

3° La farine est additionnée de quelques cristaux d'acide oxalique, puis d'éther, et chauffée. L'éther se colore en rouge s'il y a de l'ergot.

Voici comment il convient de procéder à une recherche d'ergot dans une farine :

10 grammes de farine sont traités par 300 grammes d'alcool bouillant ; on laisse déposer, on décante l'alcool, on épuise à nouveau.

Le résidu est ainsi dépouillé des matières grasses ; on l'agite avec 10 grammes d'alcool à 90°, on ajoute 10 à 20 gouttes d'acide sulfurique au cinquième ; le liquide se colore *en rouge plus ou moins foncé* suivant la proportion d'ergot contenue dans la farine.

Le formulaire des hôpitaux militaires traite 10 gr. de farine par 20 c. c. d'éther additionné de dix gouttes d'acide sulfurique au 1/4. On laisse en contact cinq heures, on filtre et, après addition de dix gouttes d'une solution saturée de bicarbonate de soude, on agite vigoureusement.

L'apparition d'une *coloration violette* indique la présence de seigle ergoté, réaction sensible à 0,01 pour 100.

CHAMPIGNONS VÉNÉNEUX. — MUSCARINE

ET PHALLINE

Une étude complète des champignons vénéneux dépasserait le cadre de ce livre ; l'étudiant en trouvera d'ailleurs la description dans les ouvrages spéciaux de mycologie.

Mais il serait dangereux de croire pouvoir reconnaître les expèces vénéneuses par leur simple comparaison avec des planches coloriées même les meilleures, car rien ne ressemble à un bon champignon comme un mauvais pour un chercheur qui n'est pas très averti ;

aussi est-il plus sage, dans chaque région, de se borner à la cueil-
lette de ceux-là seuls qu'une longue habitude a montré être inoffensifs.

Dans un cas d'empoisonnement par les champignons, **les
commémoratifs jouent le principal rôle ;** le toxicologue n'aura
guère à intervenir car l'autopsie aura permis d'isoler, de l'estomac
de la victime, des fragments encore reconnaissables de la crypto-
game vénéneuse.

Nous verrons, d'ailleurs, que l'isolement des principes toxiques
de ces aliments délicieux, mais combien dangereux, ne peut guère
être tenté avec quelque chance de succès.

Et pourtant il arrive souvent que des intoxications, causées par
les champignons, soient attribuées, par la rumeur publique, à un
empoisonnement criminel.

Il serait donc fort important de pouvoir extraire et caractériser
chimiquement les poisons des champignons ; malheureusement
ces corps sont très difficiles à isoler, altérables et mal connus.

Les champignons vénéreux sont très abondants et appartiennent
à des espèces différentes ; ils ne renferment pas tous le même
toxique ; aussi les symptômes de l'empoisonnement sont-ils très
variés.

Tantôt ils agissent comme stupéfiants, leur effet est analogue à
ceux des narcotiques (étourdissements, somnolence). D'autres
fcis, on observe une vive irritation du tubè dlgestif avec vomissements, diarrhée abondante, convulsions. Ces symptômes ne se
manifestent souvent que plusieurs heures après l'ingestion.

Parmi les espèces vénéneuses, nous signalerons notamment :

1º Un agaric : la *fausse oronge* (*Amanita muscaria*), ou amanite
tue-mouche, beau champignon dont le chapeau rouge et visqueux
est couvert d'écailles blanches (débris de la volve), ce qui le distingue de l'oronge vraie (Amanita cœsarea) champignon non
vénéneux et très estimé. De nombreux empoisonnements sont dus
à cette confusion, car la fausse oronge n'a ni la saveur désagréable,
ni l'odeur repoussante des autres champignons vénéneux. Sa
toxicité est due à un alcaloïde irritant, la *muscarine*, composé
basique qui se rattache à la choline ·

$$
C < \begin{matrix} OH \\ H \\ H \end{matrix} \qquad\qquad C = \begin{matrix} O \\ \\ H \end{matrix}
$$

$$
C < \begin{matrix} N \\ H \\ H \end{matrix} \begin{matrix} OH \\ CH^3 \\ CH^3 \\ CH^3 \end{matrix} \qquad\qquad C < \begin{matrix} N \\ H \\ H \end{matrix} \begin{matrix} OH \\ CH^3 \\ CH^3 \\ CH^3 \end{matrix} , \ H^2O
$$

choline   muscarine

On la retrouve encore dans l'amanite panthère (A. panthérina) vénéneuse.

2° Les amanites phalloïde (A. phalloïdés), citrine (A. citrina) et printanière (A. verna), souvent confondues avec des espèces comestibles telles que les coucoumelles (A. vaginata et ovoïdea), la lépiothe (L. pudica), la boule de neige (Pratilla arvensis) etc., sont également très vénéneuse ; elles doivent leur toxicité à un alcaloïde stupéfiant, mal défini chimiquement : la *phalline*, beaucoup plus actif que la *muscarine*.

3° A côté du *bolet comestible* ou cèpe (*Boletus édulis*), existent des bolets très toxiques que l'on distingue facilement à ce que. lorsqu'on les incise, leur chair devient bleue à l'air, alors que celle du bolet comestible reste blanche.

Il est pourtant des champignons comestibles qui bleuissent à l'air.

Il n'existe aucun caractère différenciel absolu entre les champignons comestibles et les champignons vénéneux.

La dessiccation n'enlève pas aux champignons leur toxicité ; mais on peut la faire disparaître en les faisant bouillir avec des acides dilués, notamment du vinaigre, ou avec de l'eau salée, puis égouttant et lavant à l'eau bouillante. En effet, le vinaigre et l'eau salée dissolvent le principe toxique. Ainsi préparés, les champignons les plus vénéneux seraient inoffensifs.

Ce sont là des expériences dangereuses. Mieux vaut rejeter tout champignon douteux, car, alors même qu'il n'entraîne pas la mort, cet empoisonnement est suivi d'une convalescence excessivement longue, marquée par de la pâleur, de la faiblesse et des troubles digestifs.

Dans l'état actuel de nos connaissances, l'expert ne saurait tenter avec succès de retirer, des viscères, la phalline ou la muscarine (Barthe).

Symptômes. — Les empoisonnements provoqués par les champignons à *muscarine* sont très rarement mortels.

Les troubles gastro-intestinaux communs à toutes les intoxications se compliquent d'une agitation délirante : *folie muscarinique*, suivie d'une torpeur qui marque la fin des troubles graves.

Bien plus dangereux sont les empoisonnements par les champignons à *phalline* qui entraînent la mort dans la plupart des cas.

Ici encore, apparaissent les troubles gastro-intestinaux mais un peu plus tardivement, cinq ou six heures après le repas ; ils sont suivis d'*une période de somnolence (prostration phallinique)* dont le malade peut sortir pour traverser une crise d'excitation sans délire puis retomber dans le sommeil.

Mais, le plus souvent, la somnolence fait place au coma qui précède la mort.

La convalescence est toujours fort longue, marquée par des troubles cardiaques pouvant provoquer une fin inattendue ; enfin, l'action hémolysante de la phalline peut déterminer des hématuries, accompagnées d'ictère hémolytique.

Mécanisme. — RABUTEAU admet que ces toxiques agissent sur la fibre musculaire : ce seraient donc des poisons musculaires. Ils agissent également sur le sang dont ils provoquent l'hémolyse (phalline).

Lésions. — Dans les cas de mort, le corps est souvent recouvert de taches bleuâtres ou violacées : hémorragies punctiformes. A l'autopsie, on retrouve généralement des débris de champignons dans le contenu stomacal, ce qui, avec les commémoratifs, fixe la nature de l'intoxication. On constate une dégénérescence graisseuse du cœur, du foie et des reins.

Élimination. — Elle a lieu par les urines sans transformation du principe toxique.

Traitement. — Dans les cas d'intoxication par les champignons, surtout dans les villages, le pharmacien doit souvent intervenir ; malheureusement, on ne connaît aucun antidote certain contre le principe actif des champignons.

On a proposé le tanin, le café fort ou les décoctés de quinquina ou de noix de galle pour insolubiliser le toxique dans le tube digestif ; mais il ne faudrait surtout pas administrer *de l'eau vinaigrée ou salée* qui dissoudrait le principe actif et en faciliterait la rapide absorption.

La médication pratique consiste à faire rejeter le poison en provoquant les vomissements par la titillation de la luette ou, à l'aide de l'ipécacuanha (1 gramme chez les enfants), ou mieux pour les grandes personnes, par l'administration d'un émétocathartique (tartre stibié, 0,05 centigrammes et sulfate de soude, 30 grammes) qui expulsera le poison par les deux extrémités du tube digestif.

Les purgations sont en effet précieuses, *car les champignons sont difficilement digérés et peuvent séjurner parfois plusieurs jours dans l'intestin, l'absorption du principe toxique continuant à se faire lentement.*

Les lavages de l'estomac à l'aide du tube de FAUCHER sont d'un précieux secours.

Des saignées abondantes, suivies d'injections intraveineuses de sérum glucosé ou salé (lavage du sang), avec administration d'un mélange de magnésie et de noir animal, ou de charbon végétal, prolongée pendant deux jours, ont donné d'excellents résultats dans trois cas d'empoisonnement grave produit par l'amanite panthère confondue avec la lépiothe (DALMIER).

Un abcès de fixation à la térébenthine pourra être pratiqué par un docteur.

Si la peau se refroidit et se couvre d'une sueur froide, il faut faire prendre des boissons alcooliques pour relever l'organisme, mais seulement après que les vomissements ont rejeté les débris de champignons contenus dans l'estomac, *car l'alcool dissout le principe actif ;* injections de caféine.

Enfin, le toxique s'éliminant en nature par les urines, il faudra administrer des diurétiques.

On a proposé, comme contrepoison physiologique, *l'atropine* qui serait l'antagoniste de la *muscarine ;* l'administration de ce contrepoison contesté est du domaine de la médecine.

Le docteur CALMETTE a préparé un sérum préventif mais non curatif.

CHAPITRE XIII

Alcaloïdes d'origine animale : Ptomaïnes, Leucomaïnes

La liste des alcaloïdes toxiques est loin d'être épuisée ; nous n'avons signalé que les principaux d'entre eux ; une étude plus complète dépasserait le cadre de ce traité, mais nous ne pouvons abandonner cette question sans nous occuper des alcaloïdes animaux : *ptomaïnes ou* alcaloïdes cadavériques et *leucomaïnes.*

PTOMAÏNES. — LEUCOMAÏNES. — TOXINES

La démonstration de l'existence d'alcaloïdes animaux résultant de la putréfaction a été faite presque simultanément en France par le professeur Gautier, de la Faculté de médecine de Paris, et en Italie par le professeur Selmi, de Bologne.

Bien avant les travaux de ces deux savants, la formation de principes toxiques dans les viandes gâtées était connue ; mais, par une sorte d'idée préconçue, on ne pouvait admettre que leur constitution chimique pût se rapprocher de celle des alcaloïdes végétaux.

De même qu'on avait admis, avant Pasteur, que, seule, la nature pouvait donner naissance à des corps actifs sur la lumière polarisée ; de même, et sans aucune raison scientifique, on refusait

à la cellule vivante animale la possibilité de créer des corps analogues à ceux qui prennent naissance dans la cellule vivante
végétale.

C'est ainsi que, d'après LIEBIG, il fallait attribuer la toxicité
des corps en putréfaction à une sorte de fermentation d'une substance albuminoïde qui se transmettrait aux tissus de l'organisme
vivant en contact avec cette substance, de même qu'une cellule
de levure de bière finit par faire fermenter toutel a liqueur sucrée
sur laquelle on l'ensemence.

Au professeur GAUTIER revient l'honneur d'avoir montré le
premier que, dans la putréfaction de l'albumine, prend naissance
une substance azotée, basique, cristallisable et *jouissant de propriétés semblables à celles des alcaloïdes.* Cette première ptomaïne
avait donc été découverte dans des recherches purement scienti-
fiques ; bientôt SELMI, professeur à Bologne, chargé d'une contre-
expertise dans le procès du général GIBBONE qu'on croyait avoir
succombé à un empoisonnement criminel — car les premiers
experts avaient retiré de son cadavre un alcaloïde présentant
quelques-unes des réactions de la delphinine — isola des viscères
de la victime une substance alcaloïdique qu'il ne put complètement
identifier avec la delphinine. Il supposa que cet alcaloïde inconnu
pouvait s'être formé par suite de la putréfaction des organes et,
par des expériences méthodiques, ce savant démontra que, dans
les tissus en décomposition, prennent toujours naissance des bases
analogues aux alcaloïdes des végétaux. Il leur donna le nom de
ptomaïnes (de πτῶμα cadavre). Dès lors, les recherches dans cette
voie se sont multipliées et ont permis de démontrer l'existence :

1° *D'alcaloïdes putréfactifs solides, oxygénés,* analogues aux
alcaloïdes végétaux solides et oxygénés.

2° *D'alcaloïdes putréfactifs liquides, non oxygénés,* analogues à
la cicutine, à la nicotine ; leur odeur est tantôt désagréable, cadavérique ; d'autre fois, au contraire, elle rappelle celle du seringa,
de l'aubépine.

On peut donc retirer du cadavre humain en putréfaction des
alcaloïdes solides ou liquides ayant non seulement une constitution chimique et des propriétés physiques analogues à celles
des alcaloïdes végétaux, mais présentant encore, lorsqu'on étudie

leur action sur l'organisme, des phénomènes physiologiques semblables ; on y trouve, en effet, des corps parfois excessivement
toxiques, dilatant la pupille comme l'atropine, telle est la mydaléine de BRIEGER ; des corps provoquant des convulsions tétaniques comme la strychnine, des corps stupéfiants comme la morphine. Et il ne faudrait pas croire que ces alcaloïdes ne se forment
qu'après une très longue putréfaction ; on peut les retirer d'un
cadavre, en proportion déjà très sensible, au bout de deux à quatre
jours, c'est-à-dire alors que la putréfaction n'est pas encore très
avancée. Cette proportion va en augmentant avec la putréfaction
pendant vingt à trente jours ; puis elle paraît aller en diminuant.
Donc, la putréfaction, c'est-à-dire les microorganismes vivant aux
dépens des tissus morts, fabrique des bases absolument analogues
aux bases végétales ; mais l'expert pourra-t-il, au moins quand il
opérera sur un cadavre frais, se croire à l'abri de ces causes d'erreur ?

Non, car pendant la vie la cellule animale, *surtout dans les états
pathologiques*, fabrique, elle aussi, des substances alcaloïdiques
que l'on peut extraire, notamment des urines des malades, par les
méthodes de STAS ou DRAGENDORFF et auxquelles on a réservé
le nom de *leucomaïnes* (λευκωμα, blanc d'œuf) (1) ; toutefois ces
derniers alcaloïdes n'existent souvent qu'à l'état de traces. Ici
encore, on a pu isoler des leucomaïnes oxygénées, solides, et des
leucomaïnes non oxygénées, liquides.

La formation de ces leucomaïnes dans des blancs d'œuf ne
présentant aucun caractère apparent d'altération ni à la vue ni à
l'odeur, explique les nombreux empoisonnements, à forme parfois
épidémiques, observés chez toutes les personnes ayant mangé des
gâteaux à la crème sortis d'une même pâtisserie ; ces leucomaïnes,
d'origine microbienne, sont accompagnées de *toxalbumines* parfois
aussi virulentes que celles de la diphtérie, de la rage ou du tétanos ;
ces toxines, encore mal connues, toxiques parfois à des doses inférieures au milligramme, ne peuvent être isolées par les méthodes
actuelles.

Lorsque l'existence de ces alcaloïdes a été mise hors de doute,
la science toxicologique en a été fortement ébranlée. Les criminels

(1) Le premier de ces corps a été isolé du blanc d'œuf.

instruits qui avaient abandonné les poisons minéraux trop faciles à retrouver, notamment l'anhydride arsénieux, depuis l'admirable découverte de Marsh, pour ne plus avoir recours qu'aux toxiques végétaux, qui, ensuite, avaient dû renoncer à l'emploi de ces substances après la découverte des méthodes de Stas, Otto et Dragendorff, se sentirent de nouveau protégés par le doute où devait se trouver plongé l'expert depuis la découverte de ces nouveaux alcaloïdes et les empoisonnements par les toxiques végétaux, un instant enrayés, sont devenus de ce jour, plus nombreux. On comprend, d'autre part, que les toxicologistes aient porté tous leurs efforts sur la découverte d'un réactif permettant de distinguer nettement les alcaloïdes végétaux des alcaloïdes animaux.

Or, les alcaloïdes animaux réagissent sur les réactifs généraux de la même façon que les alcaloïdes végétaux. Pourtant, à un certain moment, deux toxicologistes éminents, Brouardel et Boutmy, crurent avoir découvert cette réaction si désirée. Ils annoncèrent que *le ferricyanure de potassium était réduit par les ptomaïnes seules, avec formation de bleu de Prusse en présence de perchlorure de fer, alors que les alcaloïdes végétaux n'avaient aucune action sur ce même réactif.*

C'était une découverte sensationnelle qui malheureusement ne fut point confirmée dans son intégrité ; la *morphine, l'atropine,* pour ne citer que deux des alcaloïdes les plus importants au point de vue toxicologique, *réduisent également le ferricyanure de potassium.* Cette réaction est pourtant précieuse, car toutes les ptomaïnes, corps *éminemment oxydables*, réduisent le ferricyanure de potassium avec la plus grande facilité, tandis que la plupart des alcaloïdes — sauf la morphine et l'atropine, dont d'ailleurs les réactions spécifiques sont très nettes — ne donnent pas de bleu de Prusse dans les mêmes conditions.

Réaction de Boutmy et Brouardel. — Voici comment doit s'effectuer cette réaction. On isole la base par la méthode de Stas et on la transforme en sulfate. On dissout le résidu dans quelques centimètres cubes d'eau et on ajoute quelques gouttes de cette liqueur à une solution diluée de ferricyanure de potassium ; celui-ci, en présence d'une ptomaïne (Pto.), corps très oxydable, passera à l'état de ferrocyanure, et si on ajoute alors une goutte de perchlorure de fer dilué il se formera immédiatement du bleu de Prusse :

$$Pto. + Fe^2Cy^{12}K^6 + H^2O = FeCy^6K^4 + FeCy^6K^2H^2 + O\ Pto.$$

Avec un alcaloïde végétal, sauf les rares exceptions signalées, on n'observera pas la formation du bleu de Prusse.

Nous voyons donc que, quand on aura isolé et caractérisé un alcaloïde végétal par ses réactions spécifiques, il sera bon de faire la réaction du ferricyanure qui, sauf pour la morphine ou l'atropine, sera négative si la substance isolée est bien un alcaloïde végétal.

Cette facile oxydation des ptomaïnes explique qu'elles réduisent aisément le bromure d'argent et, en effet, si on les transforme en sels par l'acide chlorhydrique dilué et qu'on trace des traits à l'aide d'une plume d'oie, avec cette solution sur du papier au bromure d'argent, *dans l'obscurité* celui-ci noircira rapidement aux endroits rayés :

$$2AgBr + H^2O = 2\ HBr + Ag^2O$$

$$Ag^2O + Pto. = Ag^2 + PtoO$$

Quelques alcaloïdes végétaux donnent une réaction semblable mais beaucoup moins sensible.

En résumé, il existe des alcaloïdes animaux ayant la constitution et les propriétés des alcaloïdes végétaux, s'isolant des matières organiques plus ou moins putréfiées par les mêmes méthodes que ces derniers et ne pouvant s'en distinguer, *d'une façon absolue*, par aucune réaction générale précise.

L'expert chimiste ne pourra-t-il confondre une ptomaïne avec un alcaloïde végétal ?

Non, car s'il y a doute, en effectuant *toutes les réactions spéciales* qui caractérisent l'alcaloïde qu'il croit avoir isolé, il se rendra compte s'il est dans le vrai ou s'il commet une erreur. Un chimiste habile pourra donc distinguer une ptomaïne d'un alcaloïde ; mais le problème se complique étrangement si l'on songe que ces alcaloïdes cadavériques, s'extrayant par les mêmes procédés que les alcaloïdes végétaux, peuvent se trouver mélangés à ces derniers.

Il s'agit donc de savoir si les petites quantités d'alcaloïdes animaux qui accompagnent toujours les alcaloïdes végétaux, ne vont pas en masquer ou en modifier les réactions spécifiques au point que l'expert ne puisse plus reconnaître ces derniers. Des travaux ont été faits dans ce sens (GRŒBENER) et l'une des conclusions qui nous intéressent est la suivante. « La méthode de STAS, ou celle de DRAGENDORFF, permet d'isoler les alcaloïdes dans un état de pureté suffisant pour que la petite quantité d'alcaloïdes putréfactifs qui les souille n'empêche pas la production des réactions colorées spécialesaux premiers». Cela tient à ce que les alcaloïdes animaux, *étant en général, plus solubles dans l'eau que les alcaloïdes végétaux*, restent en plus grandes proportions dans les solutions aqueuses auxquelles l'éther ou la benzine n'en enlève qu'une faible quantité ; il en est de même de l'éther de pétrole et du chloroforme.

L'alcool amylique, au contraire, les dissout très bien et c'est une des causes qui nous ont fait rejeter ce dissolvant pour l'extraction des alcaloïdes végétaux à l'exception de la morphine.

On a proposé d'ailleurs de se débarrasser des ptomaïnes qui accompagnent toujours les alcaloïdes dans une recherche toxicologique, en abandonnant le résidu de l'éther, alcaloïde et ptomaïne, au contact de l'air ; ces dernières, *facilement oxydables*, se détruisent en partie ; mais il ne faut pas oublier que certains alcaloïdes sont également altérables à l'air ; d'ailleurs, dans ces conditions, la séparation n'est jamais que partielle.

La présence des ptomaïnes est donc une cause sérieuse d'erreur dans la recherche toxicologique des alcaloïdes végétaux et l'expert ne doit conclure à l'existence de ces derniers que quand l'ensemble des réactions spécifiques, l'expérimentation physiologique, l'étude des symptômes, l'examen des commémoratifs, sont venus constituer un solide faisceau de preuves qui entraîne une conviction de culpabilité.

Envisagée dans ce sens, l'existence des ptomaïnes permettra parfois de conclure à l'innocence d'un coupable, mais n'entraînera jamais la condamnation d'un innocent.

Empoisonnements. — Le sang des animaux s'altère très rapidement ; il s'y développe des microgermes, principalement des bacilles du type Paratyphus B, et des alcaloïdes putréfactifs ou des toxines prennent naissance. Cette putréfaction explique les nombreux empoisonnements provoqués par l'ingestion des viandes gâtées dont l'ensemble des symptômes constituent le *botulisme* (botulus : boudin) ; le boudin, aliment à base de sang de porc, se corrompt avec la plus grande facilité (*bacillus botulinus*), et devient alors très toxique (botuline) ; il en est de même pour la charcuterie, les viandes de conserve et le poisson altérés.

L'un des accidents le plus fréquent du botulisme se traduit par l'apparition d'une *éruption cutanée* (ichtyosisme) avec refroidissement des extrémités.

Les blancs d'œuf altérés, les conserves alimentaires en mauvais état, la chair de certains mollusques, de même que celle des animaux malades, peuvent occasionner des intoxications par suite des leucomaïnes ou des toxines qu'elles renferment, ainsi la mytilotoxine des moules.

L'empoisonnement aigu se traduisant par des frissons, des vomissements, des coliques, des selles nauséabondes sera combattu par les vomitifs et les purgatifs.

Il va sans dire qu'il est impossible, dans un empoisonnement mortel par des viandes gâtées, d'établir si l'alcaloïde cadavérique, extrait des viscères par l'expert, est celui qui a occasionné la mort ou bien si cet alcaloïde a pris naissance par putréfaction dans l'organisme même de la victime. Les commémoratifs seront ici d'un grand secours pour établir la cause réelle de l'intoxication.

Les toxines pourraient, jusqu'à un certain point, se différencier des alcaloïdes en ce qu'elles feraient naître des *anticorps* annibilant leur toxicité, telle la toxine du botulisme, alors que les alcaloïdes, tels que la morphine et la strychnine, conserveraient toute leur toxicité ; voici comment il convient d'opérer : dans un

mélange de 3 cc. de toxine et de 3 cc. de sérum normal on dissout
0 gr. 36 de sel pur et on abandonne 36 heures à 37° ; dans ces
conditions, la globuline se transforme en l'antitoxine correspondante et la liqueur devient atoxique pour le lapin ou le cobaye
(Ostromysslensky).

Certains poisons bactériens se distingueraient donc des poisons
végétaux par leurs caractères biologiques et ce serait là chose
précieuse, car la malveillance attribue parfois à un empoisonnement
criminel une intoxication de cette nature.

Ici la bactériologie prêtera son concours à la toxicologie pour la
manifestation de la vérité, mais il est probable que cette réaction
biologique comporte des défaillances qui ne doivent la faire
employer qu'avec la plus extrême prudence.

CHAPITRE XIV

**Glucosides et anhydrides toxiques. — Digitaline.
Santonine. — Picrotoxine. — Cantharidine.**

GLUCOSIDES TOXIQUES

Il existe tout un groupe de substances ayant pour formule
$C^6H^{12}O^6$, ou des formules semblables, que l'on désigne sous le nom
de glucoses. Le glucose le plus répandu dans la nature est le *glucose ordinaire* ou *dextrose* :

$$C\mathord{<}{\overset{O}{\underset{H}{}}}\;\text{---}\;C\mathord{<}{\overset{OH}{\underset{H}{}}}\;\text{---}\;C\mathord{<}{\overset{OH}{\underset{H}{}}}\;\text{---}\;C\mathord{<}{\overset{OH}{\underset{H}{}}}\;\text{---}\;C\mathord{<}{\overset{OH}{\underset{H}{}}}\;\text{---}\;C\mathord{<}{\overset{OH}{\underset{H}{}}}\text{H}$$

Les glucoses s'unissent facilement, par perte d'eau, à des corps
à fonctions chimiques semblables ou différentes : alcools, oxacides,
phénols, etc., en donnant des combinaisons bien définies : les
glucosides. Exemple :

$$C^6H^{12}O^6 + C^2H^5OH = C^6H^{11}O^6\,C^2H^5\;(\text{éthyl-glucoside}) + H^2O$$

Ce composé, pris comme type simple, est un véritable
étheroxyde.

Les glucosides, à formules plus ou moins complexes, sont très
abondants dans la nature : ils se dédoublent facilement sous

l'influence des corps hydratants (acides forts, bases énergiques dans nos laboratoires ; ferments hydratants dans la nature) en leurs constituants : glucose $+ x$.

Le corps organique x ainsi mis en liberté peut être inoffensif, comme le glucose lui-même, ou excessivement toxique.

Ainsi, nous verrons que la *digitaline* est un glucoside qui se dédouble facilement en *glucose* et en *digitogénine*, poison des plus violents.

Parfois, au contraire, le glucoside est un corps très vénéneux qui se dédouble, par hydration, en glucose et en un corps également inoffensif.

Ainsi l'*elléboréine*, glucoside très toxique, se dédouble par hydrolyse en *glucose* et *elléborétine* non vénéneuse.

Les glucosides présentent toujours quelques-unes des fonctions alcooliques du glucose libre ; aussi se dissolvent-ils dans les liqueurs acides (de même que les alcaloïdes) ; mais la combinaison qui en résulte est un éther et non un sel ; *or, on sait que les éthers se différencient des sels en ce qu'ils sont bien moins stables.*

Aussi verrons-nous qu'en agitant ces liqueurs acides avec un dissolvant neutre, éther, benzine, etc., dans lesquels les glucosides se dissolvent bien, ces dissolvants neutres les enlèvent à la solution acide, *sans qu'il soit utile d'ajouter une base.*

Extraction. — Cette propriété a été mise à profit par OTTO, qui a modifié la méthode de STAS de façon à permettre la séparation des glucosides et des alcaloïdes.

Cette modification consiste, une fois qu'on a traité par l'alcool et l'acide tartrique les matières organiques, puis évaporé l'excès d'alcool et repris par l'eau, à agiter cette *solution acide*, pouvant renfermer un tartrate d'alcaloïde, *avec de l'éther, avant d'y ajouter un alcali.*

L'éther ne peut pas dissoudre l'alcaloïde qui reste sous forme de sel dans la solution aqueuse ; mais il enlève fort bien le glucoside, trop faiblement combiné à l'acide pour pouvoir résister à l'action du dissolvant neutre.

Le résidu de l'évaporation de cet éther de lavage sera constitué par un glucoside que l'on n'aura plus qu'à purifier, puis à caractériser.

Dans la méthode de DRAGENDORFF, la liqueur acide sera traitée d'abord par l'*éther de pétrole* ; celui-ci ne dissout, dans ces conditions, ni glucoside, ni alcaloïde, mais il enlève les matières grasses qui souillent les résidus ; on agite ensuite avec de *la benzine* qui enlève le glucoside à la solution acide et qui, par évaporation spontanée, l'abandonne dans un état de suffisante pureté pour qu'on puisse essayer de le caractériser.

Connaissant la constitution des glucosides et leur allure générale, nous pouvons maintenant nous occuper de la recherche des principaux d'entre eux (1).

LA DIGITALINE

Le plus important des glucosides toxiques est la digitaline que l'on extrait de la digitale.

La variété la plus commune de digitale est la *Digitalis purpurea*, plante de la famille des Scrofulariacées.

La forme tubulée de sa fleur, semblable à un doigt de gant, lui a valu ce nom de digitale, ainsi que les dénominations vulgaires de gantelet, doigt de Notre-Dame, doigt de la vierge.

Elle habite les terrains siliceux et granitiques, c'est-à-dire sablonneux et pierreux.

Cette plante, haute de 0 m. 60 à 1 mètre, présente une tige verticale, cylindrique, blanchâtre ou rougeâtre, portant des feuilles alternes, oblongues, très grandes vers la racine, puis plus petites à mesure qu'elles s'élèvent sur la tige, denticulées et sinuées sur les bords, blanchâtres en dessous à cause des poils qui les recouvrent, vert clair en dessus.

Les fleurs offrent une corolle gantelée, d'un rouge pourpre et

---

(1) La solanine, étudiée avec les alcaloïdes toxiques des solanacées, est un glucoside qui se dédouble en glucose et solanidine.

tachetée à l'intérieur ; elles forment, à l'extrémité de la tige, une longue grappe.

Les fruits sont des capsules biloculaires renfermant des semences petites et nombreuses.

La poudre de feuilles de digitale, si souvent usitée en pharmacie, est verdâtre ; elle s'altère avec le temps.

Toutes les parties de la plante sont excessivement toxiques ; leur activité est due principalement à un glucoside : la *digitaline*, découverte en 1844, par HOMOLLE et QUEVENNE.

Depuis cette époque SCHMIEDEBERG et KILIANI ont pu retirer des feuilles et des graines de digitale les quatre composés organique suivants qui constitueraient le principe actif des digitalines commerciales :

1° *Digitoxine*, ou *digitaline cristallisée* du Codex, principe des plus toxiques se présentant en fines aiguilles blanches, ou en lamelles rectangulaires nacrées, fondant à 243°, répondant à la formule $C^{34}H^{54}O^{11}$; elle est insoluble dans l'eau et la benzine, peu soluble dans l'éther et l'alcool froid, soluble dans l'alcool chaud, *très soluble dans le chloroforme* qui en est le véritable dissolvant. Par ébullition avec les acides étendus, elle s'hydrolyserait en se dédoublant en digitoxigénine et digitoxose (COLLIN) ; toutes les digitalines commerciales sont loin de répondre aux indications du Codex (FAVREL).

2° *Digitaline amorphe*, digitalinum verum de KILIANI, glucoside qui posséderait les propriétés actives de la digitale ; peu soluble dans l'eau (1/1000), plus soluble dans l'alcool, *elle est insoluble dans le chloroforme*. Quand on chauffe sa solution alcoolique avec de l'acide chlorhydrique dilué, elle se dédouble en *digitaligénine* $C^{16}H^{22}O^{2}$, en dextrose, et en un nouveau glucose la *digitalose* $C^{7}H^{14}O^{5}$: c'est donc un véritable glucoside.

3° *Digitaléine*, glucoside toxique que l'on retire de la digitaline amorphe allemande, produit complexe, grâce à sa solubilité dans l'eau froide (encore mal connue).

4° *Digitonine*, *glucoside* cristallisé abondant dans la digitale, mais *dépourvu d'action physiologique*, très soluble dans l'eau et l'alcool. Les acides dilués la dédoublent en *digitogénine* $C^{15}H^{24}O^{3}$ et deux glucoses, *dextrose* et *galactose*.

Empoisonnements. Doses toxiques. — La digitale, malgré sa grande toxicité, ne joue pas un grand rôle dans les empoisonnements criminels.

Les morts qu'elle a occasionnées sont plutôt dues à des accidents ou à l'administration de doses non toxiques par elles-mêmes, mais répétées pendant plusieurs jours.

Il ne faut pas, en effet, oublier que la digitaline ne s'élimine que lentement ; *elle s'accumule donc dans l'organisme* et, si l'emploi n'est suspendu à temps, le médicament devient un redoutable poison. Cette accumulation, qui se traduit par l'intensité des effets, ne paraît pas correspondre à une fixation du toxique dans les divers organes où on ne le retrouve jamais (LAFON).

On cite quelques intoxications de jeunes conscrits qui, dans le but de faire croire à une maladie de cœur, avaient pris des doses trop fortes de digitale.

Quelques empoisonnements ont été encore occasionnés par du suc de digitale, pris comme abortif.

Au point de vue thérapeutique, on peut administrer jusqu'à 1 *gramme de feuilles de digitale* en infusion, par jour.

A la dose de 1 gr. 50 à 2 grammes, on a observé des cas de mort.

Les enfants sont plus sensibles à l'action de la digitale.

Enfin, 0 gr. 50 d'extrait de feuilles de digitale et 10 à 15 grammes de teinture de digitale peuvent entraîner la mort.

· Les doses toxiques sont très variables, car l'activité de ces préparations dépend d'une foule de circonstances, lieu et récolte, dessiccation et conservation, etc.

Ces doses dépendent, en outre, *de la quantité réellement absorbée*, car la majeure partie de ce toxique peut avoir été rejetée par les vomissements.

Le principe actif de la digitale, constituant les produits connus sous le nom de *digitaline amorphe française ou allemande* dans le commerce de la droguerie, est un mélange de digitoxine, de digitaline, de digitaléine et de digitonine dont la composition varie beaucoup suivant le mode d'extraction. Ses propriétés chimiques et physiologiques varient également suivant la préparation ; aussi le médecin devrait-il, quand il formule la digitaline. spécifier quel produit il entend prescrire en indiquant soit le nom du fabricant, soit le nom de l'auteur du procédé d'extraction, soit l'origine du produit.

La digitaline cristallisée française, qui est un produit bien défini (digitoxine des Allemands), est mille fois plus toxique que la poudre de feuilles de digitale.

Cette dernière, qui seule est inscrite au Codex, est presque exclusivement aujourd'hui formulée par les médecins français.

Au point de vue toxicologique, c'est là un fait qu'il importe de retenir, car les réactions caractéristiques, que nous indiquerons plus loin, ne s'adressent qu'à la *digitaline soluble dans le chloroforme*, c'est-à-dire à la digitoxine ou digitaline cristallisée française.

De sorte que la recherche de ce toxique, déjà fort délicate dans ce dernier cas, deviendra quasi impossible lorsque l'empoisonnement sera dû aux digitalines allemandes, *insolubles dans le chloroforme*.

C'est, des divers principes qu'on peut extraire de la digitale, celui dont l'action sur le cœur est la plus marquée, 0 gr. 0025 à 0 gr. 0030 de cet alcaloïde cristallisé pourraient constituer une dose mortelle.

La digitaline amorphe (ou digitaléine des Français) est considérée comme moins toxique que la digitaliné cristallisée (six fois moins environ) ; cette dernière ne saurait donc lui être substituée dans l'exécution d'une ordonnance.

Les empoisonnements par les digitalines ne sont pas fréquents. En France, on en signale quatre ou cinq cas, notamment l'affaire sensationnelle de Couty de la Pommeraie, médecin homéopathe, qui fut accusé de s'être servi de ce toxique pour empoisonner la veuve de Pauw.

Cet empoisonnement, d'ailleurs, est loin d'avoir été démontré.

Symptômes. — A faibles doses (feuilles de digitale, 10 à 20 centigrammes ; digitaline amorphe Homolle et Quevenne, 1 à 2 milligrammes ; digitaline cristallisée, 1/4 de milligramme), les préparations de la digitale ou de la digitaline, employées comme agents thérapeutiques, agissent surtout sur le cœur. Les effets n'apparaissent que vingt-quatre à quarante-huit heures après l'ingestion et se traduisent par le ralentissement du pouls, la diminution du nombre des battements cardiaques (mais en même temps ceux-ci paraissent plus énergiques), enfin par l'augmentation, parfois considérable, de la sécrétion urinaire.

Si ces doses sont prolongées pendant plusieurs jours, les battements du cœur s'accentuent, mais si elles sont continuées pendant une semaine sans repos, les symptômes de l'empoisonnement thérapeutique apparaissent : anorexie, vomissements, diarrhée, ce qui s'explique par l'accumulation du poison dans l'organisme.

Si la digitale ou la digitaline ont été ingérées à doses toxiques, leurs effets apparaissent plus rapidement. On observe d'abord une excitation assez vive, puis les nausées, les vomissements douloureux ; les coliques font leur apparition.

Les battements du cœur, au début, sont rapides, puis ils se ralentissent et leur fréquence devient de plus en plus faible ; ils sont intermittents. Les urines sont peu abondantes mais non supprimées. La respiration est profonde, le corps recouvert d'une sueur froide, la pupille dilatée.

Enfin, la mort survient rapidement ou parfois après plusieurs jours seulement.

Lésions. — Elles ne sont nullement caractéristiques.

Elimination. — Contrairement aux alcaloïdes, *l'élimination de la digitaline en nature n'a pas lieu par les urines.*

Celle-ci est décomposée dans l'organisme de sorte qu'on ne peut l'y caractériser à moins qu'elle n'ait été absorbée à doses relativement élevées (10 centigrammes), et encore ne la retrouve-t-on alors que dans le tube digestif, ainsi que dans les vomissements qui en renferment la majeure partie (LAFON).

Pour ces diverses raisons, la recherche de la digitaline ne sera pas sans présenter de grandes difficultés.

Mécanisme de l'empoisonnement. — Ce toxique agit sur le système nerveux et sur les muscles : RABUTEAU le place parmi les neuro-musculaires. Son action sur le système nerveux se traduit par l'excitation observée au début de l'intoxication, et son action sur le muscle cardiaque est marquée par le ralentissement et l'intermittence des battements du cœur.

Recherche de la digitale et de la digitaline. — Dans un empoisonnement par la digitale, l'expert n'est nullement aidé par l'examen attentif du contenu du tube digestif : estomac et intestin ; en effet, la mort est due, en général, à l'ingestion d'une infusion filtrée de feuilles de digitale, ou de teinture, ou encore de pilules préparées à l'aide d'une poudre impalpable qui se mélange aux matières d'une façon intime et ne peut être facilement isolée, ou enfin de granules à base de digitaline cristallisée ou amorphe. Il faudra donc se préoccuper surtout de l'extraction du principe actif : la digitaline.

Propriétés. — Les propriétés de la digitaline cristallisée qui intéressent le toxicologiste sont les suivants :

On lui attribue la formule $C^{34}H^{54}O^{11}$; donc, différence nette avec les alcaloïdes : *elle ne renferme pas d'azote.* Elle cristallise en fines aiguilles blanches, *à réaction neutre* (différence avec les alcaloïdes qui sont basiques).

Sa saveur est très amère, se développant lentement. Elle est nsoluble dans l'eau, même à chaud ; l'éther la dissout mal ; elle se dissout surtout dans l'alcool fort ; *elle est très soluble dans le chloroforme* (la digitaline chloroformique du Codex est extraite à l'aide de ce solvant).

La digitaline se dissout dans les solutions alcooliques acides *sans contracter une combinaison forte avec l'acide,* aussi cette dissolution, agitée avec un bon solvant du glucoside (chloroforme), le lui cède facilement.

Méthode de Stas-Otto. — Les recherches doivent porter sur les *vomissements* et le *contenu du tube digestif* (1), mais il sera inutile de chercher le toxique dans les urines, car il se *décompose dans l'organisme*, et par conséquent, n'est pas éliminé en nature.

Si on suit la méthode de STAS, il faudra y introduire la modification d'OTTO qui, d'ailleurs, doit être appliquée à la recherche d'un toxique végétal quelconque dont on ignore la nature d'alcaloïde ou de glucoside.

Donc, on broie les matières en bouillie, on les additionne de deux à trois fois leur volume d'alcool fort et d'un à deux grammes d'acide tartrique et on les fait macérer.

Si la mort est due à un alcaloïde, celui-ci se dissoudra en donnant un tartrate d'alcaloïde ; si elle est due à un glucoside, celui-ci se dissoudra également dans la solution alcoolique acide, mais sans s'y combiner fortement.

On filtre la liqueur alcoolique, on chasse la majeure partie de l'alcool sous pression réduite ; on filtre à nouveau quand les corps gras qui s'étaient dissous dans l'alcool fort se séparent et surnagent la liqueur ; on achève l'évaporation. On reprend par de l'alcool absolu le magma résiduel ; on filtre ; on évapore de nouveau dans le vide et on reprend le résidu par quelques centimètres cubes d'eau.

On obtient ainsi une liqueur aqueuse acide renfermant soit un tartrate d'alcaloïde, soit un glucoside. C'est là la première phase de la méthode de STAS ; ici se place la modification d'OTTO, qui consiste à agiter la solution acide, c'est-à-dire retenant énergiquement les alcaloïdes à l'état de sels, avec de l'éther ; celui-ci purifie la solution en lui enlevant des matières grasses ; en outre, *il dissout la digitaline qui n'est que très faiblement unie à l'acide.*

En évaporant l'éther, il resterait une digitaline fort impure (puisque ce solvant a dissous en même temps des matières organiques) et sur laquelle on ne pourrait faire des réactions caractéristiques qu'après purification. Aussi est-il préférable de séparer la digitaline par la méthode de DRAGENDORFF qui, somme toute, consiste à obtenir d'une façon identique une solution aqueuse

(1) On ne pourra caractériser ce toxique dans le foie, les reins, que dans le cas où la mort sera due à l'absorption d'une dose massive voisine de 0 gr. 10 aussi échappera-t-il le plus souvent aux recherches.

acide du glucoside, que l'on traite d'abord par de l'*éther de pétrole*, corps qui ne dissout ni glucosides ni alcaloïdes, mais qui enlève les matières grasses dont la présence est si gênante. On recommence plusieurs fois le traitement jusqu'à ce que l'éther de pétrole n'abandonne aucun résidu à l'évaporation, puis on décante et on agite la solution acide avec du *chloroforme* qui dissout la digitaline cristallisée (se rapporter à la méthode de DRAGENDORFF).

Réactions. — Le chloroforme, évaporé, abandonne un résidu sur lequel on fait les réactions caractéristiques suivantes :

1° L'*acide chlorhydrique* colore la digitaline en *vert jaune* assez intense à chaud.

2° L'*acide sulfurique* concentré donne une solution *brun vert* ou *brun noir*.

3° L'*acide sulfurique* concentré le dissout avec coloration vert brunâtre et si l'on y plonge une baguette trempée dans de l'*eau bromée* (GRANDEAU), on voit apparaître une *teinte rouge violacé* ; cette réaction n'est pas très fidèle et serait due à une impureté (OGIER) ; elle se manifeste surtout avec les digitalines d'origine allemande ; par l'eau, la teinte passe au vert.

4° LAFON a indiqué une bonne réaction de ce glucoside, mais qui ne donne de résultats nets qu'avec certaines marques de digitaline (Digitalines françaises cristallisées).

On chauffe doucement le produit sur un verre de montre avec un mélange à poids égaux d'*acide sulfurique* et d'*alcool* à 95° refroidi. Quand le mélange a pris une teinte brun clair, on ajoute une goutte de *perchlorure de fer* en solution très étendue. Il se produit alors une belle *coloration verte* ou *vert bleuâtre*.

Cette réaction, sensible au 1/10 de milligramme, paraît être spéciale aux digitalines les plus pures.

5° KELLER préconise le mode opératoire suivant : le résidu chloroformique est facilement dissous dans 1 c. c. 5 d'un mélange de 100 c. c. d'acide acétique glacial et de 1 c. c. d'une solution aqueuse à 5 % de sulfate ferrique ; cette liqueur est versée dans un tube à essai de 8 millimètres de diamètre, puis on la superpose, à l'aide

d'une pipette fine plongeant au fond du tube, à 2 c. c. d'un mélange
de 100 c. c. d'acide sulfurique pur et de 1 c. c. de solution aqueuse
de sulfate ferrique à 5 %.

Il se développe lentement, à la limite de séparation des deux
liquides, une teinte *bleu-noirâtre*, puis, en 4 heures, tout l'acide
acétique se colore en *bleu de roi* à la surface de contact, en *bleu
de ciel* à la surface libre.

6° Brissemoret-Derrien caractérise ce toxique à l'aide d'un
réactif glyoxilique ; le résidu chloroformique est dissous imparfaitement dans 2 c. c. d'un mélange de 30 c. c. d'acide acétique
glacial et de 20 c. c. d'une solution d'acide oxalique réduite ,
jusqu'à neutralisation, par l'amalgame de sodium ; le liquide,
introduit dans un tube à essai, est superposé à l'aide d'une fine
pipette, à 2 c. c. d'acide sulfurique pur ; il se développe assez
rapidement, à la surface de contact, une coloration *vert pomme*,
devenant ensuite *vert noirâtre*.

Ces trois dernières réactions sont caractéristiques de la *digitaline cristallisée* ou *digitoxine*, mais, lorsque celle-ci renferme
une certaine proportion de *digitaline amorphe*, l'acide sulfurique
prend, au-dessous de la surface de séparation des deux liqueurs,
une nette coloration *rouge groseille*.

La digitaline extraite des viscères par le chloroforme ne donnera
pas cette dernière coloration, puisque la digitaline amorphe est
insoluble dans ce solvant.

La caractérisation de la digitaline n'est donc pas très facile,
car les réactions varient avec sa provenance.

Aussi, les réactions chimiques doivent-elles être suivies de
l'expérimentation physiologique, qui peut donner des r'sultats
intéres ants.

Nous avons vu que la digitaline, poison neuro-musculaire,
agissait sur la fibre cardiaque et finissait par la paralyser.

On pourra donc injecter, dans la cuisse d'une grenouille, une
solution faite avec quelques milligrammes du résidu et, en mettant à nu le cœur de l'animal, on observera un ralentissement
considérable des battements et une irrégularité très marquée
dans leur rythme

Mais il ne faudrait pas se fier à ce seul caractère physiologique, car d'autres substances végétales agissent de la même façon, notamment, comme nous l'avons déjà indiqué, la vératrine.

Certains alcaloïdes putréfactifs (ptomaïnes), ont encore une action semblable (affaire COUTY DE LA POMMERAIE).

Antidotes et traitement. — Si les vomissements ne se sont pas encore produits, les provoquer par les émétiques, l'eau chaude ; administrer du tanin, bien que l'insolubilisation de la digitaline par ce contrepoison soit très incomplète. Faire prendre du café fort, du cognac, pratiquer les injections d'éther, appliquer des sinapismes.

LA SANTONINE

La santonine, ou anhydride santoninique, est le principe actif du *Semen contra*, drogue constituée par les bourgeons-floraux de divers Artemisia de la famille des composées. Elle répond à la formule $C^{15}H^{18}O^3$ et se présente sous forme de lamelles nacrées, fusibles vers 170°, peu solubles dans l'eau bouillante (1/250), plus solubles dans les dissolvants neutres, alcool, éther, chloroforme, etc. ; elle est lévogyre et prend une coloration jaune sous l'action de la lumière.

Empoisonnements. — L'emploi de la santonine, justifié par son efficacité contre les vers intestinaux, est d'un usage fréquent en médecine infantile.

Malheureusement bien des mères de famille, dans l'intention de débarrasser l'intestin de leurs enfants de vers dont l'existence est souvent imaginaire, en font un emploi immodéré, de sorte que la plupart des troubles observés chez ses petits malades sont plutôt inputables au médicament qu'aux parasites eux-mêmes.

Les empoisonnements dus à la santonine sont donc purement

accidentels ; par des conseils de prudence donnés à sa clientèle le pharmacien pourra les prévenir dans la plupart des cas.

Il devra se souvenir qu'une dose supérieure à 0 gr. 05 de ce vermifuge peut provoquer des accidents mortels chez les enfants et qu'il convient de ne pas leur administrer une dose de Semen contra supérieure à 3 grammes.

Enfin, il devra déconseiller toute purgation huileuse, à la suite de son administration, car *l'huile de ricin facilite la dissolution de la santonine* ce qui en augmente la toxicité.

Symptômes. — Ils débutent par les troubles gastro-intestinaux communs à tous les empoisonnements, mais se carcatérisent ensuite par des troubles nerveux : daltonisme et hallucinations, suivis parfois de convulsions.

A l'autopsie, le cadavre ne présente aucune lésion spéciale.

Recherche. — La santonine s'éliminant par le rein, on pourra la décéler dans les urines, dans un cas de présomption d'intoxication, par addition d'une solution de potasse qui fera apparaître une *coloration rouge.*

L'alcool amylique, agité avec cette urine alcaline, se colorera en rose.

Le chloroforme enlève la santonine à l'urine et donne, par évaporation, un résidu qui se colore en rose par une goutte de potasse. .

Après la mort, on pourra rechercher ce toxique dans le contenu du tube digestif en chauffant ces matières avec un lait de chaux, exprimant et acidulant la liqueur par l'acide chlorhydrique qui décompose la combinaison soluble de santonine et de chaux ; celle-ci, épuisée d'abord par la benzine, sera agitée avec du *chloroforme* qui en enlèvera la santonine et l'abandonnera par évaporation.

On pourra caractériser ce poison à ce que, après insolation, il se dissout dans les alcalis caustiques en donnant *une liqueur rouge* peu stable.

Si on évapore une solution de chlorure de zinc additionnée d'un peu de santonine, le résidu est bleu violacé.

La santonine se dissout à chaud dans l'acide sulfurique dilué au tiers, en donnant une liqueur jaune qui vire au violet quand on y ajoute une goutte très diluée de perchlorure de fer et que l'on chauffe à nouveau.

Traitement. — Suspendre la médication et combattre la gastro-entérite.

COQUE DU LEVANT. — PICROTOXINE

Le fruit de l'Anamirta cocculus (Ménispermacées), desséché, constitue une drogue portant le nom de *coque du Levant*. L'amande qu'elle renferme contient un principe des plus toxiques : *la picrotoxine*.

Ce principe présente d'ailleurs une constitution très complexe ; on a pu en retirer, en effet, de la *picrotoxinine*, de la *picrotine* et de *l'anamirtine*.

La coque du Levant est surtout utilisée, malgré la loi, par des pêcheurs qui ne craignent pas de dépeupler ainsi les rivières.

Le poisson est, en effet, très sensible à l'action toxique de la picrotoxine et, à condition de le vider immédiatement, sa chair peut être consommée sans danger.

La toxicité très grande de cette substance et la facilité avec laquelle on peut se la procurer chez des droguistes peu scrupuleux, pourrait faire craindre qu'elle ne soit utilisée dans un but criminel ; une infusion de 2 à 3 grammes de coque suffirait en effet pour provoquer la mort. Mais sa très grande amertume la ferait probablement rejeter par la victime.

La picrotoxine, que l'on ne peut se procurer que fort difficilement, pourrait provoquer la mort à la dose de 15 à 20 centigrammes.

Symptômes, lésions. — Les symptômes de l'empoisonnement sont ceux des paralyso-moteurs accompagnés de salivation et de transpiration abondante. La mort est précédée d'hallucination, de délire ; les lésions ne sont nullement caractéristiques.

Recherche. — La recherche du toxique est fort difficile, ses réactions n'étant pas très spécifiques.

On pourra isoler la picrotoxine en épuisant le liquide acide à l'aide du chloroforme (méthode de DRAGENDORFF) ; par évaporation, celui-ci abandonnera un résidu qui, dissous dans l'acide azotique, évaporé à sec, puis additionné d'une goutte d'acide sulfurique pur et de lessive de soude à 5 %, prendra *une coloration rouge brique fugace*, sensible au 1/10 de milligramme ; mais cette réaction n'est pas des plus fidèles.

Le résidu chloroformique traité par 2 à 3 gouttes d'acide sulfurique, additionné une minute après d'une goutte d'une solution au 1/5 d'aldéhyde anisique, prend, vers 80°, une coloration violet intense passant au bleu fixe (MINOVICI).

Les commémoratifs seraient, dans ce cas, les plus sûrs guides de l'expert.

Traitement. — Le traitement consisterait à faire vomir le malade et à calmer les phénomènes nerveux par l'administration d'une potion opiacée.

CANTHARIDES ET CANTHARIDINE

Le genre cantharide appartient à la section des coléoptères et à la famille des trachélides. Il comprend une trentaine d'espèces dont la plus estimée, au point de vue thérapeutique, est le *Cantharis vescicatoria* ou cantharide officinale.

Cet insecte est long de 15 à 20 millimètres, large de 4 à 6 millimètres, recouvert d'élytres d'un vert métallique ; il porte de longues antennes à onze articles.

Ce qu'il importe de retenir, au point de vue de la recherche toxicologique, *c'est la couleur vert mordoré de la cantharide.*

La cantharide répand une odeur forte, pénétrante, persistant même après la dessiccation. Elle existe dans nos pays où elle vit sur certains arbres : frêne, lilas, chèvrefeuille, etc. Son corps renferme un principe toxique extrêmement actif : la *cantharidine.*

D'autres insectes (*Meloë*), renfermant le même principe actif, sont également toxiques ; mais comme ils ne sont pas usités en pharmacie et que leurs propriétés nocives ne sont guère connues du public, ils n'ont jamais occasionné ni accident, ni empoisonnement.

Empoisonnements. Doses toxiques. — Les préparations pharmaceutiques à base de cantharides ont provoqué de nombreux accidents imputables à l'absorption de doses excessives de poudre ou de teinture prises en raison de leurs effets aphrodisiaques supposés ou comme abortifs.

A la dose de 1 gr. 50 à 2 grammes, la poudre de cantharides peut entraîner des accidents mortels, mais sa toxicité varie avec l'état de conservation des insectes desséchés qui ont servi à la préparer.

Le principe actif de la cantharide, *la cantharidine,* n'est ni un glucoside, ni un alcaloïde ; c'est la lactone d'un acide organique. Sa toxicité est si considérable qu'elle peut occasionner la mort d'un adulte à la dose de 5 centigrammes.

La cantharidine possède, en outre, la propriété, quand on l'applique sur la peau ou les muqueuses, de produire de *petites phlyctènes ou vésicules* remplies d'un liquide séreux.

C'est cette propriété vésicante qui fait employer la poudre de cantharides dans la préparation des emplâtres dits vésicatoires.

On ne signale aucun empoisonnement criminel par la cantharidine cristallisée.

Symptômes. — La description des symptômes va nous montrer ce qu'on doit penser de l'action soi-disant aphrodisiaque de la cantharide.

Après l'ingestion d'une préparation quelconque à base de cantharides, le patient éprouve une sensation de brûlure atroce sur la langue, dans tout l'œsophage et l'estomac ; c'est l'action irritante, vésicante de la cantharidine qui se manifeste. Puis, le poison est absorbé par les villosités intestinales ; il pénètre dans tout l'organisme où il agit surtout sur les cellules nerveuses, car c'est, d'après RABUTEAU, un neurotique spinal, enfin il s'élimine en nature par le rein.

Cette élimination, en nature par le rein, d'une substance tellement irritante, explique les phénomènes que l'on observe alors.

Le patient éprouve une sensation de brûlure dans les reins, la vessie, l'urètre, surtout à chaque émission d'urines. Celles-ci sont d'ailleurs rares et albumineuses ; les érections, parfois très fréquentes, sont très douloureuses et nullement suggestives.

Si la dose ingérée a été suffisante, la mort survient après un temps assez long, vingt-quatre heures par exemple.

Lésions. — A l'autopsie, les lésions sont considérables : vive inflammation du tube digestif avec extravasions sanguines ; ulcérations, et parfois même perforation de l'estomac ; les reins présentent des lésions inflammatoires très marquées ; l'urine est albumineuse. Ces désordres sont ceux que nous faisait prévoir l'action bien connue de la cantharide sur la peau.

Recherche de la cantharide et de la cantharidine. — 1° Nous supposons que la mort est due à l'absorption de poudre de cantharides ; c'est le cas le plus fréquent dans les empoisonnements criminels. Ceux-ci se produisent dans les campagnes où les paysans, connaissant les propriétés toxiques de cet insecte, s'en servent pour en saupoudrer les aliments de leur victime en guise de poivre.

Or, la cantharide même bien desséchée, se pulvérise très difficilement et la poudre présente toujours *des fragments d'élytres mordorés et brillant d'un vif éclat à la lumière.* Aussi l'expert doit-il s'efforcer de retrouver ces menus fragments dans les vomissements,

27

dans le contenu du tube digestif et notamment dans les replis des muqueuses stomacales et intestinales où ils s'incrustent facilement.

Pour rechercher ces fragments d'élytres dans le tube digestif on opère de la façon suivante :

On détache l'intestin du mésentère, on l'insuffle fortement afin de le déplisser complètement et, après l'avoir tendu à l'aide d'un poids, on le laisse sécher.

Quand il est bien sec, on le découpe en tronçons qu'on ouvre longitudinalement et que l'on expose, ainsi développés, à la lumière solaire ; on les examine soigneusement à l'aide d'une loupe. On voit alors luire, scintiller des paillettes vertes, brillantes, parfois très nombreuses.

Par ce procédé, ORFILA a pu retrouver des fragments d'élytres dans l'intestin d'une victime, neuf mois après l'inhumation.

L'expert a donc isolé des parcelles brillantes, mordorées, qui sont des fragments d'élytres d'insectes ; mais d'autres insectes que la cantharide, possédant des élytres dorés, sont inoffensifs, car ils ne renferment pas de cantharidine (carabe doré, cétoine dorée) ; aussi faut-il vérifier si les fragments retrouvés dans l'intestin possèdent bien la propriété vésicante caractéristique de la cantharide, quand on les applique sur la peau ou sur une muqueuse. La preuve ne sera donc complète que si quelques-unes des parcelles brillantes, isolées et placées sur la peau, déterminent un léger soulèvement de l'épiderme.

2° Si l'expert n'a pu retrouver les fragments verts, brillants, possédant l'action vésicante de la cantharidine, il doit chercher à isoler ce principe actif ; en effet, la mort peut être due à l'absorption de teinture de cantharides.

C'est surtout dans les vomissements, dans le contenu du tube digestif, l'urine, les reins et le foie que l'on a chance de retrouver la cantharidine.

Comme elle résiste à la putréfaction, on pourra la retrouver plusieurs mois après la mort.

Propriétés. — La poudre de cantharides renferme environ 0,50 % de cantharidine. Celle-ci est une matière blanche, cristalline, volatile, fusible à 228°, de formule $C^{10}H^{12}O^4$; à peu près insoluble dans l'eau, elle est assez soluble dans les solvants neutres, surtout dans le chloroforme, dans les corps gras et les huiles.

Elle est soluble dans les solutions alcalines, comme tous les anhydrides d'acide, en donnant des cantharidates.

Ces solutions ne cèdent pas la cantharidine aux solvants neutres; les acides en précipitent cette dernière.

Elle se dissout également dans les liqueurs acides, mais les dissolvants neutres l'enlèvent à ces dissolutions.

Extraction. — De même que la digitaline, la cantharidine peut être isolée, en solution acide, par l'éther ; si donc on emploie la méthode STAS-OTTO, on obtiendra une solution acide renfermant la cantharidine, on l'agitera avec de l'éther, ou mieux du chloroforme, qui lui enlèvera cette dernière.

Si on emploie la méthode de DRAGENDORFF, on trouvera le principe toxique dans les résidus de l'épuisement par la benzine de la solution acide.

Mais ce même auteur a proposé le procédé suivant, qu'il sera préférable de suivre toutes les fois que les commémoratifs feront penser à la présence de la cantharidine :

On divise bien les matières et on les additionne d'une solution de potasse à 1/15 : on chauffe à l'ébullition, on laisse refroidir en ajoutant assez d'eau pour avoir une solution pas trop sirupeuse. *On forme ainsi du cantharidate de potasse en solution aqueuse.*

On traite par le chloroforme qui ne dissout pas le cantharidate, mais enlève les matières organiques ; après avoir décanté ce dernier, on ajoute à la liqueur aqueuse 4 à 5 volumes d'alcool, on sursature par l'acide sulfurique, celui-ci donne du sulfate de potasse et *de la cantharidine libre* qui se dissout dans l'alcool. On filtre, on chasse l'alcool par distillation, on reprend le résidu par le *chloroforme* qui dissout la cantharidine. On évapore le chloroforme.

Il reste un résidu ; on en dissout une partie dans l'huile d'amandes douces, excellent dissolvant de la cantharidine, et on l'applique sur la peau pour vérifier son action vésicante. Sur l'autre partie, on fait les réactions caractéristiques.

Réactions. — Les caractères chimiques qui servent à reconnaître la cantharidine ne sont ni nombreux ni précis.

1° Le résidu est soluble dans le chloroforme.

2° Le résidu se dissout dans l'alcool.

3° Le résidu se dissout dans la potasse en formant du cantharidate de potasse qui précipite en blanc les sels de calcium et de baryum, en vert les sels de cuivre et de nickel, en rouge les sels de cobalt.

Mais la véritable preuve de la présence de la cantharidine est donnée par le *réactif physiologique*, c'est-à-dire par l'expérimentation animale.

On délaie le résidu dans un peu d'huile d'amandes douces ; après en avoir imbibé un tampon de coton, on se l'applique sur la peau, en le maintenant avec un peu de taffetas gommé.

Cette expérience est fort sensible ; *on observe chez l'homme une action vésicante très marquée avec des doses qui ne dépassent guère un dixième de milligramme.*

Si on opère sur des animaux (lapin), il faut raser d'abord soigneusement la place où doit être appliqué le tampon, et la choisir en une région que l'animal ne puisse atteindre avec sa langue ou ses pattes.

La cantharidine est donc le seul toxique que l'on puisse caractériser nettement par l'expérimentation physiologique, sans qu'il soit utile d'en confirmer la présence par des réactions chimiques, qui font d'ailleurs presque complètement défaut.

Conclusions de l'analyse. — De la découverte de la cantharidine dans les viscères, faudra-t-il conclure à un empoisonnement criminel ?

L'expert doit se rappeler que la cantharidine aurait pu être introduite dans l'organisme par l'intermédiaire de la chair de certains animaux qui se nourissent sans inconvénient de cantharides. C'est ainsi que les hérissons, les poules, les dindes, les grenouilles, peuvent s'alimenter de ces insectes sans en être nullement incommodés.

Pourtant, par la micro-cristallographie, Denigès a pu caractériser aisément un millième et même un demi-millième de milligramme de cantharidine (Bul. Soc. Pharm., Bordeaux, 2-1923, p. 63).

Mais leur chair est devenue toxique pour l'homme, qui peut succomber après l'avoir consommée.

Il faudra donc s'informer de l'alimentation de la victime.

Il ne faudra pas oublier non plus qu'après l'application d'un vaste vésicatoire, on peut retrouver de la cantharidine dans les urines, celle-ci ayant été absorbée par les capillaires du derme dépouillé de son épiderme corné.

Le pharmacien connaît d'ailleurs cette facile aborption de la cantharidine par la peau dénudée, et l'action qui en résulte sur le rein et la vessie (cystite cantharidienne combattue par le camphre).

Il faut donc encore se renseigner sur ce point.

Antidotes et traitement. — A doses élevées, elle s'expulse d'elle-même par les vomissements et la diarrhée qu'elle provoque.

Si ces vomissements ne se produisaient pas, on administrerait un vomitif.

Dans ce cas, on recommande une injection sous-cutanée d'un centigramme d'apomorphine pour ne pas augmenter l'irritation du tube digestif ; mais cette médication est du ressort du médecin.

Pour calmer l'inflammation, on administrera des substances mucilagineuses : eau de mauve, de graines de coing, de riz, *mais on proscrira les corps huileux* qui dissolvent la cantharidine et en facilitent l'absorption intestinale. Les accidents consécutifs (gastro-entérite, néphrite, cystite et autres) réclament une intervention médicale.

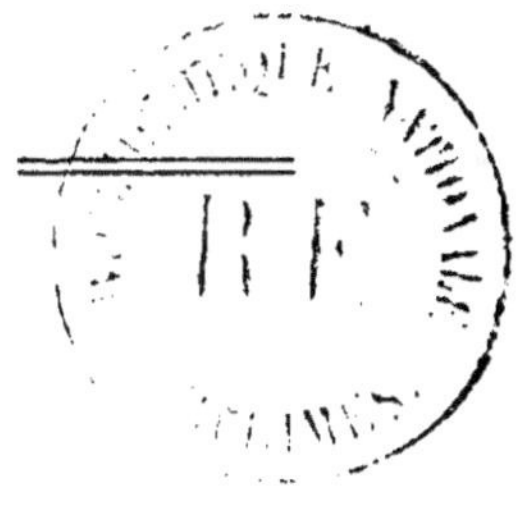

INDEX ALPHABÉTIQUE

A

H

I

R

S

MP. CAMILLE RODBE. O. MARQUANT, SUCC., LILLE

TABLE DES MATIÈRES

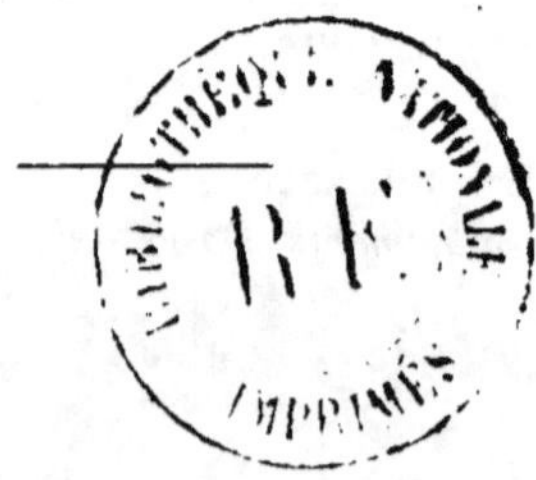